René Laurentin
Henri Joyeux

Medizinische Untersuchungen in Medjugorje

Mit einem Nachwort
von
Dr. med. Gottfried Roth

VERLAG STYRIA

Ins Deutsche übertragen von Dr. Ilse Meister
Der Titel der französischen Originalausgabe lautet
»Etudes medicales et scientifiques sur les apparations de Medjugorje«
und erschien © 1985 im Verlag O.E.I.L., Paris

CIP-Kurztitelaufnahme der Deutschen Bibliothek
Laurentin, René:
Medizinische Untersuchungen in Medjugorje /
René Laurentin; Henri Joyeux. [Ins Dt. übertr. von
Ilse Meister.] – 2. Aufl. – Graz; Wien; Köln : Verlag Styria, 1987.
Einheitssacht.: Etudes medicales et scientifiques
sur les apparations de Medjugorje ‹dt.›
ISBN 3-222-11686-5
NE: Joyeux, Henri:

2. Auflage, 1987
Verlag Styria Graz Wien Köln
Alle Rechte der deutschen Ausgabe vorbehalten
Printed in Austria
Gesamtherstellung:
Druck- und Verlagshaus Styria, Graz
ISBN 3-222-11686-5

Inhalt

II. DAS FASTEN

III. DIE HEILUNGEN

IV. ELEMENTE FÜR EINE UNTERSUCHUNG DER LICHTPHÄNOMENE

Einleitung:
Warum dieses Buch?

Warum wollen wir wissenschaftliche und in erster Linie medizinische Untersuchungen über die Erscheinungen von Medjugorje vorlegen? Ist es nicht fehl am Platze, an sakralen Phänomenen (bzw. Phänomenen, die für solche gehalten werden) Laborversuche vorzunehmen? Dieser Einwand hat uns und in noch viel stärkerem Maße auch die Sehenden belastet, die sich dagegen sträubten, Versuchskaninchen zu spielen. Doch die Erscheinungen von Medjugorje medizinisch zu untersuchen schien uns eine dringende Notwendigkeit:

- Dringend deshalb, weil die vom Bischof ernannte Ärztliche Kommission bis zum Zeitpunkt der Niederschrift dieser Zeilen ihre Tätigkeit nicht aufgenommen hat und weil Tests über die Ekstasen nicht mehr möglich sein werden, wenn die Erscheinungen zu Ende gegangen sind.
- Eine Notwendigkeit deshalb, weil durch diese Ekstasen eine ganze Reihe von Fragen aufgeworfen wird, die in mehr als einer Hinsicht nur von der Medizin beantwortet werden können.

Die Medizin kann als einzige das signifikante körperliche Phänomen der Ekstase präzise beschreiben:

- Sie verifiziert ihre Kohärenz (oder Inkohärenz);
- sie stellt ihren normalen oder pathologischen Charakter fest (und im zweiten Fall auch, in welcher Hinsicht pathologisch);
- sie untersucht, ob es sich nicht vielleicht um Simulation, Einbildung oder Betrug handelt, was eine wissenschaftliche Untersuchung normalerweise aufzeigen würde;
- oder ob es eine Halluzination ist, wie wiederholt behauptet wurde;
- und schließlich dürfen Medizin und Psychiatrie, selbst wenn die Ekstase tatsächlich – wie es die Sehenden ja erleben – ein sakrales Phänomen ist, das die gewöhnliche Kommunikation und Wahrnehmung transzendiert, ihren Posten nicht verlassen, denn diese Phänomene gehören zum physischen und psychischen Leben der Sehenden. Sie sind klinischer Beobachtung und Experimenten zugänglich und gehören daher mit vollem Recht in die Medizin. Wissenschaftlicher Geist verlangt, daß kein Faktum außer acht gelassen wird, und

wenn es noch so paradox erscheint. Wenn die Sehenden letztendlich recht haben und durch Gnade eine für die gewöhnliche Beobachtung nicht sichtbare Person wahrnehmen, so wird die wissenschaftliche Beobachtung dieses »Objekt« auf dem normalen Weg zwar nicht erreichen, sie wird aber doch die Grenze festlegen können, an der die Möglichkeiten der wissenschaftlichen Werkzeuge enden. Mit anderen Worten, sie kann zwar an den Empfänger (die Sehenden), nicht aber an den Sender herankommen, den diese nach ihrer eigenen Aussage wahrnehmen. Die Wissenschaft kann also durch genaueste Identifizierung der Bedingungen der Wahrnehmungen der Sehenden das Phänomen umreißen und so eine ganze Anzahl von Erklärungsversuchen ausschließen. Dies trifft, wie wir noch sehen werden, z. B. für die Halluzination im medizinischen (pathologischen) Sinn des Wortes zu.

Aus diesen Beweggründen heraus wurden diese Untersuchungen in Angriff genommen, trotz des Widerstrebens, wissenschaftliche Experimente an einem Phänomen sakraler Ordnung vorzunehmen, das sich in Gebet und Begegnung definiert.

Ein zusätzliches Motiv kam damals, als wir diese Arbeiten in Angriff nahmen, von außen hinzu. Ein Theologe hatte in Jugoslawien, wo sich Einflußnahmen der Regierung und offizieller kirchlicher Kreise darin treffen, positive Veröffentlichungen über Medjugorje zu verdächtigen und abzuwerten, eine Besprechung über mein erstes Buch[1] veröffentlicht. Er setzt darin aus, daß es »nicht wissenschaftlich genug« sei.[2] Tatsächlich sollte dieses Buch, das auf einer ersten Zusammenstellung klinischer und geistlicher Beobachtungen fußte, nicht mehr als eine erste intuitive Bewertung bieten und erhob nicht den Anspruch, genauere technische Untersuchungen überflüssig zu machen; es wollte sie vielmehr vorbereiten. Diese Untersuchungen waren im Augenblick der Niederschrift der genannten Besprechung bereits angelaufen. Der Artikel spornte uns an, sie bis zum Ende durchzuführen. Ich hoffe, die vorliegende Veröffentlichung ist eine Antwort auf seine stimulierende Kritik. Und ich hoffe auch, daß besagter Theologe unter Beweis stellen

1 R. Laurentin – L. Rupčić, La Vierge apparaît-elle à Medjugorje, Paris 1984 (deutsch: Das Geschehen von Medjugorje, Graz–Wien–Köln ²1985).
2 Josif Curić, Professor am Philosophischen Institut der Jesuiten in Zagreb, La recherche scientifique à Medjugorje?, in: Obnovljeni Zivot, Zweimonatsschrift für religiöse Kultur, 29 (1984), Nr. 3–4. Es sind methodologische Beobachtungen zur Verbindung zwischen Wissenschaft und Glauben, die der Verfasser lieber trennen möchte. Bei allem Respekt für die von ihm beigebrachten Distinktionen neige ich in der Theorie wie in der Praxis doch eher dazu, zu distinguieren, um zu vereinen. Zwar soll das Vorgehen der Wissenschaften rigoros und ohne Interferenzen sein, doch ist das Licht des Glaubens, auch wenn es keine neuen Elemente für die Beobachtung liefert, eine Erhellung, die dazu beiträgt, die Fragen richtig zu stellen, die Texte richtig auszuwählen und den Sinn richtig zu verstehen.

wird, daß seine Kritik nicht von den etablierten Abwehrmechanismen diktiert war, sondern allein von der Wahrheit.

Wenn die Erscheinungen zu Ende gehen, bevor die Bischöfliche Kommission eine wissenschaftliche Untersuchung in Angriff genommen hat, wird unser Beitrag für alle Zukunft unersetzlich sein. Würde eine solche Untersuchung fehlen, so würde das Phänomen für immer ein wissenschaftliches Rätsel bleiben, durch jeden Einwand verwundbar und für jede Hypothese offen. Denjenigen, die versuchen wollen, dieses rätselhafte Phänomen zu umschreiben, können unsere Tests zahlreiche Irrwege ersparen.

Die Medizin nimmt dabei eine zentrale Stellung ein. Das vorliegende Buch verdankt alles Professor Henri Joyeux, Chirurg und Leiter des »Laboratoriums für Ernährung und experimentelle Onkologie« in Montpellier. Er hat im Dialog mit dem Theologen, der voller Fragen steckte, die Tests, deren Ergebnisse hier vorgelegt werden, konzipiert und sie anschließend mit seinen Mitarbeitern und Kollegen durchgeführt und ausgewertet. Den Gegenstand seiner Forschungen definiert er folgendermaßen:

»Die Ekstase erscheint als die sensitive Wahrnehmung von Realitäten, die für die Sehenden sichtbar und wahrnehmbar sind, für alle anderen, namentlich diejenigen, die zu begreifen versuchen, unsichtbar und nicht wahrnehmbar. Zum ersten Mal in der Geschichte kann die Wissenschaft in Medjugorje Fakten nicht erst *a posteriori*, sondern *in vivo* untersuchen. Die fortgeschrittensten medizinischen Techniken, die modernsten photographischen und kinematographischen Verfahren helfen uns, Fakten zu umreißen, die mysteriös sind und die wir zu verstehen suchen.«

Die Medizin ist das Instrument, mit dessen Hilfe wir die körperlichen und kontrollierbaren Aspekte der Ekstasen von Medjugorje umreißen können. Doch wollte dieses Buch auch die Tür zu anderen Fragen aufstoßen, die im Gefolge dieser Erscheinungen auftreten und die in mehr oder minder großem Umfang in den Bereich der Medizin gehören.

Wir wollen also der Reihe nach folgende Punkte untersuchen:

1. Die *Ekstase*, die Aufschluß gibt über die Bedingungen der Kommunikation und der Rezeptivität der Sehenden.
2. Das *Fasten*, das sich in den letzten zwei Jahren immer mehr verbreitet hat, gemäß der »von der Jungfrau« ergangenen Aufforderung. Wir untersuchen hier seine physischen und geistlichen Aspekte, seine Kontraindikationen und Risiken sowie seine wohltuenden Wirkungen.

3. Was die *Heilungen* von Medjugorje betrifft, so beschränken wir uns darauf, diesen völlig vernachlässigten Komplex an die rechte Stelle zu rücken. Angesichts der diesbezüglich nach wie vor herrschenden Verwirrung schien es uns notwendig, eine erste Grenzlinie zu ziehen: hier die einen, die das Wunder überall sehen, da die anderen, die es systematisch leugnen.

4. Ebenso werden wir versuchen, den Bereich der *Lichtphänomene* abzustecken, die in Medjugorje die Gemüter erregt haben. Es ist ebenso schwierig, sie zu erklären, wie sich ihrer zu entledigen.

5. Wir hatten auch daran gedacht, auf der Basis einer textkritischen und historischen Studie das Problem der Weissagungen über die Frage der Herzegowina sowie die beiden Franziskaner aus Mostar, die mit Sanktionen belegt worden waren, neu aufzurollen. Allzu häufig verstellt dieses Problem den Weg zur eigentlichen Diskussion. Doch der Grad der Verwundungen ist derart, daß wir diese Studie auf später verschieben. Ihre Schlußfolgerung hätte präzisieren sollen, was wir in unserem ersten Buch skizziert haben: Jenseits aller verzerrenden und entstellenden Polemik ist die (mehr oder weniger geschickt aufgenommene und ausgedrückte) Botschaft eine Einladung zur Versöhnung im Gebet und in der Liebe. Alles übrige kommt von den Umtrieben der Menschen oder vom Bösen.

Dieses Buch möchte auch für Nicht-Fachleute lesbar sein. Protokolle und technische Details der Untersuchung sind daher als Anhang beigefügt.

Mögen die auf diese Weise gewonnenen und verifizierten Grundlagen den Sinn dieses Ereignisses deutlicher werden lassen, durch das so viele Menschen in allen Ländern aufgewühlt und bekehrt wurden: Das Ausmaß steht in keinem Verhältnis zu dem seltsamen Abenteuer von fünf Halbwüchsigen aus einem weltabgeschiedenen Dorf in einem offiziell marxistischen Land.

I.
Die Ekstase

Mit dem Ausdruck »Ekstase« wird ein Zustand der Losgelöstheit von der Umgebung bezeichnet, durch den für die betreffende Person Wahrnehmungen anderer Art möglich werden: die Wahrnehmung Gottes und der göttlichen Welt. Die Sehenden sagen aus, daß sie die Jungfrau Maria im Lichte Gottes, manchmal zusammen mit Christus, wahrnehmen. Wie bei Bernadette von Lourdes geht auch bei ihnen der Erscheinung ein Licht voraus.

1. BESCHREIBUNG DER EKSTASE

Bevor wir das Wort »Ekstase« definieren, ist es wichtig, dieses Phänomen zu beschreiben. Es hat sehr präzise Charakteristika, die für die Augenzeugen wie auch für die Sehenden selbst erstaunlich sind: namentlich jene (unvollständige) Loslösung von der Außenwelt, die das Wort »Ek-stase« (vom griechischen *ek-stasis* = »außerhalb sein«) zu rechtfertigen scheint. Muß es nun heißen: »außer sich« oder: »außerhalb der gewöhnlichen Welt«? Und das, um eine andere Welt wahrzunehmen? Die klinische Beobachtung wird die Antwort präzisieren.

Vor der Erscheinung

Die Sehenden kommen jeden Tag, kurz vor 18 Uhr im Winter, kurz vor 19 Uhr im Sommer, in die kleine Erscheinungskapelle.
Sie treten ein und sind unbefangen, entspannt und voll Aufmerksamkeit für die Umstehenden. Die Videokassette, die ich im Verlag ENES herausgegeben habe, zeigt es deutlich.

– Bei der ersten Erscheinung, die gefilmt wurde (und zwar vor April 1984), bemerken die Sehenden beim Eintreten ein krankes Mädchen, dem es schwerfällt zu stehen. Marija (eine der Sehenden) faßt es freundschaftlich am Arm und führt es an eine günstige Stelle. Sie macht ein Zeichen. Die anderen Sehenden bitten eine der wenigen Personen, die in der winzigen, brechend vollen Kapelle einen Sitzplatz ergattert haben, um einen Stuhl. Vicka und Jakov reichen ihn rasch herüber, und erst als das kranke Mädchen untergebracht

11

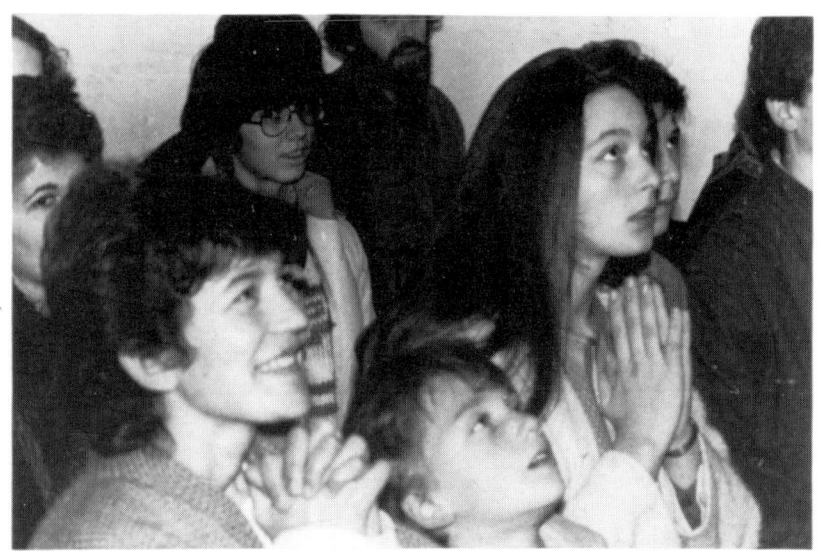

Ekstase vom 24. Dezember 1984

ist, beginnen die Sehenden mit dem Gebet, das die Erscheinung einleitet.

– Während der zweiten, auf derselben Videokassette aufgenommenen Ekstase tritt vor den Sehenden eine kranke Frau ein, die sehr leidet und von ihrer Umwelt keine Notiz nimmt. Ächzend setzt sie sich ausgerechnet an den Platz, den für gewöhnlich die Sehenden einnehmen. Man sieht, daß sie sich eine Sekunde lang fragende Blicke zuwerfen. Was kann man für diese arme, schmerzgeplagte Frau tun? Aber sie überfallen sie nicht mit gutgemeinten Aktionen, sondern erkennen sehr schnell und sehr richtig, daß sie ganz mit sich selbst beschäftigt ist und nichts von ihnen erwartet. So lassen sie sie, wo sie ist, obwohl sie da stört und obwohl ihr Ächzen einen Mißton in die Stille und die Inbrunst des Ortes bringt. Sie kümmern sich nicht mehr darum und beginnen ihr Gebet. Für sie ist die Erscheinung nicht eine fixe Idee, sie wirkt nicht lähmend, sondern macht in jedem Augenblick die Liebe lebendig.

Um sich auf die Erscheinung vorzubereiten, beten die Sehenden stehend einige *Vaterunser*, *Ave Maria* und *Ehre sei dem Vater*, so lange, bis die *Gospa* (die Mutter Gottes) sich zeigt. In den ersten Monaten waren es gewöhnlich zwei bis drei *Vaterunser*, bevor die

12

Erscheinung stattfand. Seit Ende 1983 beginnt die Ekstase, noch bevor sie das erste *Vaterunser* fertiggebetet haben.

Erste Phase: Betrachtung oder Gespräch

Plötzlich werden ihre Blicke, die sich bereits auf die gewohnte Stelle der Erscheinung richten, intensiver. Der Lidschlag setzt fast oder ganz aus (unsere Tests werden in diesem strittigen Punkt Aufschluß bringen). Ihre Gesichter erhellen sich unmerklich und wenden sich alle der unsichtbaren Gesprächspartnerin zu. Alle knien gleichzeitig nieder, und zwar ganz locker und natürlich. Trotz der totalen Synchronie gibt es eine leichte Phasenverschiebung, die auf ihre verschieden langen Reaktionszeiten und die entsprechenden Reflexe zurückzuführen sein könnte. Doch hat man niemals irgendein Signal erkennen können. Damit beginnt eine erste Phase der Ekstase. Die einen (vor allem Ivan und Marija) betrachten. Die anderen sprechen mit der Erscheinung (manchmal sind es mehrere gleichzeitig: vor allem Vicka und Ivanka). Man sieht, daß sich ihre Lippen sehr deutlich bewegen, doch ihre Stimmen verstummen, wie seinerzeit die Stimme der Bernadette Soubirous in Lourdes. Sie selbst nehmen es nicht wahr und waren überrascht, als man sie über dieses ungewöhnliche Phänomen befragte. Nach ihrer Überzeugung reden sie *wie gewöhnlich.* Wir sind immer noch auf der Suche nach einem kroatischen Taubstummen, um feststellen zu können, ob es sich tatsächlich um eine zusammenhängende Rede handelt: Speziell für Vicka scheint dies gewiß. Bischof Žanić macht manchmal zum Spott ihre stark akzentuierte Artikulation nach und stilisiert sie so zu einem Gegenargument hoch.

Zweite Phase: Gebet mit der Erscheinung

Plötzlich werden alle Stimmen wieder hörbar und sagen auf kroatisch: ... *im Himmel, geheiligt werde dein Name,* usw.
Die ersten Worte: *Vater unser...* werden nicht gesprochen. »Die Jungfrau hat sie uns vorgebetet«, geben die Sehenden zur Antwort, wenn man sie danach fragt.
Nach dem *Vaterunser* beten sie das *Ehre sei dem Vater:* »Mit der Jungfrau«, wie sie sagen.

Dritte Phase: Betrachtung oder Gespräch

Dann verstummen ihre Stimmen erneut, und es tritt eine zweite Phase der Kommunikation oder Betrachtung ein.

13

Ende der Erscheinung

Plötzlich gehen die fünf Augenpaare und die Köpfe nach oben (bei Jakov, der der Kleinste ist, am stärksten). Dieses Detail ist mit ein Anzeichen dafür, daß die Jungfrau in sehr geringer Entfernung erscheint: horizontal weniger als 1 m ($\pm$ 50 cm, wenn der starke Zustrom die Sehenden zwingt, sich ganz nahe an den Altar zu stellen).

2. IST ES EINE EKSTASE?

Dr. Stopar hat sich dagegen gewehrt, dieses Phänomen mit dem Ausdruck *Ekstase* zu bezeichnen, da ja dieses Wort etymologisch »*außer* sich sein« bedeutet oder »*außerhalb* der gewöhnlichen, sinnlich wahrnehmbaren Welt«.

– Die Sehenden aber sind ganz offensichtlich nicht außer sich, sie bleiben einfach und natürlich. Ihre Identität (ihr Bewußtsein) unterliegt keinerlei Veränderung, sondern wird im Gegenteil intensiviert. Es ist ein Moment der Fülle und Klarheit in ihrem Leben, der sich tief in ihr Gedächtnis eingräbt.

– Sie bewahren ihr Gleichgewicht und ihre unter bestimmten Umständen nützlichen Reaktionen: So richten sie sich ganz normal wieder auf, wenn man sie anstößt. Bei den ersten Erscheinungen konnten sie der Jungfrau in der Ekstase sogar Botschaften übermitteln und dann deren Antwort auf die gestellten Fragen mitteilen.

Mit einem Wort, sie sind nicht außer sich, weder im Sinne einer geistigen Störung noch im Sinne einer *totalen* Loslösung von der sinnlich wahrnehmbaren Welt.

Trotzdem findet in mehr als einer Hinsicht eine Loslösung statt. Die visuelle Wahrnehmung der Außenwelt setzt für sie aus. So waren Vicka und ihre zwei Gefährtinnen am 1. Juli 1981 im Polizeiwagen eingeschlossen. Sie erinnern sich sehr genau, daß dieser triste Rahmen für sie verschwand, als zur gewohnten Stunde die Erscheinung eintrat. Sie sahen nur mehr die Jungfrau. Ebenso vermag Vicka nicht zu sagen, ob die Erscheinung sich *vor* der Wand befindet, *hinter* der Wand oder *in* der Wand, denn sie sieht die Wand der Erscheinungskapelle nicht mehr *(Gespräche mit Bubalo)*. Das Dazwischentreten einer Person, das Vorhalten eines Schirms, das Schließen der Augen[1] ist für die Wahrneh-

---

1 Dieser Test wurde von P. Kustić, dem Chefredakteur von *Glas Koncila*, im Juli 1981 bei einer der Erscheinungen, die im Pfarrhof stattfand, gemacht.

mung der Erscheinung, wie wir noch sehen werden, kein Hindernis. Aber wir werden auch sehen, daß es zu einfach wäre, daraus voreilig den Schluß zu ziehen: Also ist das Phänomen subjektiv und gehört in den Bereich der Halluzination. Die klinische Beobachtung und andere Tests schließen diese Schlußfolgerung aus.

Der Ausdruck »Ekstase« scheint mir also, wenn auch mit Nuancen, gerechtfertigt im Sinne der Definition von Boutroux:

»Ekstase nennt man einen Zustand, in dem jede Kommunikation mit der Außenwelt unterbrochen ist und die Seele das Gefühl hat, mit einem inneren Objekt zu kommunizieren, mit dem vollkommenen Sein, dem unendlichen Sein, mit Gott... Die Ekstase ist die Vereinigung der Seele mit ihrem Objekt. Nichts liegt mehr zwischen ihm und ihr. Sie sieht es, sie berührt es, sie besitzt es, sie ist in ihm, sie ist es. Es ist nicht mehr der Glaube, der glaubt, ohne zu sehen. Es ist mehr noch als das Wissen, das das Sein nur in seiner Identität begreift. Es ist eine vollkommene Vereinigung, in der die Seele fühlt, daß sie gerade durch das Sich-Schenken und Sich-Verleugnen in Fülle existiert, denn der, dem sie sich schenkt, ist das Sein und das Leben selber.«[2]

Diese Definition von Boutroux, die nur für die *mystische Vereinigung* mit Gott gilt, bedarf folgender Einschränkungen und Korrekturen:

1. Die Kommunikation mit der Außenwelt ist in Medjugorje (wie seinerzeit in Lourdes oder in Pontmain) *nur teilweise* unterbrochen. Und diese Unterbrechung ist je nach den Umständen qualitativ und funktional veränderlich.
2. Es handelt sich nicht um eine rein geistige Kommunikation mit Gott allein, sondern um eine Kommunikation *auf der Ebene der Sinne:* Sie sehen und hören die Jungfrau.
3. Es handelt sich nicht um eine innere Kommunikation oder ein »inneres Objekt« Vielmehr nehmen sie sie als reale Person wahr, als dreidimensionalen Leib, den sie mehr als einmal berührt haben.

Man könnte versucht sein, nicht von *Ek*-stase, sondern von *En*-stase zu sprechen: von einem innerlichen Vertieftsein, weil ja ihre Stimme für die Außenstehenden nicht hörbar ist, sondern im Gespräch mit der Jungfrau Maria ein inneres Phänomen bleibt. Doch hieße dies den Charakter der Ekstase um eines ziemlich speziellen Einzelaspekts willen verdunkeln. Auch hat es bei diesem nicht-ständigen Phänomen (die Stimme der Kinder wird während der Ekstase wieder hörbar, wenn sie

---

2 *Le mysticisme*, in: *Bulletin de l'Institut de Psychologie*, 1902, S. 15 und 17.

mit der Jungfrau das *Vaterunser* beten) Ausnahmen gegeben: Bei den ersten Erscheinungen hatten die Sehenden zwischen der Jungfrau und den Umstehenden Fragen und Antworten übermittelt. Die Sehenden sind also *in keiner Weise in sich selbst versunken.* Ihre Haltung ist die Haltung dessen, der ein äußeres Objekt, oder genauer: eine geliebte Person mit Blicken verzehrt, ja, die Kommunikation mit ihr ist sinnlich erfahrbar und manchmal mit Händen zu greifen.

Man kann also durchaus von Ekstase sprechen, wenn man präzisiert, daß dieses Phänomen weitaus freier und vielfältiger ist, als es bestimmte Definitionen, wie z. B. die von Pierre Janet,[3] vermuten lassen:

> Die Ekstase ist ein »Zustand, der physisch charakterisiert ist durch die fast vollständige Bewegungslosigkeit, die Herabsetzung aller relationalen Funktionen, des Kreislaufs und der Atemtätigkeit; affektiv ist er gekennzeichnet durch ein Glücksgefühl, ein Gefühl unsäglicher Freude . . ., was für diesen Zustand ganz typisch ist«.

Zwar bestätigt sich bei den Sehenden von Medjugorje das Gefühl des Glücks, ja der Überfülle, doch weisen sie fast keines der von Janet für typisch gehaltenen Merkmale (Bewegungslosigkeit, Herabsetzung aller relationalen Funktionen, des Kreislaufs und der Atemtätigkeit) auf. Wie wir noch sehen werden, unterliegen letztere keiner signifikanten Veränderung. Dieser Unterschied mag sich daraus erklären, daß P. Janet fast nur psychisch Kranke und ihre subjektiven Ekstasen beobachtet hat.

Wie Bernadette teilen sie auch die Niedergeschlagenheit der Erscheinung, wenn diese über die Sünde oder über eine Geißel, die die Menschheit bedroht, spricht. So ist die Freude keineswegs fromme oder oberflächliche Euphorie. Sie verleiht ihnen eine wohldifferenzierte Aufnahmefähigkeit und einzigartige Stärke in allen Widrigkeiten.

Bereits die klinische Beobachtung zeigt, daß dieser Zustand nichts Pathologisches an sich hat. Die Sehenden gelangen ohne alle Unruhe und Angst zur Ekstase. In der Ekstase bleiben sie natürlich, sind weder angespannt noch gewunden oder kataleptisch. Viele Beobachter sind darüber erstaunt. Ihr Gebet ist gerade heraus und ohne jede Affektiertheit. Sie sind im besten Sinne sie selbst.

Es ist durch tausendfache Beobachtungen (direkt oder auf Videokassette) gesichert, daß kein Signal, kein Anzeichen für eine Täuschung auftritt. Die Erscheinung kommt und verschwindet ohne ersichtlichen Grund. Die Dauer der Erscheinung schwankt zwischen 50 Sekunden und einer dreiviertel Stunde. Seit Ende 1983 dauern die Erscheinungen nicht mehr länger als ein bis zwei Minuten. Die Jungfrau zeigt sich frei

---

3 P. Janet, *Un extatique*, in: *Bulletin de l'Institut de Psychologie*, 1901, S. 229–230.

und ungeschuldet, Licht geht ihr voraus, und sie verschwindet ebenso, ohne daß irgendeine Regel es gestatten würde, die Dauer vorauszusehen.

3. WAS LEISTEN DIE TESTS?

Was gewinnt man nun durch die über die einfache klinische Beobachtung hinausgehenden medizinischen Tests, die – es sei noch einmal betont – nur den *Empfänger* (die Sehenden, ihre Empfangsbedingungen) erreichen können, nicht aber den *Sender*, also die Person, die sie sehen.

Sie gestatten es, die Auswirkungen dieses Zustandes auf Gehirn, Herz und Kreislauf, auf das Auge und die visuellen Funktionen, auf Gehör, Kehlkopf und Stimmtätigkeit usw. festzustellen. Mit ihrer Hilfe kann man das Weiterbestehen des gewohnten natürlichen Zustandes erfassen und zugleich auch die besonderen Charakteristika dieses zweiten Zustandes, namentlich jene relative Loslösung von der Außenwelt, die die Voraussetzung bildet für die Wahrnehmung einer nicht unserer Umwelt zugehörigen Erscheinung. Sie wird nur von den Sehenden in Ekstase wahrgenommen.

Außer den sechs Sehenden (von denen eine, nämlich Mirjana, seit dem 25. Dezember 1982 nicht mehr sieht) ist die Erscheinung meines Wissens noch zwei Personen zuteil geworden: dem Pfarrer Jozo Zovko, der mehrere Male in der Kirche, dann im Gefängnis sah, und einer durchreisenden Person, deren *einzige* Erscheinung geheim bleiben möchte und muß, da sie für sie nur persönlichen, wenn auch für ihr Leben zutiefst umwälzenden Charakter hatte.

In der Folge wollen wir nun auf die Tests eingehen, die von Professor Henri Joyeux mit seinen Kollegen und von mir selbst in dem Bemühen ausgearbeitet worden sind, das Phänomen richtig zu werten und seine geheimnisvolle Dimension zu umreißen. Vorher aber sollen soweit wie möglich die vorausgegangenen medizinischen Untersuchungen von Beginn der Erscheinungen an rekapituliert werden.

4. ERSTE MEDIZINISCHE UNTERSUCHUNGEN

Von der Polizei geforderte Untersuchungen
(27. und 29. Juni 1981)

Die ersten Untersuchungen der Sehenden wurden von der Polizei von Čitluk verlangt. Ein solches Ansinnen war nicht ungewöhnlich und sollte nicht als Schikane eines marxistischen Regimes interpretiert werden. Jede Behörde darf angesichts derartiger Ereignisse mit Fug und Recht die Frage stellen: Sind diese Personen nun normal oder pathologisch? Wenn es sich um eine Psychose handelt, so wäre es im Interesse der allgemeinen Gesundheit durchaus geraten, diese abwegigen Vorfälle dem Psychiater zu unterbreiten. Auch der Präfekt Massy, immerhin ein Katholik, hatte Bernadette am 27. März 1858 einer Kommission von drei Ärzten vorgestellt. Ja, er hatte sogar versucht, deren Diagnose in Richtung einer Geistesgestörtheit zu beeinflussen, und forderte sie auf, ein Zeugnis auszustellen, aufgrund dessen man Bernadette als geisteskrank einsperren könnte. Sie gehorchten zwar nicht, doch geht aus ihrem Bericht hervor, in welcher Verlegenheit sie sich befanden, den autoritären Befehl des Präfekten abzuschwächen. In Medjugorje ist die Polizei weniger extreme Wege gegangen.

Eine erste medizinische Untersuchung der Sehenden fand am Samstag, dem 27. Juni 1981, vor der sechsten Erscheinung statt. Sie wurde vom Arzt Dr. Ante Vujević in Čitluk durchgeführt, und er fand ihr inneres Gleichgewicht in keiner Weise gestört.
Vicka erzählt, wie sie diese Untersuchung, die sich sehr in die Länge zog, zu einem schnellen Ende brachte. Der Arzt hatte sich lange mit Ivan beschäftigt. Da ging sie einfach hinein, denn sie hatte es eilig, wieder wegzukommen:
»Sind Sie fertig?«
»Du bist noch nicht an der Reihe, aber du kannst dich hinsetzen.«
»Ich bin Gott sei Dank noch jung und bei guter Gesundheit, ich kann stehen. Und außerdem, wenn ich mich schon vom Arzt untersuchen lassen muß, dann komme ich auf eigene Veranlassung. Sind Sie jetzt fertig?«
Ihr gesunder Menschenverstand und ihre Unbeirrbarkeit überzeugten ihn. Er ließ sie sofort gehen.

Zweite und letzte Untersuchung am übernächsten Tag, dem 29. Juni: Die Sehenden wurden in eine psychiatrische Klinik nach Mostar gebracht, diesmal zu einer Ärztin, Frau Dr. Džudža. Die Untersuchung scheint in den ersten Vormittagsstunden begonnen zu haben, denn die jungen Leute waren weggebracht worden, als sie sich gerade für die Morgenmesse fertigmachen wollten. Sie dauerte bis 2 Uhr nachmittag. Nach Vickas Aussage schloß die Ärztin mit den Worten:
»Verrückt sind die, die euch hierhergebracht haben. Ihr seid durch und durch normal.«

Die offiziellen Berichte über diese beiden ersten Untersuchungen sind uns natürlich nicht zugänglich.

Die psychologische Studie von Slavko Barbarić (1982)

Im Jahr 1982 wurde von Slavko Barbarić, Doktor der Sozialpsychologie, eine systematische Analyse der Gruppe der Sehenden veröffentlicht.[4] Ergebnis dieser Studie, die P. Rupčić in unserem gemeinsamen Buch *Das Geschehen von Medjugorje*[5] zusammengefaßt hat, sind zwei Schlußfolgerungen:

1. Diese Gruppe von jungen Leuten ist inhomogen: Burschen und Mädchen, so unterschiedlich in Alter und Temperament. Sie läßt sich weder durch einen Anführer noch durch einen Außenstehenden, der die Gruppe manipuliert, erklären, sondern einzig und allein durch die Erscheinung, die sie lenkt und formt. Durch die Ekstase werden Identität und Freiheit der Sehenden (einschließlich ihrer Berufung) nicht geschmälert, sondern intensiviert: Sie kennen die Wünsche der Jungfrau, aber sie läßt ihnen die Freiheit, und sie fühlen sich ganz und gar frei, sich auch anders zu entscheiden.

2. Die Erscheinungen tragen keinerlei Merkmale einer Halluzination. Weder der Charakter noch das psychologische Profil der jungen Leute, auch nicht ihre Vorgeschichte oder ihre Lebensumstände sprechen dafür. Und die Tests schließen diese Möglichkeit aus.

Die Untersuchung von Dr. Ludvik Stopar

Der Psychiater und Parapsychologe Dr. Ludvik Stopar (Studium der Allgemeinmedizin in Graz, der Psychiatrie und Hypnotherapie in Berlin, der Parapsychologie in Freiburg i. Br., später Chef der Poliklinik in Marburg/Jugoslawien) ist viermal nach Medjugorje gekommen, um die Sehenden zu untersuchen, und zwar im Mai und November 1982 sowie im Juni und November 1983 für jeweils 5 bis 10 Tage. Schriftlich liegt von ihm nur eine kurze Zusammenfassung vor (wir veröffentlichen sie im Anhang, zusammen mit den im Verlauf von zwei Unterredungen im Frühjahr und Sommer 1984 abgegebenen Erklärungen). Er begnügte sich mit der Beobachtung und mit Versuchen ohne Apparate und Messungen. Die Schlußfolgerungen seiner im wesentlichen parapsychologischen Untersuchung sind in Kürze die folgenden:

– Die neuro-psychiatrischen, medizinisch-psychologischen und somatologischen Tests zeigen, daß diese jungen Leute absolut normal sind ... ohne jedes psycho-pathologische Merkmal.

---

4 In: *Zbornil Krsni Zavicaj*, Nr. 15, ins Italienische übersetzt in: M. Botta, *Le apparizioni di Medjugorje*, Milano 1984, S. 88–105.
5 Graz–Wien–Köln 1985, französischer Originaltitel: *La Vierge apparaît-elle à Medjugorje?* Paris 1984.

- Die Hypnose, der er eine der Sehenden (Marija) unterworfen hat, hat bestätigt, daß bewußter und automatischer Bericht übereinstimmen. Betrug und Manipulation sind somit ausgeschlossen.
- Diese Phänomene tragen objektiven Charakter und verweisen auf einen transzendenten Ursprung (Bericht vom Dezember 1982).

Kurzum, Dr. Stopar stößt an eine Grenze, die auf ein Jenseits verweist. Er urteilt über diese Grenze als »theistischer Parapsychologe«: Die Geschehnisse erklären sich nicht so sehr durch die unbekannten Kräfte der Natur als vielmehr durch ein Jenseits göttlicher Ordnung.

Der Eindruck von Dr. Philippe Madre

Dr. Philippe Madre, der von Dienstag, 23. August, abends bis Donnerstag, 25. August 1983, in Medjugorje war, brachte für die Untersuchung dieser Ereignisse die besten Voraussetzungen mit, hatte er doch in Castres eine Klinik gegründet, wo er daran arbeitet, eine (theoretische und praktische) Unterscheidung zwischen somatischen, psychologischen und übernatürlichen Faktoren vorzunehmen. Er war mehr als Diakon gekommen denn als Arzt und wollte die Pfarrei von Medjugorje in das Charisma der Heilungen einführen. Mit ihm kamen zwei Priester, und zwar P. Emiliano Tardif und Pierre Raucourt (beide aus Kanada). Doch zwei Tage nach ihrer Ankunft wurden sie von der Polizei am frühen Nachmittag verhaftet, mit Aufenthaltsverbot belegt und abgeschoben. Dr. Madre konnte daher nur eine intuitive Gesamteinschätzung abgeben. Sie enthält keinerlei Einschränkung bezüglich der physischen und psychischen Gesundheit der Sehenden und geht mit großem Feingefühl auf die geistige Spannweite (namentlich Marijas) ein.
Ein bedeutender Schritt nach vorn wurde von den italienischen Ärzten getan, die 1984 in großer Zahl nach Medjugorje kamen.

Dr. M. F. Magatti (3. bis 4. Februar und 22. März 1984)

Dr. Maria Federica Magatti war Zeugin der Ekstasen vom 3. und 4. Februar 1984 und hat darüber eine klinische Analyse durchgeführt, von der sie selbst sagt, sie sei »inadäquat und zu eilig«. Ihre Einschätzungen sind im wesentlichen die folgenden: Man kann durchaus von Ekstase sprechen, da die Sehenden den Kontakt mit der Umwelt verlieren. Sie bleiben gegenüber äußeren Reizen – Anrufen, Berühren, Kneifen – unempfindlich; keinerlei Reaktion, auch keine Schmerzreaktion auf das Kneifen hin. Auf ihre Augen wurde ein ca. 1000 Watt starker Filmprojektor gerichtet, ohne daß dies eine Veränderung im

Pupillendurchmesser hervorgerufen hätte. Der Lidschlagreflex war normal vorhanden (spontanes Blinzeln oder dann, wenn man an ihrem Gesicht vorbeifuhr).

Hinsichtlich der Motorik:

- Ivans Arm wurde angehoben: keinerlei Widerstand, das losgelassene Glied kehrt jedoch von selbst, wie durch eine willkürliche Bewegung, in die Ausgangsposition zurück.[6]
- Jakov, während der Erscheinung in kniender Stellung, wurde hochgehoben: Die Beine bewegten sich in die Vertikale, sie waren schlaff und offensichtlich ohne Muskelkontrolle. Als man ihn wieder auf den Boden stellte, nahm das Kind spontan wieder die kniende Haltung ein (mittels einer Bewegung willkürlichen Typs).

Während der Erscheinung stellt man keine Veränderung des neurovegetativen Systems fest, die Herzfrequenz wird nicht modifiziert. Es kommt zu keiner Absonderung von Schweiß oder Tränen. Soweit die motorische Aktivität fortbesteht, ist sie willkürlich: besonders die Lippenbewegung im Dialog mit der Erscheinung. »Aus alldem ist abzuleiten, daß die Sehenden neurologisch absolut normal sind, auch wenn das Bewußtsein, das den Kontakt mit der Außenwelt herstellt, ausgeschaltet ist.«[7]

Dr. L. Cappello (5. bis 6. Februar und 23. März 1984)

Dr. Luciano Cappello war bei den Erscheinungen vom 5. und 6. Februar sowie vom 23. März 1984 anwesend. Er hat Ivan, Jakov und Marija dreimal beobachtet, Vicka zweimal, Ivanka ein einziges Mal (weil sie in Mostar wohnt).

Er kommt zu folgenden Ergebnissen:

- Keinerlei psychische oder motorische Erregtheit.
- Kein Anzeichen für psychische Konditionierung. Die jungen Leute kommen zwanglos in den Raum, nehmen die Anwesenden zur Kenntnis und begrüßen sie in angemessener Weise, freundlich und sogar locker (Marija, Ivan und vor allem Vicka, jeder seinem Temperament entsprechend). Dasselbe angepaßte Sozialverhalten findet sich nach der Erscheinung.
- Vicka (die von diesem Arzt besonders beobachtet wurde) hat für die Dauer der Erscheinung keine Beziehung zu ihrer äußeren Umge-

---

6 Durch diesen Test ist Katalepsie ausgeschlossen.
7 In: M. Botta, *Le apparizioni di Medjugorje*, Milano 1984, S. 85–86.

bung, doch der Puls ist kaum schneller als vor der Ekstase. Auch die Atmung bleibt normal. Die Stirn ist eher kalt. Vicka zeigt keinerlei Reaktion auf die durchgeführten Tests.
– Der kleine Jakov, der 15 cm in die Höhe gehoben wurde, leistete nicht den geringsten Widerstand. Er zeigte keinerlei Reaktion zur Wahrung des Gleichgewichts, weder beim Aufheben noch beim Hinstellen. Er nahm wieder die kniende Position ein, so als ob diese Position gemäß der Schwerkraft der maximalen Entspannung entspräche. Seine Haltung verriet keinerlei Beeinflussung jüngeren oder älteren Datums.
– »Ich habe bei den Sehenden keinerlei Frustration entdecken können, noch daß sie irgendein sekundäres Ziel *(secondo fine)* verfolgen würden. Sie erschienen mir diskret, ordentlich, sauber, gepflegt in Kleidung und Ausdrucksweise, voller Rücksicht auf das Milieu, in dem sie leben. Ihr Verhalten unterscheidet sich in nichts von dem anderer junger Leute in ihrem Alter.«[8]

In einem anderen Artikel von L. Cappello ist von den sogenannten »Drei Synchronismen« die Rede, d. h. von der Gleichzeitigkeit der wesentlichen Momente der Ekstase.

1. Die Sehenden fallen auf die Knie, während ihre Stimmen ein »klangliches *black-out*« haben, obwohl die Lippen eine Rede artikulieren.
2. Ihre Stimmen werden gleichzeitig wieder hörbar, um das *Vaterunser* zu beten, das sie mit dem dritten Wort beginnen: Die beiden ersten hat die Erscheinung vorgebetet. Dieses Phänomen spricht gegen die Annahme einer vorherigen Absprache oder einer natürlichen Ursache.
3. Köpfe und Augen gehen am Ende der Erscheinung in vollkommener Gleichzeitigkeit nach oben, das Wort *»Ode«* (»Sie geht«), das von einem oder mehreren Sehenden gesprochen wird, hat keine Signalwirkung: Häufig wird es gar nicht ausgesprochen oder aber gleichzeitig von mehreren Sehenden.

Schlußfolgerung: Der erste der drei Synchronismen könnte durch natürliche Ursachen erklärt werden (ich sage bewußt »könnte« und nicht »wird«); der zweite und dritte (ganz besonders aber der zweite) sind auf natürliche Weise nicht zu erklären und verweisen auf Ursachen, die einzig von den Sehenden, nicht aber von den Beobachtern wahrgenommen werden können.

---

8 In: *Le apparizioni di Medjugorje*, Milano 1984, S. 87–88.

Dr. Mario Botta (23. bis 24. März 1984)

1. Am 8. und 9. Dezember 1983 wurden die Sehenden von Dr. Mario Botta, Herzchirurg aus Mailand, beobachtet. Er fühlte bei Ivan den Puls und mußte zu diesem Zweck dessen Armbanduhr hinaufschieben, da sie die für das Pulsfühlen günstigste Stelle verdeckte. Ivan scheint dieser Vorgang überhaupt nicht bewußt geworden zu sein. Der Puls blieb regelmäßig.

2. Am 5. und 6. Februar 1984 wohnte Dr. Botta erneut zwei Ekstasen bei. Die erste wurde von ihm gefilmt. Die Herz-Kreislauf-Parameter, die während der Ekstase beobachtet wurden, waren praktisch deckungsgleich mit denen im normalen Zustand. Ebenso blieb die Atmung normal; ein schmerzhafter Reiz (Kneifen) wurde nicht wahrgenommen.

3. Am 23. März 1984 zeichnete Dr. Botta mit Hilfe eines Gerätes vom Typ Cardioline Ivans Elektrokardiogramm auf (Holterscher Test). Der Test begann 10 Minuten vor der Erscheinung und dauerte bis zum Ende der auf die Erscheinung folgenden Messe. Dann bat Ivan, daß man ihn losmache, weil er mit seiner Gebetsgruppe auf den Hügel Križevac steigen wollte, um zu beten, wie er es vorgehabt hatte.

Das Herz schlägt mit einer Frequenz von 74 bis 110 Schlägen/Minute (PQ-Zeit 0,12 sec).

Schlußfolgerung: Die Ekstase schaltet die normale Physiologie nicht aus, sondern transzendiert sie, indem sie den Sehenden auf eine andere

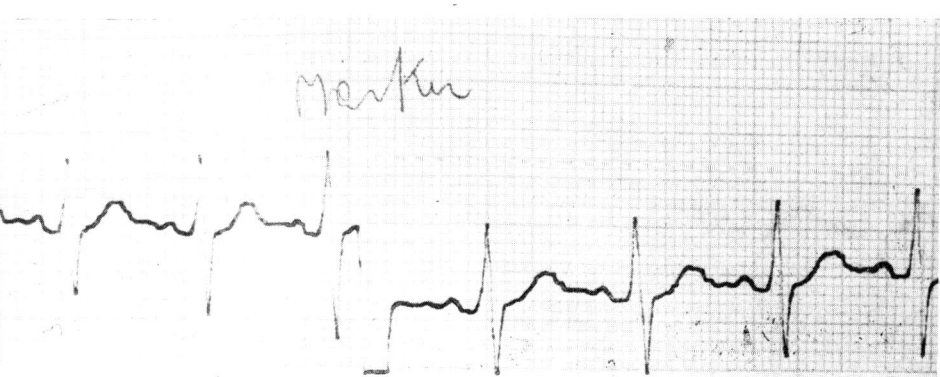

Elektrokardiogramm von Ivan, aufgenommen von Dr. Botta am 23. März 1984. Der Hinweis »Marker« zeigt den Beginn der Ekstase an. Die über mehr als eine Stunde aufgezeichnete Kurve (10 Minuten vor der Ekstase bis nach der Messe) schwankt zwischen 74 und 110 Schlägen/Minute.

23

Ebene hebt. Folglich ist es absolut unmöglich, die Erscheinungen nach den Kriterien der semiologischen Diagnostik der Medizin zu untersuchen.

Im Hinblick auf die Jungfrau, die die Sehenden nach ihren eigenen Aussagen wahrnehmen, fordert das Phänomen dazu auf, sich gläubig zu öffnen.[9]

Meine Begegnung mit Dr. Botta

Beim Test am Freitag, dem 23. März 1984, war ich anwesend. Es war meine erste Begegnung mit Dr. Botta, der mit mehreren italienischen Kollegen gekommen war, um die Sehenden zu testen. Wir hatten zusammen mittaggegessen, wenn man das so nennen kann, und zwar im Pfarrhof von Medjugorje, wo das »Mittagessen« am Freitag aus Fasten bei Wasser und Brot besteht, wie es auch Dr. Botta in Mailand praktiziert. Umso angeregter war die Unterhaltung. Am Ende der Ekstase erhoben sich die Sehenden wieder und sagten: »Die Jungfrau hat gelächelt, als sie ihn (Ivan) so angeschirrt sah. Wir haben sie gefragt, was sie davon halte, und sie hat geantwortet: ›Das ist nicht nötig.‹« Dr. Botta hörte vor allem den negativen Unterton dieses Urteils heraus: *Nicht nötig* heißt doch nicht, daß es zu tadeln wäre, sagte ich zu ihm.

P. Tomislav Vlasić bestätigte meine Interpretation: »Die Jungfrau wiederholt doch unablässig, daß die Hauptsache das Gebet sei. Der Rest ist Nebensache, diese Tests inbegriffen. Mehr sagt sie nicht. Man könnte also durchaus weitermachen.«

Dr. Botta ließ sich jedoch nicht überzeugen und reiste nach einem einzigen Test wieder ab, ohne seine Apparate voll genützt zu haben. Die Kurve zeigt, daß der Herzrhythmus während der Erscheinung vollkommen regelmäßig ist: 80 bis 99 Schläge, entsprechend den einzelnen Phasen. Dr. Botta neigt dazu, darin eine Bestätigung seiner klinischen Analyse zu sehen, der zufolge die Erscheinungen der Jungfrau »die physiologische Realität transzendieren, d. h. also diese nicht berühren«. Eine Unterbrechung der Kurve nach der Ekstase, während der Messe, scheint auf eine einfache mechanische Störung des Gerätes zurückzuführen zu sein, wie unsere späteren Tests bestätigen.

Im Verlauf meines Aufenthalts begegnete ich auch Dr. Henri Joyeux, Professor in Montpellier, mit dem ich mich verabredet hatte. Wir fingen damals an, die späteren Tests zu programmieren, die am 10. Juni beginnen sollten.

---

9 Vgl. ebd., S. 108–110.

24

Dr. Enzo Gabrici (4. bis 8. April 1984)

Vom 4. bis 8. April 1984 wurden Ivan, Jakov, Marija und Vicka (letztere war am dritten Tag nicht da) vom Neuropsychiater Dr. Enzo Gabrici beobachtet. Er notiert das plötzliche und gleichzeitige Niederknien, die Fixierung ihrer Blicke in Richtung des Kreuzes »oder sogar etwas höher«, die Gespräche und Mimik von Vicka.

Außerhalb der Ekstase fallen ihm der kräftige und tonische *(in modo forte e sintonico)* Händedruck Vickas auf, ihre vollkommen normale Redeweise, ihre ungezwungenen Antworten. Sie sieht, sagt sie, nicht eine Vision oder ein Bild, sondern »wirklich eine Person«. Sie »hört eine wirkliche Stimme« usw. Die Erscheinung ist immer dieselbe von allem Anfang an.

Nichts verrät bei ihr affektive Entbehrungen, mangelndes Verstandenwerden oder zurückliegende Traumata. Die Erscheinung ermüdet sie keineswegs (wie dies bei hysterischen Ängsten der Fall ist), sondern gibt ihr ganz im Gegenteil wieder neue Kraft.

Während einer weiteren Erscheinung war Vicka nicht da. Dr. Gabrici beobachtet daher besonders Jakov, dessen Lippen sich schnell bewegen, so als ob er spräche.

Keine auch nur vorübergehende Bewußtseinsstörung, auch keine vasomotorische Veränderung des Gesichts, keinerlei Seitenblicke oder wie immer geartete Zeichen der Sehenden, die den Synchronismus beim Niederknien erklären könnten. Alle schauen auf denselben Fixpunkt in Richtung des Kreuzes (das ziemlich hoch angebracht ist) und knien wie unter dem Antrieb eines einzigen Impulses nieder.

Die Sehenden verhalten sich in ihrem jeweiligen Milieu (Familie, Schule, Kirche) unauffällig. Der kleine Jakov kam müde aus der überlangen Meßfeier nach der Ekstase und ging mit den Söhnen von Dr. Frigerio kurz zum Spielen. Auch Vicka ist eine sehr normale Persönlichkeit und in keiner Weise neurotisch oder psychotisch.

Die klinische Beobachtung schließt halluzinatorische Phänomene aus, ebenso die Komponenten des epileptischen Syndroms oder anderer Störungen, die eine Bewußtseinsänderung hervorrufen können. Keine Symptome einer hypnotischen Suggestion, die mit dem Vergessen des in der Hypnose Erlebten endet. Die Sehenden vermögen alles, was sie erlebt haben, sehr klar zu berichten.

Sie sind gleichsam hingerissen *(rapiti)* im Augenblick der Erscheinung. Im Unterschied zu einem Medium, von dem eine fremde Persönlichkeit Besitz ergreift, sind sich die Sehenden ihrer Identität weiterhin voll bewußt. Sie lauschen mit ihrer eigenen Persönlichkeit. Ihre Losgelöstheit bezüglich der Umgebung rührt daher, daß sie von der Erscheinung vollkommen gefangengenommen sind. Für diesen Zustand klaren

Bewußtseins bringt die Psychoanalyse keinerlei Erhellung. Die Beobachtung ergibt keinen Anhaltspunkt, an der Authentizität einer gesunden Wahrnehmung zu zweifeln.

Dr. Anna Maria Franchini (5. April 1984)

Frau Professor Dr. Anna Maria Franchini hat am 5. April 1984 vier Sehende beobachtet: Ivan, Vicka, Marija und Jakov. Die Erscheinung fand kurz vor 19 Uhr (Sommerzeit) statt.

Dr. Franchini vermerkt:

– die Konvergenz der Blicke in Richtung auf das Kruzifix,
– das Lächeln von Vicka und Jakov,
– das Verstummen der Stimmen,
– das Nach-oben-Gehen der Blicke am Ende.

Und sie folgert:

Es handelt sich um eine Gruppe, in der jeder selbständig ist und eine eigene Haltung einnimmt: Alle aber sind sie hingezogen zu einem äußeren Objekt, das ihre Aufmerksamkeit und ihr Interesse in einer Intensität auf sich konzentriert, wie ich es noch nie zuvor erlebt habe. Meines Erachtens ist diese Intensität ein Kennzeichen dafür, daß es sich um eine einzigartige Erfahrung handelt. Die unverfälschte Einfachheit der jungen Leute macht es evident.[10]

5. DER TEST VON NIKOLA BULAT
(2. Juni 1984)

In der Zwischenzeit war durch eines der Mitglieder der Bischöflichen Kommission ein anderer Test durchgeführt worden, und zwar von Nikola Bulat, keinem Arzt, sondern einem Priester, Professor für Dogmatik am Seminar von Split.
Der von ihm durchgeführte Test gehört nicht in den Bereich der modernen Medizin, sondern fußt auf einer alten, ins Mittelalter zurückreichenden Tradition. Schon immer hat die Unempfindlichkeit der Ekstatiker die Augenzeugen überrascht, und man verfiel daher auf den Gedanken, diese Schmerzunempfindlichkeit zu testen. Drei Proben

---

10 Ebd., S. 116.

(die stets dieselben waren) wurden erfunden und später wiederentdeckt: das Brennen, Kneifen und Stechen.

In Lourdes wurde Bernadette zweimal gestochen:

- Am 23. Februar 1858 stach ihr Eléonore Peyrard zweimal eine dicke schwarze Haarnadel in die Schulter, ohne daß Bernadette die geringste Reaktion gezeigt hätte.[11]
- Ein anderer Zeuge, vielleicht Dr. Dozous, stach sie nach dem Bericht von Julie Garros in die Ferse (das Datum ist ungewiß).[12]

Da in Medjugorje die Ärztliche Kommission weder mobilisiert noch zu den ersten Sitzungen beigezogen worden war, faßte N. Bulat in Eigeninitiative den Plan zu dieser mittelalterlichen Stechprobe und führte sie auch selbst durch. Am 2. Juni 1984 betritt der Priester, mit einer dunklen Brille getarnt, gegen 18 Uhr den Erscheinungsraum (der ansonsten von den Kommissionsmitgliedern kaum besucht wird). Er folgt Vicka auf dem Fuß und stellt sich hinter sie. In der linken Hand hält er eine dicke Nadel; so kann er zusammen mit den Sehenden kurz ein Kreuz schlagen, als sie ihr Gebet beginnen. Dann nimmt er die Nadel wieder in die rechte Hand, setzt sie ein wenig oberhalb des linken Schulterblattes von Vicka an und sticht sie hinein. Vickas Körper neigt sich unter diesem physischen Druck leicht nach rechts, doch richtet sie sich unmittelbar danach locker und unverkrampft wieder auf. Kein Muskel in ihrem Gesicht hat gezuckt. Ihr Gespräch mit der Muttergottes geht ohne wahrnehmbare Störung weiter. Nikola Bulat wiederholt die Probe noch einmal. Diesmal ist der Druck weniger stark, oder er kommt weniger von der Seite, und der Stoß ist für den gegenüber postierten Beobachter weniger gut wahrzunehmen. Vicka gleicht den Druck mit derselben Geschmeidigkeit aus, ihr Gesicht zeigt keinerlei Reaktion.

Wir haben Bulat darüber befragt, und er meint, zumindest beim zweiten Stich so etwas wie eine Muskelreaktion des Halses gespürt zu haben. Aber er stand zu direkt hinter Vicka, um das Phänomen eindeutig feststellen zu können. Es handelte sich dabei ganz einfach um die Muskelanstrengung Vickas, um sich nach dem Druck der Nadel wieder aufzurichten.

Als sich Vicka nach der Erscheinung umdreht, um hinauszugehen, ist die Einstichstelle auf ihrer weißen Bluse durch einen kleinen Blutfleck von mehr als 1 cm Durchmesser gekennzeichnet. Die Videokassette eines Amateurs, der alles aufgenommen hatte, bezeugt es.

---

11 R. Laurentin, *Lourdes. Histoire authentique*, Bd. 4, S. 215.
12 Ebd., Bd. 3, S. 125–126, Anm. 113.

»Der Einstich war tief und wäre an dieser Stelle normalerweise schmerzhaft gewesen«, sagte Vicka hätte eigentlich schreien müssen«, sagte Professor Joyeux zu mir, als er sich das Videoband ansah.[13] Er persönlich hält nichts von diesem alten volkstümlichen Test aus dem Mittelalter, der brutal und wenig aussagekräftig ist. Trotzdem war es kein Fehler, ihn dennoch durchzuführen. Denn er bestätigt für die Sehenden von Medjugorje die mit der Ekstase einhergehende Unempfindlichkeit, so wie seinerzeit für Bernadette, und er zeigt die kulturelle Kontinuität, die sich auf diesem Gebiet eingestellt hat.

6. DIE TESTS VON PROF. HENRI JOYEUX MIT SEINEM TEAM AUS MONTPELLIER

Erster Aufenthalt vom 9. bis 10. Juni 1984

Am Pfingstsamstag, dem 9. Juni, kam Prof. Henri Joyeux, um die ersten Elektroenzephalogramme zu machen. Ich sollte 24 Stunden vor ihm da sein, um den Boden vorzubereiten, doch die Zagreber Polizei wies mich kategorisch ab, ohne eine Erklärung abzugeben oder einen Vorwurf zu äußern, obwohl ich darauf bestand, einen Vorgesetzten zu sprechen. Erst später habe ich erfahren, was für einem ängstlichen Beamten (der inzwischen seinen Posten verloren hat) ich diesen Zwischenfall, der so wenig zum ansonsten ausgezeichneten touristischen Empfang in Jugoslawien paßt, zu verdanken hatte. Ich wurde also wieder zum Flugzeug der Air France gebracht, mit dem ich gekommen war, und man setzte mich für diese unfreiwillige Rückkehr sogar in die erste Klasse. Zwei Stunden später war ich wieder in Paris. Da mir ja kein Aufenthaltsverbot für dieses befreundete Land erteilt worden war, trat ich die Reise mit anderen Verkehrsmitteln sofort wieder an: zunächst im Zug, dann 24 Stunden nonstop im Auto.

Aufschub, weil die Sehenden um Erlaubnis fragen wollen

Bei unserer Ankunft ca. drei Stunden vor der Erscheinung trafen wir (Dr. Joyeux und ich) uns mit drei der Sehenden – Jakov, Ivanka und

---

13 Eine ähnliche Unempfindlichkeit ist bei bestimmten psychiatrischen Zuständen (wie z. B. der Hysterie, sogar in der Hypnose) zu beobachten. Dr. J. Cadilhac, Professor für Neurophysiologie an der Universität von Montpellier, bestätigt nach dem Ansehen der Videoaufnahmen, daß die Sehenden keinerlei klinische Merkmale einer individuellen oder kollektiven Halluzination oder einer Hysterie zeigen und daß sie sich nicht im Zustand der Hypnose befinden.

28

Marija –, um ihnen unser Vorhaben zu unterbreiten. Wir stießen auf den entschiedenen Widerstand des kleinen Jakov, der mit der für die Gruppe charakteristischen bemerkenswerten Solidarität im Namen der beiden anderen sagte: ›Die Jungfrau hat gesagt: ›Das ist nicht nötig‹, und Dr. Botta hat seine Tests abgebrochen!‹«

Wir gaben ihm zur Antwort: »Gewiß, für euch ist es nicht nötig, und auch nicht für die, die glauben, aber es ist für die von Nutzen, die nicht glauben, sogar für den Bischof, der an eine Halluzination oder einen Traum denkt. Das EEG kann diese Zweifel im einen oder anderen Sinn ausräumen. Lehnt man den Test ab, so könnte das den Anschein erwecken, als fürchte man diese Eventualität. Die Jungfrau hat euch doch gesagt, daß sie am Ende der Erscheinungen ein sichtbares Zeichen geben wird; für die Gläubigen ist es überflüssig, für die Ungläubigen aber von Nutzen. Genau denselben Zweck haben unsere Tests.«

Am Ende der Diskussion schloß Jakov: »Also gut, wir werden sie heute abend fragen . . . Sie haben dann noch immer den Sonntag, um Ihre Tests zu machen.«

Seine Weigerung war so kategorisch, daß wir uns von der Antwort nicht viel versprachen, schien er doch in keiner Weise bereit, seine Meinung zu ändern. Die Antwort mußte doch aller Wahrscheinlichkeit nach negativ ausfallen.

Wie erstaunt waren wir, als er sich am Ende der Ekstase vom Samstag, dem 9. Juni, kurz nach 19 Uhr erhob und lächelte: »Die Jungfrau hat geantwortet: ›Es ist gut, daß ihr gefragt habt, ihr könnt es machen.‹«

Fortan waren die Sehenden, die sich wie die Löwen gegen die vorgeschlagenen Tests gewehrt hatten, gefügig wie Lämmer, waren voller Liebenswürdigkeit zur Mitarbeit bereit und behielten ihren Humor inmitten all der Apparate, an die man sie anschloß. Die unerwartete Antwort der Jungfrau hatte ihr Verhalten ins Gegenteil verkehrt: zuvor widerspenstig, nun verfügbar. Uns blieb nun nur mehr ein Tag, der Pfingstsonntag, und wir hatten zwei Apparate. Den einen befestigten wir an Ivan, den anderen an Ivanka, doch hatte bei dem einen der Schreibstift wohl unter der Reise gelitten, er funktionierte nicht. Der andere war aber tadellos in Ordnung (vgl. das Protokoll, S. 86–88).

Die Ekstase begann um 18.45 Uhr und dauerte 62 ± 2 Sekunden. Sie fand nicht in der Erscheinungskapelle statt, sondern in der Sakristei, die besser mit elektrischen Anschlüssen ausgestattet war.

Das Elektroenzephalogramm

Das EEG zeigt die Rhythmen der Hirntätigkeit an, und zwar auf 8 Diagrammen, denen 8 Elektroden entsprechen, die über 8 Punkte des Schädels verteilt sind. Ein ähnlicher Test wurde durchgeführt, um die Konzentration von Autofahrern zu untersuchen und zu erfassen, wie sie bei überlanger Fahrt am Steuer einschlafen. In einem Auto mit doppelter Lenkung beobachten Ärzte die Kurven und sehen, wie der Lenker vom Zustand des Wachseins (Rhythmus Alpha) in den Zustand des Schlafens oder sogar des Träumens übergeht. Eben diesem Test hat sich Ivan am 10. Juni für den Zeitraum von etwas mehr als einer halben Stunde – vor, während und nach der Ekstase – unterzogen. *Während* der Ekstase ist es bei ihm nicht wie beim Autofahrer, der einschläft. Ivan schläft nicht, er träumt auch nicht. Er befindet sich im Rhythmus Alpha, dem Rhythmus des aufnahmebereiten Wachseins, dem Rhythmus der Kontemplativen im stillen Gebet (wenn man etwas tut oder diskutiert, befindet man sich im Rhythmus Beta). Der für den Schlaf charakteristische Rhythmus tritt auf Ivans EEG nicht in Erscheinung.

Das EEG schließt auch die Epilepsie aus, in Kombination mit den Resultaten der klinischen Beobachtung (unmittelbar und auf Videokassette) auch die Halluzination im pathologischen Sinn des Wortes. Damit ist der Hypothese der Wind aus den Segeln genommen, die Bischof Žanić nach seinen eigenen Worten für sicher hält:

»Ich bin sicher, daß es sich um Halluzinationen der Sehenden handelt, um kollektive Halluzinationen« (in Italien publiziertes Interview vom 5. September 1984).

»Die Ereignisse von Medjugorje sind ein Fall von kollektiven Halluzinationen, der von ein paar Franziskanern der Herzegowina geschickt ausgenützt wird ... Sie haben das natürliche Verlangen des Volkes und seine tiefe Marienfrömmigkeit manipuliert« (Erklärung vom 30. Oktober 1984, vom Bischof unterzeichnet und mit dem Bischofssiegel versehen).

Ich war erstaunt, als ich diese wiederholten Erklärungen las, denn bei meinem Besuch im Bischöflichen Ordinariat von Mostar am 9. August hatte ich dem Bischof, der zunächst die Hypothese vom Teufel erwogen, dann aber wieder verworfen hatte und damals bereits die obige These äußerte, gesagt: »Eine Halluzination ist durch das EEG und durch die klinische Beobachtung wissenschaftlich ausgeschlossen.« Der Bischof hatte erklärt, er brauche weder unsere Beobachtungen noch den Besuch von Ärzten (einige waren nämlich zu ihm gekommen). Aber seine eigene Ärztliche Kommission hat bis heute weder ein EEG noch einen anderen medizinischen Test über die Ekstase durchgeführt.

Seine Methode ist polemisch und stellt einzig die Gegenargumente zusammen, um so zu einer negativen Schlußfolgerung zu gelangen; das schon würde ausreichen, um die doch auf der Hand liegenden positiven Werte – Gebet und Bekehrungen –, die er durchaus anerkennt, zu disqualifizieren.

Somit haben die zu Pfingsten 1984 durchgeführten Tests das Verdienst, in einer Angelegenheit, in der verlorene Zeit und falsche Fährten die wissenschaftliche Arbeit und die geistliche Diagnose behinderten, unfundierte Hypothesen auszuschließen. Aber wir hatten erst einen einzigen Test durchgeführt. Die ganze Sache mußte noch weiter und gründlicher erforscht werden.

Zweiter Aufenthalt vom 6. bis 7. Oktober 1984

Neuerlicher Aufschub

Im Hinblick auf neuerliche Tests kam ich am Freitag, dem 5. Oktober, 24 Stunden vor den Ärzten an. Sofort nach der Ankunft stellte ich den Sehenden die Frage:
»Am 10. Juni konnten wir nur ein einziges Elektroenzephalogramm machen, und zwar bei Ivan. Wir sollten die Resultate an den übrigen Sehenden verifizieren und auch noch andere Tests durchführen: Blutdruck, Pulsschlag, Augenuntersuchung.«
Der kleine Jakov, der Röteln hatte, war an diesem Tag nicht da. Diesmal widersetzte sich Ivanka:
»Erst vor kurzem haben wir anderen Ärzten gegenüber Tests abgelehnt. Es paßt schlecht mit unserem Gebet zusammen. Wenn wir jetzt ja sagen, werden wir keine Ruhe mehr haben. Sie haben doch schon ein Elektroenzephalogramm gemacht. Ein zweites wollen Sie heute machen, dann werden Sie weitere brauchen. Und dann noch andere Tests! Wo soll das enden? Wir sind doch keine Versuchskaninchen!«
»Aber am 9. Juni hat euch doch die Jungfrau bestärkt, in die Tests einzuwilligen. Könnt ihr sie nicht noch einmal um ihre Meinung fragen?«
Ivanka stimmte bereitwillig zu, und wir erhofften eine Antwort, die der von Pfingsten ähnlich war. Aber sie fiel ein wenig anders aus:
»Die Jungfrau hat uns gesagt: ›Ihr sollt selbst entscheiden.‹«
Und was hatten Ivanka, Vicka und Marija beschlossen? Sie sagten es uns nicht, und ich wagte nicht, sie danach zu fragen. Die Jungfrau stellte es ihrer Freiheit anheim. Sie aber hatten keinen Zweifel daran gelassen, daß sie dagegen waren ... Ich zog es vor, das Ergebnis, ohne weiter darüber zu reden oder zu diskutieren, ihrem guten Willen anheimzustellen.

Die Tests vom 6. Oktober

Am darauffolgenden Tag, Samstag, dem 6. Oktober 1984, treffen um 15 Uhr Professor Henri Joyeux mit seinem Team sowie Dr. Jacques Philippot, ein Augenfacharzt, ein.

Elektroenzephalogramm

Zwei Stunden vor der Erscheinung bauen sie zusammen mit ihren Assistenten ihre Geräte auf. Die Sehenden sind noch nicht da. Werden sie so rechtzeitig eintreffen, daß wir die 8 Elektroden für das Enzephalogramm auf dem Kopf befestigen können, eine relativ langwierige Prozedur? Kurz nach 17 Uhr, eine knappe Stunde vor der Ekstase, als in der Kirche der Rosenkranz beginnt, kommt Marija. Ein Seufzer der Erleichterung. Sie ist bereit, sich schon im voraus hinzuknien, denn die Drähte für die Aufzeichnung sind kurz und erlauben keine Bewegung. Der Professor befestigt die 8 Elektroden an ihr. Gegen 17.20 Uhr kommen Vicka und Ivanka, vom Regen durchnäßt – eine Viertelstunde vor der Erscheinung. Die anderen Apparate werden an sie angeschlossen (um Blutdruck und Herzrhythmus zu messen).

Auch diesmal waren die Sehenden, die sich diesen Tests zunächst widersetzt hatten, kooperativ geworden, wobei sie ebensoviel Selbstverleugnung wie guten Willen und Humor aufbrachten. Es war ganz und gar nicht bequem inmitten all dieser Zwänge: vor allem für Marija, die gezwungen war, regungslos auf den Knien zu bleiben, da sie durch die in ihren Haaren befestigten Drähte wie gefesselt war – eine wohl einzigartige Bewährungsprobe für ein junges Mädchen, das gerade nach dreijähriger Ausbildung seine Prüfung an der Friseurschule von Mostar abgelegt hatte. Ich mußte ihr nach der Erscheinung meinen Kamm leihen, damit sie die Schäden wieder beheben konnte.

Bei alldem verhalten sich die Sehenden stets solidarisch, obwohl sie so verschieden sind, und lassen sich weder von ihrer persönlichen Meinung noch von einer Art Korpsgeist leiten, sondern von einer objektiven, von außen kommenden Führung, die stärker ist als ihre eigenen Ansichten oder ihre persönlichen oder kollektiven Entscheidungen. Dabei treten durchaus unvorhersehbare Nuancen auf, denn die zweite Antwort, die sie am 5. Oktober 1984 erhalten hatten, war nicht mehr eine positive Ermunterung, sondern eine schlichte Beruhigung, sozusagen ein *nihil obstat*, das die Entscheidung eines jeden seiner eigenen Freiheit anheimstellte. Und jeder hatte für sich und unabhängig von den anderen beschlossen, sich ganz zur Verfügung zu stellen, entgegen ihrem ursprünglichen Widerstand.

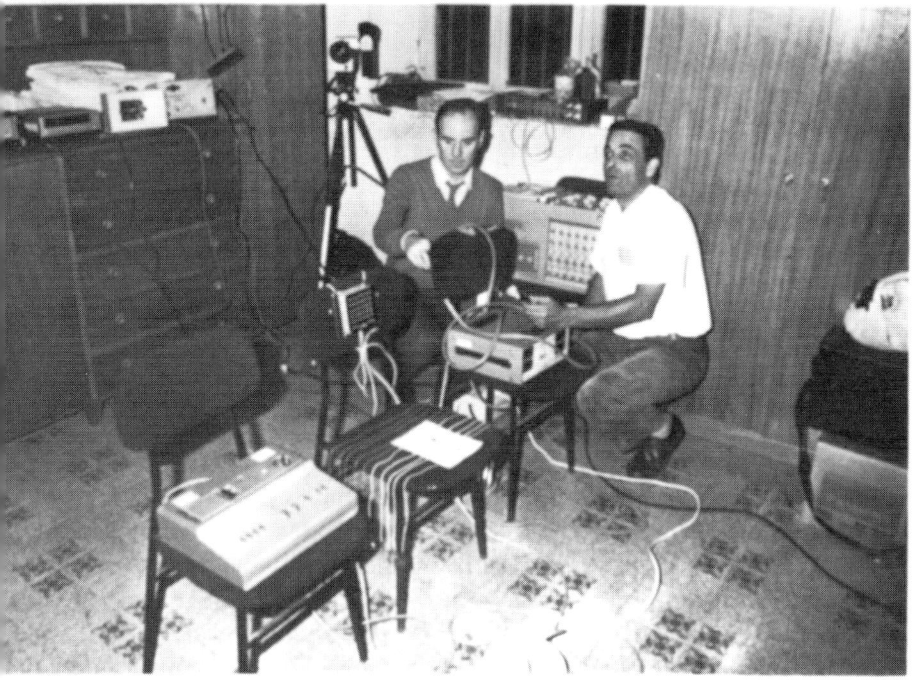

7. Oktober 1984. Aufbau der Geräte vor der Ekstase.
Oben: Dr. Joyeux und Dr. Philippot (rechts).
Unten: Ivanka (vorbereitet für das Elektroenzephalogramm) und Marija. Dahinter
Dr. Joyeux und Herr Dubois-Chabert, Elektronikingenieur.

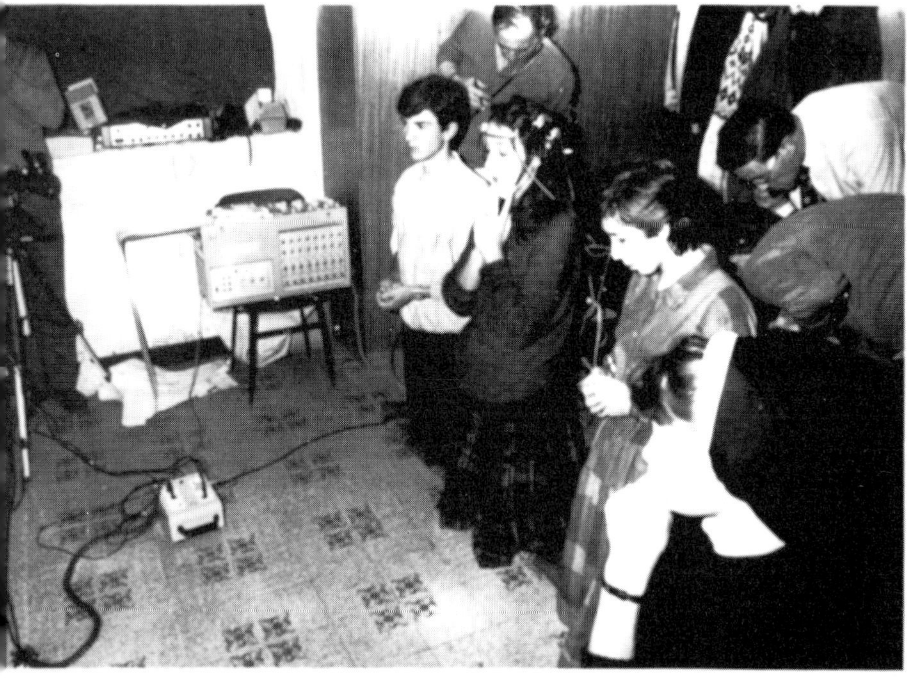

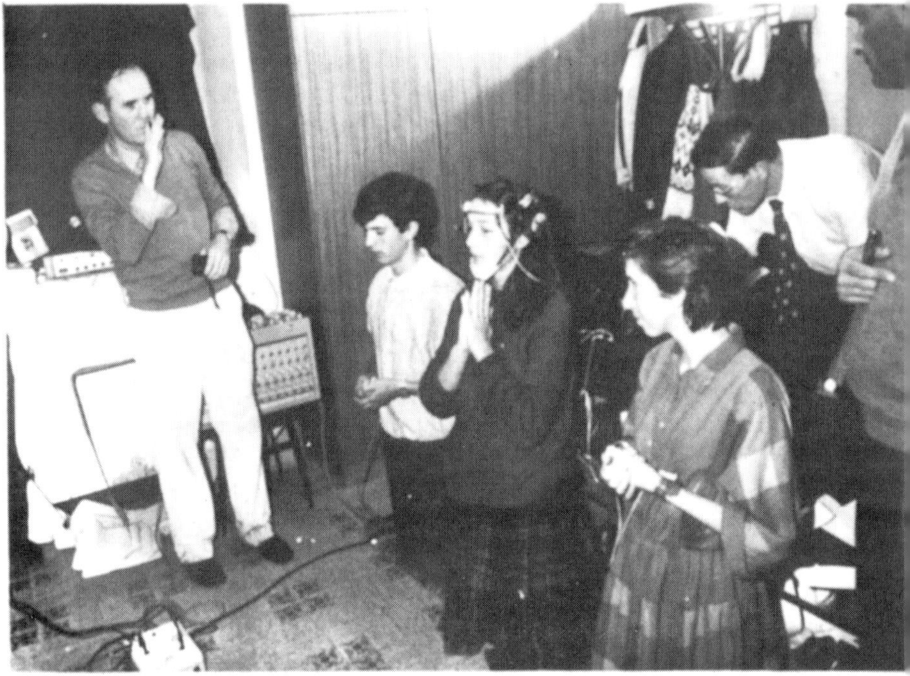

Test vom 7. Oktober 1984: Ivan, Ivanka (EEG) und Marija.
Oben: Vor der Ekstase.
Unten: Während der Ekstase.

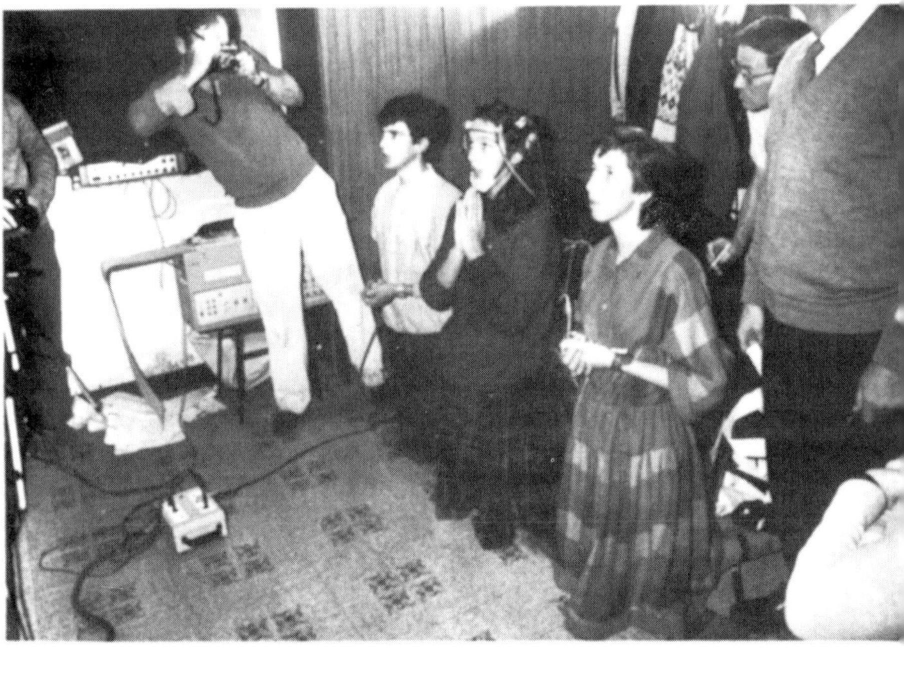

Augentest

Dr. Philippot beginnt mit den Augentests: Augenhintergrund und eventuelle Feststellung von Anomalien des Auges, Untersuchung der photomotorischen Reflexe.

– Die Untersuchung des Augenhintergrundes ermöglicht es, einen etwa vorhandenen Hochdruck innerhalb des Schädels, wie er z. B. von einem Tumor verursacht wird, nachzuweisen. Dieser Test und die durchgeführten klinischen Untersuchungen schließen jede Anomalie des Auges aus (im Unterschied zu einem dreijährigen blinden Mädchen aus Italien, das der Erscheinung beiwohnte).

– Die Untersuchung der photomotorischen Reflexe überprüft die Funktion der Pupille: Gewöhnlich zieht sie sich bei Lichteinwirkung zusammen und erweitert sich im Dunkeln wieder. Bei noch stärkerem Licht schließen sich die Lider (Blinzeln). Während der Erscheinung reagiert die Pupille weiterhin auf Licht, aber der Blinzelreflex bei aggressiver Lichteinwirkung verschwindet völlig, wie man bald feststellen wird.

– Als letztes hatte Dr. Philippot einen Schirm vorbereitet, den er während der Ekstase zwischen die Sehenden und die Erscheinung schieben wollte. Er hatte eine gewisse Scheu, diesen Test (der fast ebenso aggressiv war wie der Stich von Nikola Bulat) durchzuführen, doch ich sagte ihm:»Wenn die Sehenden reagieren, dann machen sie nicht weiter, aber normalerweise werden sie nicht reagieren, denn als Dr. Stopar zwischen sie und die Erscheinung trat, hat Marija keinerlei Reaktion gezeigt; und Vicka hat versuchsweise die Augen geschlossen, ohne daß dies die Erscheinung beeinträchtigt hätte.« So geschah es dann auch.

Des weiteren wurden noch durchgeführt:

– ein Elektroenzephalogramm bei Marija,
– ein Elektrokardiogramm bei Vicka.

Die Tests vom 7. Oktober

Am Sonntag, dem 7. Oktober, wollten wir ein drittes Elektroenzephalogramm machen. Da bei Ivan und Marija bereits eines gemacht worden war, Jakov und Vicka aber krank waren, blieb nur mehr Ivanka – die Gegnerin Nr. 1. Wir setzten ihr unser Problem auseinander, und sie kniete ganz brav und zu allem bereit nieder, mit demselben guten Willen und demselben Humor wie am 10. Juni Ivan und am Vortag Marija.

20 Minuten vor der Ekstase – Stromstörung. Das gehört in diesem Land dazu. In der vorangegangenen Nacht hatte der Stromausfall von Mitternacht bis 9 Uhr morgens gedauert. Schon viel weniger genügte, um alle vorbereiteten Tests zunichte zu machen. Das Rosenkranzgebet in der Pfarrkirche ging dem Ende zu. Die Störung dauerte an. Und plötzlich, einige Minuten vor der Erscheinung, war das Licht wieder da.

Ergebnisse des zweiten Aufenthalts

Fassen wir die Ergebnisse der Tests an diesen beiden Tagen zusammen:

– Die Erscheinung vom 6. Oktober hatte 120 ± 2 Sekunden gedauert.
– Die vom 7. Oktober 80 ± 2 Sekunden.

Durch diese Tests wurden diejenigen vom ersten Aufenthalt bestätigt und ergänzt.

Elektroenzephalogramm

Die Elektroenzephalogramme, die vor, während und nach der Ekstase bei Marija (am 6. Oktober) und Ivanka (am 7. Oktober) aufgenommen wurden, haben das EEG vom 10. Juni bestätigt: keinerlei cerebrale Anomalie noch pathologische Symptome. Das EEG schließt Schlaf, Traum und Epilepsie aus. Die vor, während und nach der Erscheinung aufgezeichneten Kurven weisen nur minimale Unterschiede auf: Vor der Erscheinung zeigt sich beim Sehenden (bei Marija deutlicher) der Rhythmus Beta (Aufmerksamkeit und Reflexion) sowie der Rhythmus Alpha, ein anderer Wachrhythmus. Letzterer überwiegt zunehmend vom Beginn der Ekstase an.

Elektrokardiogramm

Die Aufzeichnungen von EKG und Blutdruck vor, während und nach der Ekstase zeigen, daß der Herzrhythmus regelmäßig (Sinusrhythmus) bleibt. Das gilt für Vicka (6. Oktober), Marija (7. Oktober) und Ivan (7. Oktober).

– Bei Vicka beschleunigt sich der Herzschlag während der Erscheinung von 105 Schlägen/Minute vor der Ekstase auf 135–140 während der Ekstase.
– Im Gegensatz dazu verlangsamt sich der Herzschlag bei Marija etwas: von 105 Schlägen/Minute vor der Ekstase auf 95 während und 110 nach der Ekstase.
– Bei Ivan am 7. Oktober: Vor der Ekstase 97–111 Schläge/Minute, während der Ekstase 120–131, nach der Ekstase 120 (s. Tabelle S. 98).

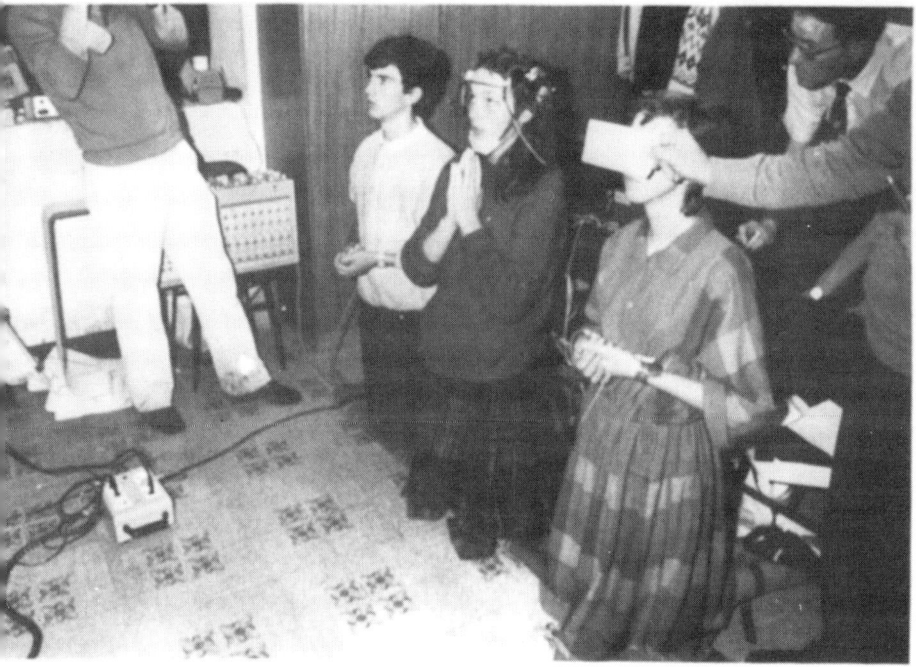

Test vom Sonntag, den 7. Oktober 1984: Dr. Philippot führt den Schirmtest durch, zuerst bei Marija, dann bei Ivanka.

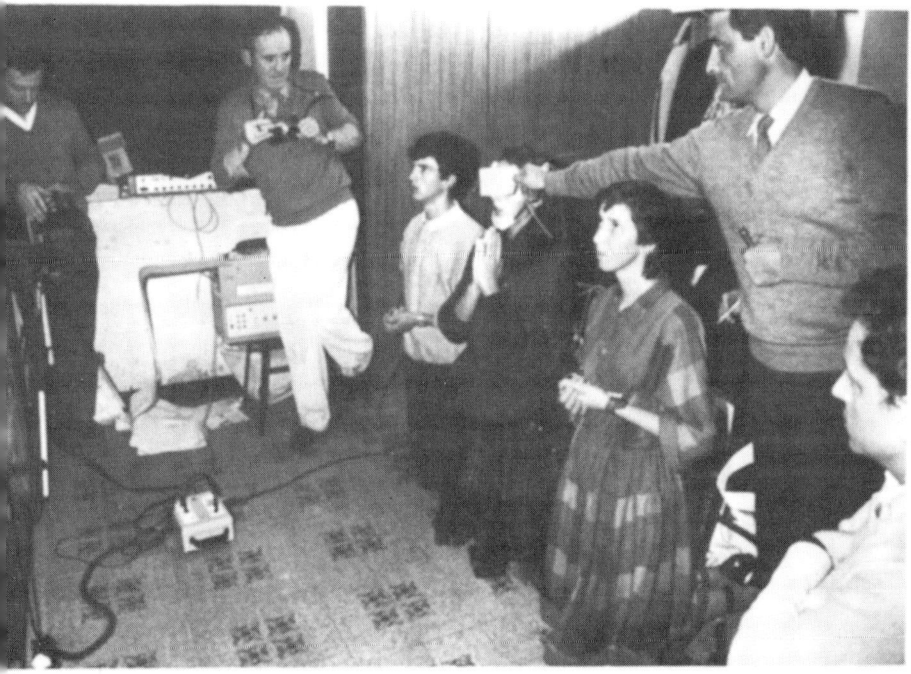

Augentest

Das Experiment der intermittierenden Lichtreizung (Flackerlicht) rief weder vor noch während oder nach der Ekstase eine elektrische Entladung epileptischer Art hervor. Auf den beiden Aufzeichnungen sind dicht aufeinanderfolgende und zahlreiche Augenbewegungen zu beobachten (die auf dem Videofilm zu sehen sind), und zwar vor und nach der Erscheinung. Während der Erscheinung findet dagegen keine Bewegung der Augäpfel statt.

Dieser Befund veranlaßte uns, bei dem nachfolgenden Aufenthalt im Dezember 1984 die Gleichzeitigkeit des Phänomens bei mehreren Sehenden zugleich zu erforschen.

Die Untersuchung des Augenhintergrundes bei vier Sehenden zeigt normalen, vor und nach der Ekstase identischen Zustand. Die direkten und konsensuellen photomotorischen Reflexe (Kontraktion der Pupille bei Lichteinwirkung) sind bei Marija und Ivanka (6. Oktober) und Marija (7. Oktober) vor, *während* und nach der Erscheinung normal und unverändert.

Dagegen fehlt der Blinzelreflex bei starker bis übermäßiger Lichteinwirkung bei Marija und Ivanka während der Erscheinung vom 7. Oktober. Vor und nach der Erscheinung ist er dagegen vorhanden. Der Marija und Ivanka während der Ekstase vorgehaltene Schirm wird von ihnen nicht wahrgenommen und beeinträchtigt ihre Wahrnehmung der Erscheinung nicht.

Dieser sowie die anderen Tests wurden auf Videobänder aufgenommen und können daher von Fachleuten überprüft werden.

Im ganzen gesehen scheint die optische Wahrnehmung der Umwelt während der Ekstase zu verschwinden. Die Augen der Sehenden bleiben geöffnet, scheinen aber weniger lichtempfindlich zu sein: kein Blinzelreflex, obwohl der Pupillenreflex (Kontraktion) weiter vorhanden ist.

Ablehnung des taktilen Tests

Der Vollständigkeit halber sei angeführt, daß einer der vorgesehenen Tests nicht durchgeführt werden konnte. Es handelte sich um einen taktilen Test, also eine Untersuchung des Tastsinns. Da die Sehenden die Erscheinung nach ihrer eigenen Aussage berühren können (durch diese Objektivität unterscheidet sich die Ekstase deutlich von den inneren Visionen Jelenas), wollten wir den Charakter des Tastempfindens, insoweit wir dies auf der Empfängerseite beobachten können, durch eine Reihe von Tests deutlich machen. Zu diesem Zweck sollte eine(r) der Sehenden der Erscheinung eine oder auch beide Hände reichen. Mit Hilfe des Photoapparates hätte man die Position der Hände verifizieren sowie durch weitere Tests versuchen können, die

Erregung des Nervs zu erfassen. Doch der kleine Jakov, der mit diesem Test beauftragt war (die anderen hatte er abgelehnt), erhob sich am 10. Juni ganz verwirrt und sagte:»Ich habe es vergessen. Und gerade als ich ihr die Frage stellen wollte, ist sie verschwunden.« Am 7. Oktober erhielten Ivanka und Marija dieselbe Anweisung, doch die Jungfrau ging nach ihren Worten nicht darauf ein.

Dritter Aufenthalt vom 28. bis 29. Dezember 1984

Das Ergebnis der beiden ersten Untersuchungsreihen, das von mehreren Ärzten in Montpellier geprüft wurde (Auswertung der Tests und der Videokassetten), ermutigte uns, noch weiter zu gehen. Für den 28. und 29. Dezember wurden neue Tests programmiert, die das Sehvermögen, das Gehör und die Kehlkopffunktion betrafen.

Untersuchung der Augenfunktion durch Dr. Philippot

Ein Elektrookulogramm (Aufzeichnung der Augenbewegungen) wurde bei Ivan und Marija gleichzeitig durchgeführt.

- Zu Beginn der Ekstase hören die Augenbewegungen der beiden Sehenden auf die Sekunde genau gleichzeitig auf: Dies bestätigt den Befund der Gleichzeitigkeit und liefert einen Beweis für den objektiven Charakter der Erscheinung.
- Während der Ekstase sind lediglich die Bewegungen der Sprechmuskulatur, nicht aber die der Augen (sie bleiben unbeweglich) wahrzunehmen.
- Am Ende der Ekstase setzen die Augenbewegungen auf die Sekunde genau gleichzeitig wieder ein.

Es besteht also vollkommene Gleichzeitigkeit beim Aufhören und Wiedereinsetzen der Augenbewegungen.

Untersuchung der Hörfunktion bei Ivan durch Dr. F. Rouquerol am 29. Dezember 1984

Der Test der Evozierung auditiver Potentiale (durchgeführt mit einem Gerät vom Typ PEA 1010) untersucht die Leitfähigkeit des Hörnervs (8. Paar der Hirnnerven) vor, während und nach der Ekstase.

- Vor der Ekstase besitzen die Gehörwege (deren Zustand bci Ivan normal ist) ihre normale Leitfähigkeit. Sie funktionieren bis zum oberen Teil des Hirnstammes (Vierhügelplatte). Mit anderen Worten: Der Hörnerv leitet den Klangreiz sehr wohl weiter. Bei einem Geräusch von 70 Dezibel reagiert Ivan (er zuckt zusammen).

39

– Während der Ekstase bleibt die Leitfähigkeit (die Weiterleitung der Nervenerregung) normal (Abstand von 4,6 Tausendstelsekunden zwischen den Wellen I und V, genauso wie vor der Ekstase). Doch bei einer Geräuscheinwirkung von 90 Dezibel (Lärm eines Explosionsmotors bei Vollgas) bleibt Ivan ohne Reaktion, obwohl er vor der Ekstase auf 70 Dezibel lebhaft reagiert hat. Nach der Ekstase sagte er uns, er hätte nichts gehört. Folglich wurde die Gehirnrinde nicht erreicht.

Untersuchung der Sprechfunktion bei Ivanka durch
Dr. F. Rouquerol am 28. Dezember 1984
(Stimme und Kehlkopf)

Ziel dieses Tests war es, genau festzustellen, warum und auf welche Weise die Stimme der Sehenden am Beginn der Ekstase verstummt. Die Ergebnisse sind die folgenden:

– Während des Rosenkranzgebetes vor der Erscheinung schlägt die Nadel, die das Funktionieren der Kehlkopfmuskeln (des Gaumensegels) anzeigt, stark aus.
– Zu Beginn der Ekstase bleibt die Nadel in dem Augenblick stehen, in dem die Stimme erlischt. Es findet keine Kehlkopfbewegung mehr statt. Wenn die Sehende mit der Erscheinung spricht, funktioniert lediglich die Lippenartikulation (Artikulation ohne Lautgebung).
– Die Nadel schlägt erneut aus, wenn mitten in der Ekstase die Stimme wieder eintritt zum *Vaterunser*, das die Sehenden beten, nachdem es von der Jungfrau angestimmt wurde.
– In der letzten Phase der Ekstase verschwindet die Stimme wie in der ersten Phase (erneutes Sprechen ohne Lautgebung: Phonation).
– Am Ende der Ekstase erscheinen die Kehlkopfbewegungen wieder, wenn die Sehenden sprechen.

Das Erlöschen der Stimme zu Beginn der Ekstase ist also auf das Aufhören der Kehlkopfbewegungen zurückzuführen: Der Luftstrom beim Ausatmen bringt die Stimmbänder nicht mehr zum Schwingen, während die Lippenartikulation normal bleibt.

Schlußfolgerung

Welche Schlüsse sind nun aus all diesen Tests zu ziehen, zunächst auf medizinischer, dann auch auf philosophischer und theologischer Ebene?

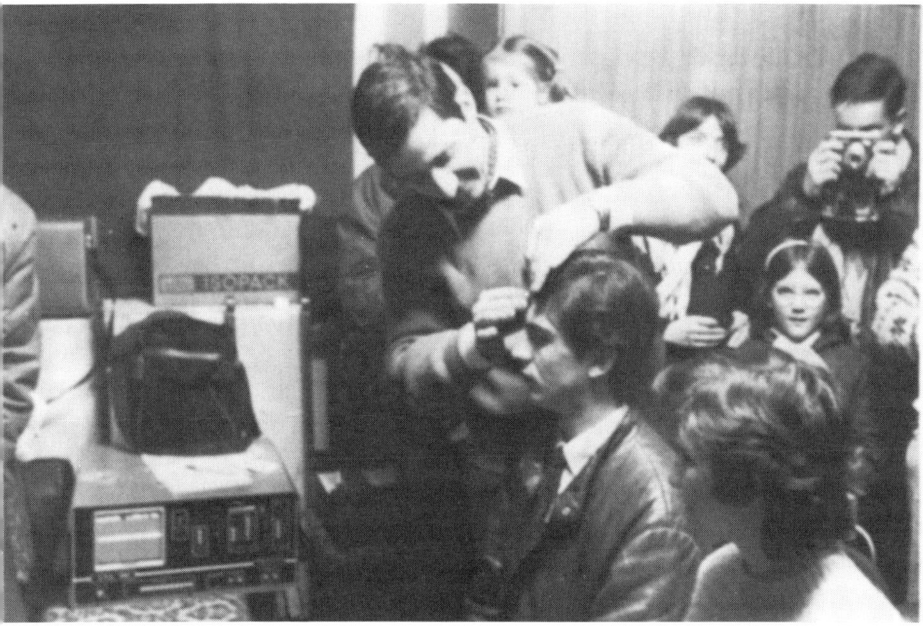

Test vom Samstag, den 29. Dezember 1984:
Oben: Dr. Rouquerol setzt Ivan den Kopfhörer auf, mit Hilfe dessen seine Gehörwege vor und während der Ekstase untersucht werden.
Unten: Ivan mit dem Kopfhörer während der Ekstase. Auf diesem Wege wurden ihm vor der Ekstase 70 Dezibel ins Ohr eingeleitet, dann 90 Dezibel während der Ekstase. Vor der Ekstase reagiert er normal, d. h. der Lärm von 70 Dezibel stört ihn. Während der Ekstase reagiert er auf 90 Dezibel nicht und erklärt anschließend, er hätte nichts gehört.

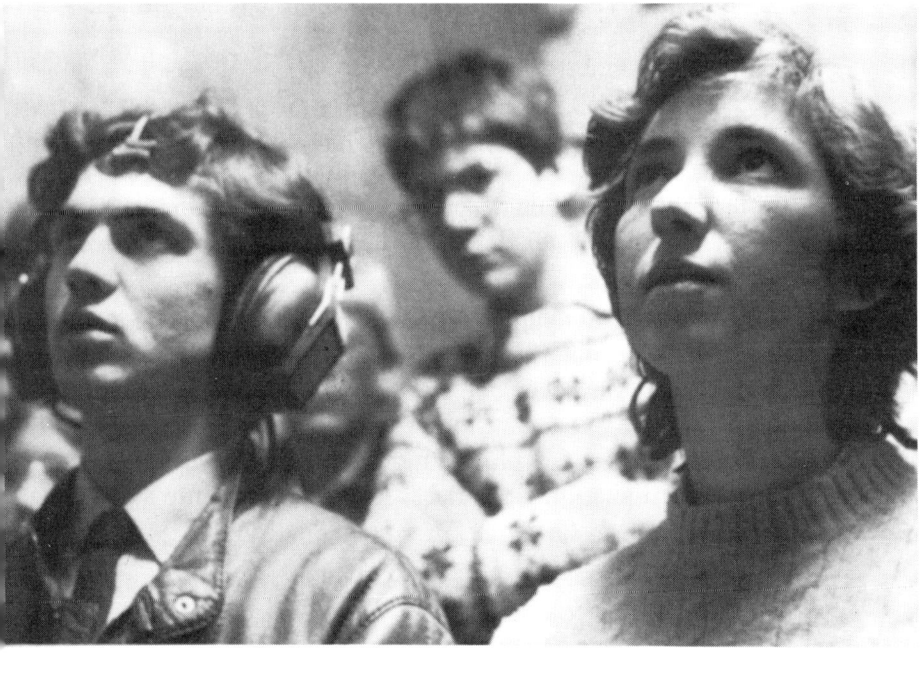

Zusammenfassung der Tests und klinischen Beobachtungen

1. Die *Ekstase* ist eine sensorische Loslösung von der Außenwelt. Im Zustand der Ekstase wird die Umgebung von den Sehenden nicht *gesehen* und nicht *gehört* (ein Geräusch von 90 Dezibel wird von Ivan nicht gehört, er reagiert nicht darauf). Genauer:
   – Was das Sehen anlangt, so hören die Bewegungen der Augäpfel (die sonst nach links und nach rechts schauen) während der Ekstase auf. Das Elektrookulogramm von Marija und Ivan hat gezeigt, daß dieses Aufhören der Bewegungen bei beiden auf die Sekunde genau gleichzeitig eintritt. Ihre Blicke sind auffällig starr auf die Erscheinung gerichtet. Bei Vicka (und manchmal auch bei Ivan) hört der Lidschlag auf, während er bei den anderen auf die Hälfte reduziert ist. Am Ende der Ekstase setzen die Augenbewegungen, die durch die Aufmerksamkeit für die Außenwelt hervorgerufen werden, wieder ein, und zwar mit derselben Gleichzeitigkeit, auf die Sekunde genau.
   – Bezüglich des Gehörs haben unsere Tests gezeigt, daß der Hörnerv weiterhin die Klangeindrücke weiterleitet (normale Leitfähigkeit bis zu der Vierhügelplatte), daß die Gehirnrinde jedoch nicht erreicht wird. Ein starkes Geräusch ruft keine Reaktion hervor, und nach der Ekstase gibt die Versuchsperson (Ivan) an, nichts wahrgenommen zu haben.
   – Ebensowenig spüren die Sehenden ein Drücken, Kneifen, Stechen oder sonstige Eingriffe.

2. Diese Loslösung ist nicht total, sondern partiell und veränderlich. Sie war während der ersten Erscheinungen, wie schon erwähnt, geringer. Damals wurden von der Menge auch während der Ekstase immer wieder Fragen gestellt, die Sehenden gaben sie manchmal an die Jungfrau weiter und übermittelten umgekehrt deren Antworten an die Fragenden. Alles verläuft so, als ob die Begegnung mit der Jungfrau bei den Sehenden einen Prozeß fortschreitenden Eintauchens in die Ekstase, stufenweiser Anpassung daran durch immer größere Hingabe ausgelöst hätte. Bei der ersten Erscheinung sieht Ivanka nur verschwommen, und Mirjana, die Widerstand leistet und sich abwendet, noch weniger. Die Wahrnehmung der Außenwelt besteht bei den beiden Sehenden weiter und konkurriert mit der Wahrnehmung des unbekannten Objekts, das sich ihnen zu zeigen beginnt. Sie entspricht ihrer noch ängstlichen Aufnahmebereitschaft, die bei Ivanka größer ist, bei Mirjana, die das Objekt erst bei der zweiten Erscheinung aufnimmt, widerstrebend. Während der folgenden Ekstasen bleibt die Aufmerksamkeit der Sehenden geteilt zwischen der Erscheinung und den Anliegen der Leute, die sie

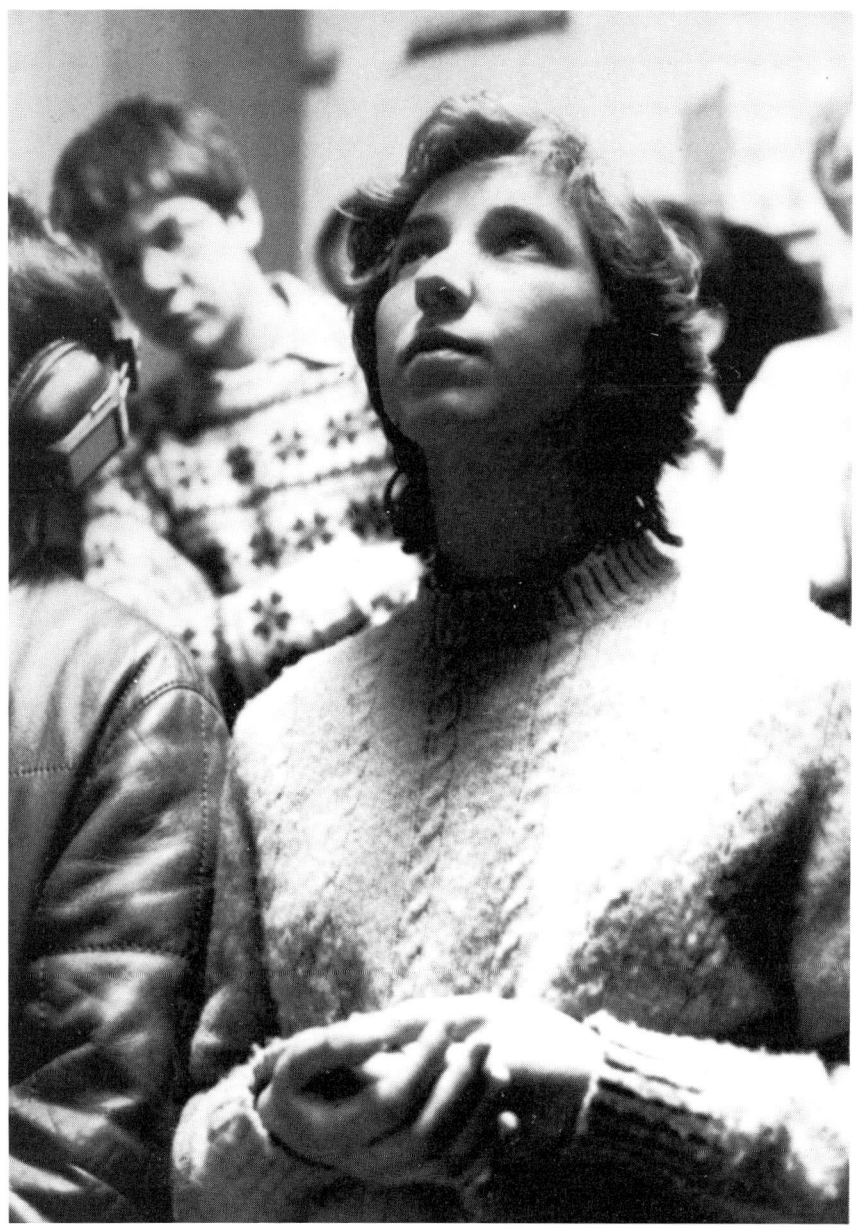

Marija während der Ekstase vom 29. Dezember neben Ivan, bei dem man einen Teil des Kopfhörers sieht.

umdrängen und beinahe erdrücken – Umstände, die ihre normale Wachsamkeit in einem derartigen Gedränge wachhalten. So warnen sie die Leute, wenn sie den Eindruck haben, daß sie die Jungfrau stören oder auf ihren Schleier treten. Erst unter für die innere Sammlung günstigeren Bedingungen treten sie in zunehmendem Maß schneller und total in die Ekstase ein und lassen die Wahrnehmungen der Umwelt verlöschen. In der Geschichte der Ekstase sind diese Varianten klassisch, wie wir in der Folge noch zeigen werden.

3. Diese Aufhebung der Umweltwahrnehmungen ist Voraussetzung für eine andere Wahrnehmung: die Wahrnehmung der Erscheinung, »der Jungfrau«, wie die Sehenden sagen.

Demzufolge ist die Ekstase ein funktionales Phänomen: Die Verringerung des Kontaktes mit der Außenwelt ermöglicht einen Kontakt anderer Ordnung mit dem Objekt bzw. der Person, die ihnen erscheint.

4. Das Erlöschen der Stimme bei den Sehenden (Sprechen ohne Lautgebung) weist ebenfalls funktionalen Charakter auf: Es wahrt den intimen Charakter ihrer Kommunikation. Dieses Symptom hängt mit den vorhergehenden eng zusammen.

Bis zum gegenwärtigen Zeitpunkt ist es uns noch immer nicht gelungen, einen Taubstummen kroatischer Zunge zu finden, der verifizieren könnte (was aber doch evident zu sein scheint), daß es sich bei dem artikulierten Sprechen (das bei Vicka und Ivanka besonders deutlich und häufig, bei den anderen geringer ist) um zusammenhängende Rede handelt. Die Angst vor Repressalien, die jede Mitarbeit in Medjugorje nach sich ziehen kann, wirkt leider lähmend auf alle, die solche Tests selbst durchführen oder andere darum bitten könnten.

Kurzum, die Aufhebung der *Wahrnehmungen* und der *Lautgebung* hat ein und dieselbe Aufgabe. Sie dient dazu, den vertraulichen Charakter der Kommunikation zwischen den Sehenden und der Erscheinung zu wahren.

5. Die Ekstase ist ein Zustand, der vollkommen normal und in keiner Weise pathologisch ist:

– Blutdruck und Puls unterliegen keiner nennenswerten Veränderung (leichte Erhöhung oder Verringerung entsprechend der individuellen Eigenart der Sehenden).

– Auch die Hautfarbe ist unverändert. Weder ist eine *Blässe* festzustellen, wie sie bei Bernadette auffiel, noch eine Rötung (lebhaftere Farbgebung), die mißtrauisch gemacht hätte, erscheint sie doch als eines der Indizien, anhand deren in Amerika die Lüge festgestellt wird. Dr. E. Gabrici vermerkt: »Keine vasomotorischen Veränderungen des Gesichts« (4. bis 8. April 1984, vgl. S. 25).

44

– Der Körper bleibt beweglich. Er ist passiv. Wenn man den kleinen
Jakov (der am leichtesten ist) aufhebt, läßt er es mit sich geschehen.
Beim Aufheben hängen die Beine nach unten, doch wenn man ihn
wieder auf den Boden stellt, funktioniert der Reflex des Nieder-
kniens tadellos: Die herabhängenden Beine nehmen auf dem Boden
ganz gelenkig wieder die horizontale Position ein, und zwar ganz
natürlich und spontan, was eine Katalepsie ausschließt. Das Kind
befindet sich im Zustand des Gebets; versucht man es herauszurei-
ßen, indem man es aufstellt, kniet es sich spontan wieder hin.
– Das Gesicht ist vollkommen harmonisch und entspannt.

All das ist Anzeichen für einen Zustand des Wohlbefindens und des
Glücks. Die Sehenden scheinen überglücklich (und sind es nach
ihrer eigenen Aussage). Manchmal kommt es in Vickas Seufzen in
ergreifender Weise zum Ausdruck.

Die signifikanten Komponenten der Ekstase sind die folgenden:

(1) Normalität: Kontinuität mit dem normalen Zustand (Haltung,
Puls, Blutdruck) ohne Bruch oder Übergangsschwierigkeiten.
(2) Teilweise Loslösung von der Außenwelt, die Voraussetzung ist
für das folgende Charakteristikum:
(3) Wahrnehmung eines Objekts bzw. einer Person, die für die
anderen Zeugen unsichtbar ist. Die Sehenden treten vermittels ihrer
aktiven und reaktiven Aufnahmebereitschaft mit ihr in persönliche
Beziehung.

Diese Wahrnehmung weist zwei kontrastierende Merkmale auf:

(1) Die Mechanismen der gewöhnlichen Wahrnehmung hören in
verschiedenem Maße auf zu funktionieren: Die aktive Beweglichkeit
des Augapfels schwindet. Die Pupille reagiert nicht mehr auf Licht,
Stimulierungen des Hörnervs erreichen weder die Gehirnrinde noch
das Bewußtsein der betreffenden Person. Die Wahrnehmung der
Erscheinung wird durch einen dazwischengeschobenen Schirm nicht
unterbrochen. Kurz, die Wahrnehmung erfolgt nicht auf dem Wege
der materiellen Mechanismen des normalen Sehens und Hörens.
(2) Trotzdem nehmen die Sehenden eine Person wahr, die für sie
sehr wohl »dreidimensional« real ist und die sie berühren können.
Die Blicke sind konvergent und lokalisieren die Erscheinung am
selben Ort. Die Sehenden werden von der Erscheinung in gleicher
Weise beeinflußt, obwohl ihre Wahrnehmungen relativ unabhängig
voneinander sind: Die Jungfrau kann einem von ihnen eine Botschaft übergeben, ohne daß die anderen es hören, und sie können
gleichzeitig voneinander unabhängige Unterredungen führen. Häu-

fig aber empfangen sie alle zusammen eine überraschende Botschaft und berichten darüber in derselben Weise.

Dieses Paradox bildet den neuralgischen Punkt des Problems:
– Einerseits ist die relative Aufhebung der gewöhnlichen Wahrnehmungen die funktionale Voraussetzung für die Wahrnehmung der Erscheinung.
– Andererseits hat die Erscheinung für die Sehenden und für die Zeugen trotz der genannten Aufhebung der Modalitäten der gewöhnlichen Wahrnehmungen alle Merkmale der Objektivität.

Stellt man diese gegensätzlichen Parameter einander gegenüber, so sind entgegen den streng wissenschaftlichen Gegebenheiten und darüber hinaus zwei Hypothesen möglich:
– Die eine würde materielle Strahlungen einer anderen Kategorie, ähnlich dem Ultraschall, vermuten. Sie wird durch nichts gestützt.
– Nach der anderen Hypothese erfolgt diese Wahrnehmung durch einen Reiz auf geistiger Ebene (unmittelbarer, intuitiver, ohne materielle Vermittlung). In diesem Fall (der uns am plausibelsten erscheint) nimmt die Wahrnehmung in den Wahrnehmungszentren des Gehirns durchaus Gestalt an und ruft Reaktionen hervor, die denen des gewöhnlichen Lebens analog sind, wenn man schaut, horcht oder sich mit jemand unterhält. Folglich ist dieses Objekt bzw. diese Person oder diese Wahrnehmung für die Sehenden nicht weniger real, sondern sogar realer als die Objekte oder Personen der Umwelt.

Lourdes und Medjugorje

Diese Beobachtungen stimmen mit dem historischen Befund überein, den wir auf der Basis der 101 Zeugenaussagen zur Ekstase der Bernadette erarbeitet haben. »Vom klinischen Standpunkt«, hieß es dort, sind zwei Schlußfolgerungen zwingend:

»Einerseits impliziert Bernadettes Ekstase kein charakteristisches krankhaftes Phänomen. Keine Fiebrigkeit vor der Ekstase, keine Absonderlichkeit während, keine Krise nach der Ekstase: kein physisches oder psychisches Trauma, keine Depression. Bernadette findet sofort wieder zu ihrem gewohnten Verhalten zurück, sie ist ruhig, einfach und ohne jede Überspanntheit, vollkommen ungezwungen in ihren Bewegungen wie auch in ihren sozialen Beziehungen. In dieser Hinsicht haben ihr Gleichgewicht, ihre Spannkraft, ihre Anpassungsfähigkeit an die schwierigsten Situationen sogar ihren Gegnern Bewunderung abgenötigt.

Andererseits hat die Ekstase nicht streng definierten Charakter, sondern ist an manchen Tagen ein sehr ausgeprägter Zustand, an anderen Tagen gar nicht wahrnehmbar. Manchmal ist Bernadette durch die Vision gänzlich gefangengenommen, manchmal nimmt sie auch ihre Umgebung wahr. In allen Fällen bewahrt sie die Fähigkeit, angemessen zu handeln, wenn die Situation es erfordert. Kurzum, die Schau von Aquerrò erscheint bei ihr nicht als die Folge eines bestimmten physischen Zustandes, sondern sie transzendiert diesen Zustand in gewisser Weise. Alles verläuft so, als wäre die körperliche Ekstase einfach das Mittel zu einer übergeordneten Kommunikation mit freien und entsprechend den Umständen veränderlichen Modalitäten.«[14]

Kurzum, in Lourdes wie in Medjugorje stößt man auf die gleiche Kohärenz, die gleiche »gratuité«, d. h. es fehlt ein ersichtlicher Grund. Was der Vergleich der 101 Zeugenaussagen für Bernadette ergeben hatte, konnte dank wissenschaftlicher Untersuchungen für die Sehenden von Medjugorje präzisiert werden. Wir haben bei ihnen dieselben grundlegenden Merkmale beobachtet: dieselbe funktionale Kohärenz, dieselbe (teilweise und veränderliche) Loslösung von der Außenwelt. Die Variabilität wird durch den in einigen Punkten abweichenden Befund unterstrichen:

– Den Augenzeugen von Lourdes fiel Bernadettes Blässe auf, sie charakterisieren sie manchmal sogar als »Totenblässe«. Über die Sehenden von Medjugorje (deren Hautfarbe unverändert bleibt) gibt es keine derartige Beobachtung. Zu Bernadettes Blässe ist zu sagen, daß sie von einer bestimmten Zahl von Zeugen mythisierend übertrieben wurde. Mehrere (und zwar die besseren) Augenzeugen berichten, daß die Lippen Farbe behielten und die Wangen rosig waren.[15]
– Es wurde behauptet, daß Bernadette keinen Lidschlag gehabt hätte,[16] manche haben dies auch von den Sehenden von Medjugorje behauptet, doch andere behaupteten wiederum das Gegenteil. Durch die systematische Untersuchung von Dr. Philippot konnte dieser Widerspruch aufgeklärt werden. Während der Ekstase haben a) Ivan und Vicka keinen Lidschlag; b) Ivanka und Marija einen gegenüber dem Normalzustand auf die Hälfte reduzierten Lidschlag (10 gegenüber 22 bzw. 7 gegenüber 12).
– Ein weiterer Unterschied: Bernadette verneigte sich immer wieder vor der Erscheinung (was in Medjugorje nicht festzustellen ist) und

14 René Laurentin, Lourdes. Histoire authentique des apparitions, Bd. 3, S. 133–134.
15 Ebd., S. 113, Anm. 46, wo 10 Zeugnisse aufgeführt sind.
16 Ebd., S. 115, Anm. 57.

lächelte (wie Vicka). Doch Vickas Lächeln ist eine Modalität ihres Gesprächs mit der Erscheinung. Der Wechsel von Freude und Trauer, der bei Bernadette von vielen Augenzeugen vermerkt wird, ist in Medjugorje nicht so ausgeprägt. Außer bei Vicka ist das Gesicht der Sehenden wenig bewegt und ohne große Vielfalt des Ausdrucks, besonders unbewegt bei Marija und Ivan (dem am stärksten Introvertierten, so wie Vicka am stärksten extrovertiert ist).

Vision oder Erscheinung?

Was soll man nun antworten auf die klassische Frage: *Vision* oder *Erscheinung?* Mit anderen Worten: *Subjektive* oder *objektive* Wahrnehmung?

Diese Frage führt uns über die medizinische Ebene (klinische Beobachtungen oder Beobachtungen mit Hilfe wissenschaftlicher Apparate) hinaus, denn schon diese eine Frage findet ihren Sinn und ihre Antwort nur im Rahmen eines Gefüges von philosophischen Voraussetzungen. Wer meint, so etwas nicht zu haben, hat es einfach, und wir müssen ihn seiner bequemen Naivität überlassen, die ihn entweder zu der harmlos-naiven Annahme verleitet, die Jungfrau würde wie ein Raumschiff zu den Sehenden herabschweben, oder zu der kritisch-naiven Feststellung, daß diese Erscheinung das subjektive Produkt der Sehenden sei (womit sämtliche Zusammenhänge unerklärt blieben).

Eine verfängliche Frage

Wir haben schon an anderer Stelle gesagt,[17] warum dieses Dilemma »*Subjektive* oder *objektive* Wahrnehmung?« eine unzulässige Vereinfachung ist. Nehmen wir einmal die Erkenntnis, die als die objektivste gilt, nämlich die gewöhnliche Erkenntnis durch die Sinne. Ich sehe den roten Apfel am grünen Baum. Es ist dies eine grundlegende Evidenz und unbestreitbar. Wir rechnen darauf, ununterbrochen, Tag für Tag. Wenn einer sagt:»Ich habe es gesehen«, so duldet dies keine Widerrede. Ein Gericht mißt den »Augenzeugen« noch höheres Gewicht bei. Trotzdem weist diese Erkenntnis in zweifacher Hinsicht einen *subjektiven Aspekt* auf:

– Es handelt sich um einen Reiz des *Objekts* auf das erkennende *Subjekt*. Der rote Apfel sendet (farblose) Schwingungen aus, die von der Wissenschaft zahlenmäßig (Rhythmus und Frequenz) erfaßt

---

17 R. Laurentin – L. Rupčić, *Das Geschehen von Medjugorje*, Graz–Wien–Köln ²1985, S. 147ff.

werden. Der von diesen Schwingungen ausgeübte Reiz bedingt seinerseits eine Erregung des Nervs, die elektrischer Art ist und von ebenfalls farblosen physisch-chemischen Veränderungen bestimmt ist. Dieser *Reiz* des Objekts auf den Körper des Subjekts ist *subjektiver* Art.

– Andererseits ist das Erblicken des roten Apfels ein *Akt des erkennenden Subjekts*, und auch der Akt des *Subjekts* weist einen *subjektiven* Aspekt auf.

Das Bewußtwerden dieser subjektiven Aspekte hatte die Philosophen und Gelehrten des 18. Jahrhunderts dazu geführt, die Erkenntnis durch die Sinne für eine »wahre Halluzination« zu erklären. Das aber hieß, die Erkenntnis auf ihre subjektiven Aspekte zu *reduzieren*. Doch sind diese subjektiven Aspekte ihrer Funktion nach lediglich die *Mittel* der Erkenntnis, die Erkenntnis selbst aber ist objektiv. Subjektiv und objektiv sind gleichsam die zwei Seiten der Erkenntnis. Aufgrund der Komplexheit der sensorischen Mechanismen erkennen wir sehr wohl die Außenwelt, die wir sehen. Zweifel an dieser Evidenz werden dem Bereich der Geisteskrankheit zugeordnet.

Bei der Erkenntnis durch die Sinne, die am objektivsten ist, besteht also eine Korrelation zwischen *Objektivem* und *Subjektivem*, zwischen dem erkannten *Objekt* und dem erkennenden *Subjekt*. Ihre spezifische Beziehung entsteht durch zwei gegenläufige, korrelative Prozesse: Die Mechanismen der Information verlaufen vom *Objekt zum Subjekt* (zentripetale Bewegung); die Erkenntnis selbst geht *vom Subjekt zum Objekt*, ist also zentrifugal. Wenn ich einen Stern erblicke, so sehe ich nicht meine Netzhaut, auch nicht den Sehnerv oder die Entschlüsselungsstelle im Gehirn, sondern eben den Stern. Die Information wird durch komplizierte Vorgänge zu meinem Gehirn weitergegeben und dort entschlüsselt, aber ich erreiche doch den Stern, auch wenn er noch so weit entfernt ist. Und die Astronomie bestätigt mir, daß diese Erkenntnis wohlfundiert ist.

Kurzum, jede objektive Erkenntnis erfolgt aufgrund eines mehr oder weniger subjektiven Reizes, den das Objekt auf das Subjekt ausübt, sowie aufgrund eines mehr oder weniger subjektiven Aktes des Subjekts selbst, durch den es das Objekt erreicht. Und *das Spezifische der Erkenntnis ist, daß sie den anderen als solchen erreicht* (mag er nun nahe sein oder weit entfernt): Eben das heißt in der Philosophie die *Intentionalität*, die Fähigkeit, das Objekt um seiner selbst willen zu erreichen. Was man ißt, wird verdaut und in körpereigene Substanz umgewandelt. Was man erkennt, erkennt man – zwar in verschiedenem Maß und mit verschiedenen Einschränkungen – so, wie es *an sich* ist. Objektiv und Subjektiv bilden folglich keinen Gegensatz, sondern bedingen sich gegenseitig. Das eine ist im anderen impliziert: Die (zentripetale) Information ermöglicht den (zentrifugalen) Akt der Erkenntnis, der das Objekt erreicht. Das Dilemma *»objektiv oder subjektiv?«* muß also überwunden werden. Das Problem liegt darin, abzuschätzen, *in welchem Maß, innerhalb welcher Grenzen und in welcher Hinsicht* eine Erkenntnis objektiv ist und in welchem Maß diese Objektivität in Voraussetzungen subjektiver Art (vom Objekt ausgehender Reiz sowie Akt des erkennenden Subjekts) impliziert ist. Dieses Verhältnis ist sehr variabel. Auf der Ebene der Erkenntnis durch die Sinne variiert es bereits entsprechend unseren einzelnen Sinnen: Der Gesichtssinn gilt als der objektivste (d. h. er informiert mit einem Minimum an subjektiven Empfindungen).

Größer ist der Anteil des im eigenen Körper empfundenen subjektiven Widerhalls bei Gehör, Geschmack, Gefühl, Geruch und bei der Sexualität, auch wenn die Sexualität nach dem schönen biblischen Ausdruck: »Adam erkannte Eva, und sie gebar einen Sohn« (Gen 4,1–25), Erkenntnis des anderen sein kann und soll.

Ebenso kann man vermittels der komplexen zwischenpersönlichen Beziehungen und Reaktionen auch eine andere Person wirklich erkennen, doch haben viele Menschen die Tendenz, den anderen auf ein Objekt zu reduzieren, das man für seine eigenen Zwecke benützt. Andere haben dagegen die Fähigkeit, der Person als solcher, dem anderen in seinem Anderssein zu begegnen. Es sei hier angemerkt, daß gerade dieser Charakterzug sich, soweit wir es beobachten können, im Leben der Sehenden in hohem Maße bestätigt. Denn obwohl sie die Begegnung mit der Jungfrau als ein großes Glück erleben, ist sie für sie nicht ein *Objekt zur Befriedigung,* sondern eine *Person,* zu der sie in einer Beziehung wechselseitiger Liebe stehen. Das Glück stellt sich zusätzlich ein.

Die Antwort

Nach diesen Feststellungen wollen wir zu der Frage zurückkehren: Ist die Erscheinung nun subjektiv oder objektiv? Um Sinn zu ergeben, muß die Frage dahingehend präzisiert werden: *Durch welche Reize und Erkenntnismittel erfolgt die sinnenhafte und personale Begegnung der Sehenden mit der Person, die von ihnen die Jungfrau Maria genannt wird?*
Die Antwort wird dadurch erschwert, daß die Mittel und Wege dieser Sinneswahrnehmung sich uns zum größten Teil entziehen. Bei den gewöhnlichen materiellen Wahrnehmungen können wir den gesamten Weg vom Objekt (dem roten Apfel) zum Subjekt beobachten und

überprüfen: Die Schwingungen lassen sich in Zahlen ausdrücken, die Erregung des Nervs ist meßbar. Bei der Erscheinung dagegen konnten unsere Tests weder Schwingungen in der Außenwelt noch einen Reiz auf die Netzhaut (oder das Trommelfell), noch eine nervliche Erregung, die die Vision der Muttergottes weiterleiten würde, ausmachen. In diesem Stadium zeigt der Augapfel nicht mehr die beim Schauen sonst üblichen Bewegungen, und ein von außen kommendes Geräusch von 90 Dezibel wird zwar entlang dem Hörnerv weitergeleitet, erreicht aber nicht das Gehirn und wird von den Sehenden nicht gehört. Sie hören lediglich die Stimme der Muttergottes.

Es liegt sofort auf der Hand, daß vom Standpunkt der Objektivität aus ein großer Unterschied besteht zwischen

– den sechs Sehenden einerseits, die die Jungfrau als reale und dreidimensionale Person sehen und berühren können und ihre Stimme hören,
– und Jelena und Mirjana andererseits, die »mit dem Herzen sehen« und auf diesem Weg innere Mitteilungen empfangen.

Wie bereits geschildert, hat auch Catherine Labouré diese verschiedenen Arten der Wahrnehmung erfahren:

– Die *Erscheinung* vom 18. und 19. Juli 1830 könnte objektiv und taktil gewesen sein.
– Die *Vision* der Medaille (27. November) bot sich dar wie ein zweidimensionales »Gemälde«: auf der Vorderseite das Bild der Jungfrau, auf der Rückseite die Inschriften.
– Danach wurde Catherine auf das innere Hören beschränkt, das in seiner Art intim und geistig (ohne Schau) ist.

Die in unserer Kultur und auch in der Kirche vorherrschenden philosophischen Prinzipien stammen aus dem Idealismus und führen zu einer Privilegierung des Subjektiven. Folglich wird jeder, der versucht, die im Vorhergehenden zusammengefaßten und im Anhang dieses Buches aufgeführten Tests zu beurteilen, sagen: Wenn der Körper von Dr. Stopar, der Schirm von Dr. Philippot oder ganz einfach Vickas geschlossene Lider (ein von P. Custić, der als Journalist bei *Glas Koncila* arbeitet, durchgeführter Test) das Sehen nicht hindern, dann ist dieses Sehen, diese Vision eben subjektiv, eine Hervorbringung des Subjekts.

Diese Schlußfolgerung ist jedoch nicht zwingend. Ich will zwar nicht behaupten, daß äußere Strahlungen (Ultraschall, Ultralicht *sui generis*) im Spiel seien. Sollte aber etwas Derartiges vorhanden sein, so wäre es anderer Natur, und man könnte annehmen, daß es nicht durch Schirme materieller Art aufgehalten würde. Die bloße Tatsache, daß nur die

51

sechs Sehenden die Erscheinung sehen, die anderen Anwesenden aber nicht, beweist noch lange nicht, daß es sich um eine *Wahrnehmung ohne Objekt* handelt. Sie beweist lediglich, daß die *Art und Weise der Wahrnehmung* anders ist als bei gewöhnlichen materiellen Objekten. Ein Objekt anderer Art kann auch auf andere Weise und nach anderen Modalitäten wahrgenommen werden. Wir wissen ja auch, daß bestimmte Tiere (z. B. die Fledermäuse) Strahlungen empfangen, die wir nicht wahrnehmen können. So kann es durchaus andere Arten der Wahrnehmung geben, die noch radikaler verschieden sind.

Wie dann erblicken die Sehenden diese Person, in der sie die Jungfrau Maria erkennen? Durch welchen Prozeß? Das ist nach wie vor schwierig zu präzisieren, und man sollte das Mysterium nicht durch verbale Erklärungen simplifizieren, die die Subjektivität zu Hilfe nehmen oder, wie eine geschickte Formulierung von Marc Oraison, auf das »Unbewußte, d. h. einen Bereich des Selbst, auf den das Subjekt keinerlei Zugriff hat«, rekurrieren.[18]

Die vergleichende Gegenüberstellung aller im Vorhergehenden zusammenfassend dargestellten Tests hat uns zu folgender Hypothese geführt: Es findet reale, willentliche, beiderseitige Kommunikation von Person zu Person statt, die nicht auf den gewöhnlichen sensorischen Wegen erfolgt (diese sind ausgeschaltet, abgekoppelt, in Ruhestellung), sondern unmittelbar und auf geistiger Ebene. Doch ist diese Kommunikation in absoluter Kontinuität in das psychische Leben der Sehenden integriert und nimmt Gestalt an wie die reale und konkrete Erkenntnis eines dreidimensionalen Objekts, was bedeutet, daß die Wahrnehmungszentren im Gehirn an dieser Erkenntnis beteiligt sind. Anstatt die von Schwingungen hervorgerufene Erregung des Nervs zu entschlüsseln, unterliegen sie einer unmittelbareren Einwirkung, deren Natur uns völlig unzugänglich bleibt. Die Wahrnehmung der erscheinenden Person (der Jungfrau) ist den aus der Außenwelt stammenden Wahrnehmungen gleich und hat für die Sehenden nichts Ungewohntes. Sie ruft bei ihnen zusammenhängende Reaktionen hervor, die unseren Reaktionen im Gespräch mit Personen aus dieser Welt gleichen: Blick, Dialog, Erstaunen, Lächeln, Antworten usw.

Die vereinfachenden Hypothesen, die verschiedentlich vorgebracht worden sind, möchten uns daher eher an den Haaren herbeigezogen und konstruiert erscheinen. Sie lauten folgendermaßen:

– Gott würde dem Geist der Sehenden *ein Bild einprägen*. Für den Arzt, den Psychologen, den Theologen ergibt das keinen Sinn. Eine solche Annahme liefert keine Erklärung dafür, wie diese Wahrneh-

---

18 Marc Oraison, *Vraies et fausses apparitions*, Paris 1973, S. 133.

mung (die ebenso real, ja realer ist als eine andere) normale
Reaktionen nach dem gewohnten Schema nach sich ziehen kann:
Erregung, Reaktionen – und all das voll integriert in die Kontinuität
ihres Lebens.

– Vom Unbewußten (dessen vermeintlich unbegrenzte Möglichkeiten
gerade gut sind als Unterbau für jede beliebige Hypothese) würde
eine äußere Wahrnehmung subjektiv projiziert. Die Normalität
jedes einzelnen Sehenden sowie die der ganzen Gruppe, ihre kohärente Entwicklung und ihre Fortschritte sprechen gegen diese
Hypothese. Noch radikaler ist durch unsere Tests eine Hypothese
auszuschließen, der zufolge es Engel wären, die ein Bild in die
Netzhaut einprägen (Poulain). Das ist weder ophthalmologisch
noch von den Mechanismen des Sehvorgangs her besonders sinnvoll.

Unsere Hypothese dagegen – geistige, innere, unmittelbare Wahrnehmung mit ihren normalen Auswirkungen auf den Organismus und in
der Gruppe – scheint uns bei der Prüfung der beiden evidentesten
Feststellungen zwingend:

A. Die sensorische Aktivität hört auf, und die Wahrnehmung der
Erscheinung wird durch das Dazwischenschieben eines Schirms
nicht verhindert.
B. Die Objektivität dieser Wahrnehmung wird durch zahlreiche physikalische, physiologische, psychologische und soziologische Faktoren offenkundig:
1. Die Blicke richten sich alle auf denselben, genau zu lokalisieren-
den Punkt. Wir haben keinen Weg gefunden, diesen Punkt geome-
trisch darzustellen, doch das Phänomen wird durch einen von der
gegenüberliegenden Seite aufgenommenen Film unterstrichen. Es ist
für jeden, der die Ekstase oder ein Photo davon sieht, evident, daß
die Sehenden intensiv ein und dieselbe Person anschauen. Ihre
Bezugnahme auf dieses Objekt ist auf allen Ebenen (der visuellen,
auditiven, manchmal auch taktilen) konvergent und kohärent, und
wir sehen keine Möglichkeit, dies durch eine prästabilierte Harmonie der Subjektivität jedes einzelnen zu erklären.
2. Auf motorischer Ebene ist nicht recht zu sehen, welche prästabilierte Harmonie eine vergleichbare Kohärenz der Reaktionen mit so
zahlreichen genauen zeitlichen Übereinstimmungen von innen her
hervorrufen könnte.

– Sie knien gleichzeitig nieder ohne irgendein Signal oder Zeichen der
Aufforderung (vgl. S. 176, Anm. 1).
– Ihre Stimmen erlöschen gleichzeitig (Sprechen ohne Lautgebung).

- Ihre Stimmen setzen im Verlauf der Ekstase gleichzeitig wieder ein, um einen Satz fortzusetzen, dessen erste zwei Worte von der unsichtbaren Erscheinung kamen (nämlich *Vater unser*, vgl. S. 176, Anm. 1).
- Blicke und Köpfe erheben sich gleichzeitig, wenn die Jungfrau nach oben verschwindet.
- Die Augenbewegungen hören zu Beginn der Ekstase auf die Sekunde genau gleichzeitig auf und setzen am Ende der Ekstase ebenso gleichzeitig wieder ein, zumindest bei den beiden Sehenden, die am 29. September 1984 gleichzeitig untersucht wurden (okulographischer Test).

3. Auch bei den Botschaften herrscht Kohärenz, obwohl das Gespräch der Sehenden unabhängig ist und sie manchmal gleichzeitig verschiedene Gespräche führen. Ebenso herrscht Kohärenz bei den zehn Geheimnissen, die die Sehenden jeder für sich empfangen. Die Sehenden wissen sehr wohl den Inhalt jedes einzelnen Geheimnisses, ohne ihn sich gegenseitig ausdrücklich mitgeteilt zu haben, und sie nehmen in verdeckten Worten darauf Bezug, indem sie sagen: »Ich habe das 7., 8. oder 10. Geheimnis empfangen.«
4. *Psychologisch* besonders überraschend war diese Kohärenz für uns, als die Sehenden, die den Tests zunächst heftig ablehnend gegenübergestanden waren, auf die unerwartete Antwort der Erscheinung hin ihre Meinung änderten und, wie bereits geschildert, vollkommen kooperativ wurden. Die Wand, vor der sie knien, hätte drei junge Leute, die fest entschlossen waren, die Tests abzulehnen, gewiß nicht dazu bewogen, ihre Meinung zu ändern.
5. Vom *soziologischen* Standpunkt aus hat P. Slavko Barbarić festgestellt, daß diese inhomogene und führerlose Gruppe in ihrer Art einzig ist und einen paradoxalen Zusammenhalt aufweist. Die einzig sinnvolle Erklärung ist die Erscheinung, auf die sie Bezug nehmen.
6. Hinzu kommt auf *geistiger* Ebene die harmonische menschliche und übernatürliche Bildung. Es sind ganz gewöhnliche junge Leute wie alle anderen – »nicht besser und nicht schlechter«, sagt Vicka –, und doch sind sie zu einer erfreulichen menschlichen Reife und zu einer Liebe (ja, einer durchschimmernden Heiligkeit) gelangt, die von Monat zu Monat mehr staunen macht. Und hier liegt auch das Geheimnis von Medjugorje: Es gewinnt in konzentrischen Wellen einen ganzen Landstrich, ja Besucher aus allen Nationen zutiefst für sich.
7. Alle Ärzte, welche die Ekstase beobachtet und studiert haben – Stopar, Madre, Botta, Joyeux, Philippot, Rouquerol, Hoarau usw. –, geben übereinstimmend, wenn auch verschieden formuliert, denselben kohärenten Eindruck wieder: Sie stoßen an eine Grenze, und

die beste Erklärung ist, wie es Dr. Stopar am deutlichsten ausdrückt, die Transzendenz eines mit gewöhnlichen wissenschaftlichen und materiellen Hilfsmitteln nicht wahrnehmbaren Objektes, dessen Existenz (man mag sie nun transnormal oder paranormal nennen) sich zwingend ergibt.

Paranormal und / oder übernatürlich?

Könnte man genau diese Erscheinungen nicht schon mittels des natürlichen Paranormalen erklären, das Gegenstand von Forschungen ist, die von der Zunft der Wissenschaftler noch nicht anerkannt worden sind? Es fehlen diesen Forschungen noch die objektiven Beweise, die den allgemein anerkannten Regeln entsprechen. Mangels genau definierter Kriterien wäre es daher sehr schwierig, darüber zu diskutieren. Es ist nicht unmöglich, daß die Erscheinungen (von Lourdes oder Medjugorje) *auf besonderen Prädispositionen fußen*, die man je nachdem paranormal, parapsychologisch oder medial nennt. Von Leuten, die diesen noch außerwissenschaftlichen Bereich bearbeiten, wurde mir ein paarmal (auf Photos hin) gesagt, daß Bernadette augenscheinlich mediale Fähigkeiten gehabt hätte. Wenn sie sie tatsächlich hatte, warum sind sie dann aber nur achtzehnmal, während der ersten Monate des Jahres 1858, in Erscheinung getreten? Die Sehenden von Medjugorje bieten keinerlei Anhaltspunkt für eine solche Hypothese. Sie sind denkbar verschieden: in Alter (zwischen 10 und 20 Jahren), Geschlecht (Knaben und Mädchen), Temperament (introvertiert oder extrovertiert), bezüglich Intellekt und Phantasie ganz unterschiedlich begabt (bei Vicka, Jakov und Mirjana ist die Phantasie eher lebhaft, bei den drei anderen – Ivan, Marija und Ivanka – schwächer usw.). Also keinerlei gemeinsame Voraussetzungen auf der Empfängerseite. Wenn Spezialisten des Spiritismus auch einige Anzeichen entdecken konnten, die geeignet sind, den einen oder anderen der Sehenden als potentielles Medium zu qualifizieren, so weisen doch manche von ihnen (wie der kleine Jakov, dieser überaktive Realist, oder selbst Ivan, der so wenig phantasiebegabt ist) absolut entgegengesetzte Anzeichen auf. Die zweifelhafte Hypothese vom Spiritismus erweist sich in Medjugorje als falsche Fährte.
Es sei mir gestattet, meine Schlußfolgerungen über Bernadettes Ekstase[19] zu zitieren:

»Es wäre sicherlich vermessen, wollte man die Indizien, die für den übernatürlichen Charakter der Ekstase sprechen, als absolutes

---

19 *Lourdes. Histoire authentique*, Bd. 3, S. 134.

Argument hinstellen. Diese Dinge sind zu komplex und unsere Kenntnis von Bernadettes Zustand zu wenig genau, als daß man die Untersuchung in diesem Punkt noch weiter vorantreiben könnte. Zumindest aber haben wir dazu auf klinischer Ebene positive Mutmaßungen, die für den übernatürlichen Charakter sprechen, doch liegen die wesentlichen Anzeichen dafür im geistig-seelischen Bereich.«

Im Fall von Medjugorje konnten die Konvergenzen und Mutmaßungen über die funktionale *Kohärenz* und die *Einzigartigkeit* dieses Zustandes, der so viele Fragen für uns aufwirft, durch unsere wissenschaftlichen Tests eingegrenzt werden. Die Ekstase stellt der Wissenschaft eine Frage, auf die diese keine adäquate Antwort bereit hat. Die Wissenschaft stellt Konvergenzen fest, erklärt sie aber nicht. Sie erreicht eine Schwelle, eine Grenze, die sie nicht überschreitet.

Der Standpunkt der Sehenden

Von den Sehenden wird diese Grenze ohne weiteres überschritten. Für sie ist die Erscheinung ganz einfach. Sie sehen die Jungfrau, und sie sind glücklich darüber. Es ist ein Glück, das nichts von einem künstlichen Paradies an sich hat, sondern sie mit beiden Füßen auf dem Boden läßt, das ihre Fehler korrigiert und ihre besten Seiten hervorholt.
Die von ihnen vorgebrachte Erklärung mag naiv erscheinen. Und trotzdem ist sie am sinnvollsten und befriedigt am meisten. Ihre Begegnung mit Gott im Dunkel des Glaubens wird von einer spürbaren Begegnung erhellt: Die Jungfrau Maria, Gottes vertrauteste Botin, zeigt sich ihnen, ungeschuldet und unverdient. Ihre Bindung an Gott und an die Menschen wird dadurch gestärkt. Darin liegt das Geheimnis ihrer Glaubwürdigkeit, ihrer Unverzagtheit in der Prüfung: Sie scheinen die vielen täglichen Schwierigkeiten gar nicht wahrzunehmen.

Der theologische Standpunkt

Will man zwischen ihrer naiven Gewißheit und den Tests, die die Voraussetzungen ihrer Rezeptivität untersucht haben, eine Brücke schlagen, so muß man sich die Sicht des Glaubens – die die ihre ist – zu eigen machen und Theologie und Mystik zu Hilfe rufen, die auf diesem Gebiet den Weg vorgezeichnet haben. Es ist die einzige Möglichkeit, um die Sehenden von innen her zu verstehen und dieses kohärente und eigenständige Faktum nicht auf Andersartiges (Betrug, Halluzination, Spiritismus, Suggestion usw.) zu reduzieren. Eben das tun die Gegner der Erscheinungen mit großer Leidenschaft, aber ohne jede Bereitschaft, auch einmal zu beobachten.

Der Gesichtspunkt der Zeit

Die grundlegende theologische Annahme, wenn wir die Erfahrung der Sehenden einordnen wollen, ist die, daß die Jungfrau ihnen nicht erscheint wie ein Raumschiff, das von einem anderen Stern gekommen ist. In diesem Fall würden die anwesenden Personen sie sehen, und unsere Tests hätten andere Ergebnisse gezeitigt. Wenn es sich wirklich um die Jungfrau handelt, so ist sie nach christlicher Glaubensüberzeugung und der Definition von Pius XII. mit Leib und Seele bei Gott. Folglich kann ihre Erscheinung leiblich sein. Doch die Distanz dieses Leibes ist nicht in Kilometern oder Lichtjahren zu messen, sie ist keine Entferntheit im Raum, sondern eine Entferntheit in der Zeitlichkeit. Die Jungfrau gehört der Zeit Gottes an, also der Ewigkeit. Die Ewigkeit aber ist nicht, wie die Zeit, eine ständig wechselnde Aufeinanderfolge, wo ein Augenblick den anderen auslöscht, nicht eine fortwährende Erosion, die nur von der Erinnerung verklärt wird. Vielmehr ist sie dauernde Gleichzeitigkeit, die alles in der Fülle zusammenfaßt.

Das Wie

Doch wie kann sich eine menschliche Person, die dieser ganz andersartigen Zeitlichkeit angehört, leiblich in der unseren manifestieren? Wie kann die Raum-Ewigkeit, die Teilhabe an der Zeit Gottes selbst ist, Verbindung haben mit der Raum-Zeit unseres Kosmos? Es ist möglich, aber nur in einer Richtung, denn die Zeit Gottes umfaßt die unsere. Und damit liegt der Schlüssel für das Problem in dieser transzendenten Zeit, die sich unserem Verständnis entzieht. Wir berühren und umschreiben hier ein Mysterium, das die geradlinigen, verifizierbaren und kontrollierbaren Gedankengänge der Wissenschaft übersteigt. Denn wir haben zwar die (wenn auch bestürzende, so doch reale) Erfahrung der Zeit, aber wir haben keinerlei Erfahrung der Ewigkeit, und diese Unbekannte übersteigt unser Fassungsvermögen so sehr, daß wir sie gar nicht ohne Schwindel betrachten können. Unsere Phantasie geht in die Irre, wenn sie sich die Ewigkeit vorstellen will. Sie sieht die Ewigkeit als tot an, während sie doch Leben ist; als erstarrtes Dasein, während sie doch Überfülle ist; als Flucht ohne Ende, während sie doch Ruhe ist; als Gefängnis, während sie doch Allgegenwart ist, usw. Kurzum, die Zeit in ihrer Aufeinanderfolge verlängert in paradoxer Weise Entbehrungen und Ängste, Mühsal und Leiden und macht die vollkommenen Augenblicke so schnell zunichte, die Ewigkeit dagegen vollendet alles, was Wert hat und beglückt. Sie bewahrt das Wertvollste und Tiefste aus den besten Augenblicken unseres Lebens. Wovon wir hier nur die vergängliche Oberfläche verkostet haben, das wird uns die Ewigkeit in seinen Grundfesten aufdecken, in seinem Urgrund, der Gott selbst ist. Denn was in der Zeit wie in der Ewigkeit Bestand hat, ist die Liebe. Die Liebe aber ist Gott selber. So besteht die Liebe, die der Sohn Gottes im Verlauf seines Menschenlebens in der Krippe und am Kreuz geoffenbart hat, im Himmel ungeschmälert fort. Die Heiligen haben das sehr wohl erkannt. Diese Ereignisse bleiben bestehen, und sie werden als solche von der Ewigkeit vollendet. Ich sage nicht nach der klassischen Formulierung: Sie werden als solche von der Ewigkeit verwandelt. Denn es ist keine Verwandlung, keine Metamorphose, sondern es ist das Fortbestehen, die Offenbarung und die Erfüllung des Besten, das hienieden unter der Oberfläche verborgen ist. So sind Krippe und Kreuz für den Gläubigen nicht die Erinnerung an etwas Vergangenes, sondern die in Jesus Christus vollendete, immer gleiche Gegenwart – gestern, heute und in Ewigkeit.

Die Ewigkeit hebt die Zeit nicht auf, sie dringt zu ihrer Wurzel vor. Sie ist ihr letztes Maß. So tilgt sie die Vergänglichkeit und Wechselhaftigkeit aus, um das Beste zu bewahren. Sie ist die Zeit Gottes selbst, der allein das Herz des Menschen wirklich ganz erfüllen und beglücken kann.

Vermittels des begrenzten Zeichens der Erscheinung haben die Gläubigen Zugang zu Maria, die in Gott lebt, und damit zu Gott selber. Grundlegenden Zugang haben sie schon in jedem Gebet, wenn auch im Dunkel des Glaubens. Was aber zu dieser persönlichen Begegnung speziell durch die Ekstase hinzukommt, ist, daß Maria dadurch sichtbar und konkret wird, so wie eine Mutter ihrem Kind ganz normal gegenwärtig ist.

Diese sichtbare Kommunikation ist an den Augenblick gebunden. Sie hebt die Wahrnehmung der Umgebung auf, so wie das Erwachen die Träume aufhebt. Das Gegenübertreten Marias löscht vorübergehend die gewöhnliche sichtbare Welt aus, wie ja auch das Realere das weniger Reale verdrängt. Denn für die Sehenden ist die Evidenz dieser Realität größer, der Rest erscheint daneben wie ein Schatten.

Man wird nun besser verstehen, warum die Wahrnehmung der Erscheinung nicht eine Wahrnehmung gewöhnlicher und mechanischer Art ist. So bestätigt sich auch die Hypothese, der zufolge diese Kommunikation von Person zu Person auf geistigere, direktere, innerlichere Weise erfolgt, auch wenn sie nicht ohne Widerhall auf die Wahrnehmungszentren (Gesicht, Gehör) der Sehenden und auf ihre (völlig kohärenten) Reaktionen bleibt, die diese sinnenhaften, dialogischen, tiefgehenden Kommunikationen begleiten.

Das Eintreten in die Zeit Gottes löscht bei den Sehenden auch das Gefühl für die mit der Uhr gemessene Zeit aus, und sie sind nicht imstande, die Dauer jeder einzelnen Erscheinung abzuschätzen. Mag sie nun länger oder kürzer sein (von 54 Sekunden bis zu einer dreiviertel Stunde), sie ist vollkommen, sie macht sie überglücklich und läßt sie ohne Enttäuschung zurück. Es ist dies eines der schönen Zeichen dieser Teilhabe, dieser mysteriösen Begegnung mit der Muttergottes.

Daß die Distanz zwischen der Erscheinung der Jungfrau und den Sehenden nicht *räumlicher*, sondern *zeitlicher* Art ist, trägt zur Auflösung des grundlegenden Paradoxes bei: daß nämlich die Erscheinung für die Sehenden objektiv und real ist, obwohl die gewöhnlichen Mechanismen der Wahrnehmung durch die Sinne daran nicht beteiligt sind. Es ist nicht möglich, ein Objekt unserer Raum-Zeit, das der Stofflichkeit unserer Welt verhaftet ist, auf dieselbe Weise wahrzunehmen wie ein sichtbares Objekt, das einer anderen Zeitlichkeit (der Raum-Ewigkeit) angehört und sich in unserer Welt manifestiert, ohne mit ihrer materiellen Determiniertheit in Konflikt zu geraten. Wenn dem so ist, dann kommt zwar die Jungfrau, um sich an einem Punkt unserer Raum-Zeit zu manifestieren, doch wird die Raum-Zeit dabei nicht affiziert, nicht aufgebrochen, wie dies durch ein Raumschiff, das von einem fernen Planeten kommt, geschehen würde. Ihre Lokalisierung ist zwar für die Sehenden ganz klar, bleibt aber geheimnisvoll und paradox, weil ja für ihre Augen der Rahmen (Wand und Altar in der Erscheinungskapelle, Polizeiwagen am 1. Juli 1981 u. a.) nicht mehr existiert. Dieses Verblassen der Umgebung (deren materielle Wahrnehmung erlischt) zeugt von der Andersartigkeit jener Zeit und jener Welt, die allein Gott unterstehen und denen die Jungfrau zugehört. Trotzdem haben die Sehenden mit dieser Welt auf ganz einfache Weise Kontakt, unmittelbarer noch, als es die gewöhnliche materielle Wahrnehmung ist.

Zeichen und Realität

Die sichtbare Erscheinung ist kein Absolutes. Sie ist ein Kontakt mit dem Absoluten, doch ist dieser Kontakt begrenzt und relativ. Die Kommunikation erfolgt durch ein Zeichen nach dem Maßstab dieser Welt.

Wenn wir von Zeichen sprechen, um die Erscheinung zu charakterisieren, so heißt das nicht, daß wir diese Begegnung wegdiskutieren wollen. Ein Zeichen ist nicht ein Bildschirm, sondern die Voraussetzung und das Mittel jeder menschlichen Erkenntnis auf dieser Welt. Das Zeichen ist auch nicht ein Double des Objektes, es ist vielmehr das Mittel, durch welches wir zum Objekt gelangen. Es ist nicht so sehr einem Duplikat ähnlich, sondern eher einer Linse oder einem Fernglas, mit dessen Hilfe wir Dinge sehen, die das bloße Auge nicht wahrnehmen könnte. Zeichen sind Transparenz. Sie sind unendlich reich und vielfältig, und unsere Zivilisation entwickelt immer neue Systeme. So wird der Papst oder der Präsident, den der Kameramann filmt, durch das optische System der Kamera nicht weiter weggerückt, sondern sie werden im Gegenteil uns nähergebracht. Die Fernsehanstalten verbreiten ein und dasselbe Bild, ohne es zu verfälschen, doch setzen sie ihm einen Rahmen und beschränken es. Lange Zeit übertrug das Fernsehen keine Farben, und heute noch überträgt es weder die dreidimensionale Form noch die Temperatur, den Geruch usw. Jedes Zeichen hat seine Besonderheiten und seine Grenzen. Wir können damit nicht die gesamte Wirklichkeit erfassen, sondern nur einen Aspekt. Die Jungfrau zeigt sich diesen jungen Kroaten in der Freiheit des verklärten Leibes. Gewiß sind Alter, Kleidung und sonstige Modalitäten relativ, denn sie weichen in den verschiedenen Erscheinungen voneinander ab: Manchmal ist Jesus bei ihr, als Kind oder als der leidende Christus.

Noch deutlicher tritt die Relativität des Zeichens zutage, wenn zwei der Sehenden uns eine Beschreibung von ihrem »Gang« durch den Himmel, die Hölle oder das Fegfeuer geben. Diese Visionen im Stil der Ikonen tragen den Stempel der Abstraktion, der Beschränkung, der symbolischen Anpassung des Zeichens: Weiße Kleider und Wiesen gemahnen an »grüne Auen«. Die Rezeption ist bedingt und geprägt von der Rezeptivität und den jeweiligen Besonderheiten dieser jungen Leute, mag man es nun mit der erzieherischen Absicht der Jungfrau erklären oder mit der je verschiedenen Art der Aufnahme. »Quidquid recipitur, ad modum recipientis recipitur«, sagt Thomas von Aquin. Alles wird nach dem Maßstab des Empfangenden empfangen.

Besonders deutlich wird dies bei den Botschaften. Die Sehenden vernehmen sie, aber es drängt sie nicht, sie mitzustenographieren. Sie behalten davon das Wesentliche und geben es weiter, häufig in indirekter Rede: »Die Gospa hat gesagt, daß...« Der Ausdruck ist häufig verkürzt und trägt ihren Stempel, so wie ja auch jedes inspirierte Buch der Heiligen Schrift den Stil seines Autors erkennen läßt.

Der auslösende Reiz

Läßt sich aber die Artikulation dieser Erfahrung der Sehenden mit unseren Tests genauer präzisieren? Da jede Erkenntnis einen auslösenden Reiz voraussetzt – wo setzt dieser Reiz an?

1. Kommt er von außen, auf materiellem Weg? Diese Hypothese ist nicht absolut ausgeschlossen, wird aber durch nichts gestützt. Auf jeden Fall wäre dieser Reiz einem Reiz unserer Umwelt völlig unähnlich, denn die Zeugen, die nicht zu den Sehenden gehören,

nehmen nichts wahr. Sollte die Strahlung von außen kommen, so wäre sie rätselhafter Natur und zweifellos für unsere Beobachtungsmittel unzugänglich.

2. Wirkt der Reiz auf der Ebene des sensorischen Nervensystems? Unsere Tests zeigen die Tendenz, diese Hypothese auszuschließen, es sei denn, man wollte auch hier einen Reiz *sui generis* vermuten, der nicht zu verifizieren wäre.

3. Aus diesem Grund weisen unsere Tests in Richtung einer Hypothese, der zufolge eine Kommunikation von Person zu Person auf geistiger Ebene stattfindet, auf ähnliche Weise wie die Erkenntnis der Engel. Natürlich nimmt eine solche Erkenntnis im Gehirn Gestalt an. Das Sehzentrum im Gehirn entschlüsselt nicht mehr sensorische Botschaften, sondern es interpretiert analog dazu eine innerlichere Botschaft. Diese Wahrnehmung aber bedingt (genauso wie eine gewöhnliche Wahrnehmung) kohärente Reaktionen: Betrachtung während der gesamten Zeit, in der die Erscheinung gegenwärtig ist, Dialog mit der Erscheinung usw.

Diese übernatürliche Kommunikation hat stabilisierende und fruchtbringende Wirkung. Die Sehenden sind sich ihrer Identität wirksamer und glücklicher bewußt. Sie können ihre Fehler besser erkennen und korrigieren, sie werden zusehends reifer. Obwohl sie so verschieden sind, sind sie sich vollkommen einig, auch unter oft schwierigen Bedingungen und ohne jeden Streit. Zwei von ihnen sind aber doch impulsiv und cholerisch: Wie kommt es, daß sie sich in jeder Situation einigen, während es den Weltpriestern und den Franziskanern der Diözese nicht gelingt, einen Konflikt beizulegen, der sie seit 40 Jahren trennt? Mit Leichtigkeit überwinden die Sehenden die Spannungen, die durch ihre Verschiedenartigkeit und durch das heftige Temperament einiger von ihnen (vor allem Vicka und Jakov) eigentlich explosiv werden müßten. Die Botschaft der Versöhnung wird durch dieses vollkommene Einvernehmen auch in größten Schwierigkeiten in einzigartiger Kohärenz illustriert.

Transparenz

Vergessen wir nicht die Transparenz dieser Kommunikation, die für jeden Zeugen, der nicht darauf gefaßt ist, ungemein packend ist. Die Ekstase spricht durch ihre Einfachheit und Reinheit. Für die Sehenden ist die Jungfrau einfach da, vor ihnen. Und die mysteriöse Art ihrer Wahrnehmung zwingt keineswegs dazu, diese Lokalisation zu leugnen. Gewiß ist die Art und Weise, wie sie ihre Gegenwart an einem präzisen Punkt unserer Raum-Zeit wahrnehmen und der umgebende Rahmen verblaßt, einzigartig. Die Sehenden selbst unterliegen keinerlei Veränderung, sie sind weder affektiert noch krankhaft entstellt, sondern sie bleiben einfach, was sie sind, sie sind im besten Sinne sie selbst. Die Ekstase spricht auch deswegen, weil sie von einem Jenseits Zeugnis gibt, das die Beobachter, Ärzte und Techniker eingeschlossen, spüren können, wenn sie nur die Augen öffnen und sich nicht ausschließlich mit ihren Apparaten beschäftigen. Auch die Ekstase der Bernadette in Lourdes war ein Zeugnis, dessen vielfältigen Ausdruck wir in unserem Buch[20] vermerkt haben:

»Man konnte sehen, daß sie etwas sah«
(Madeleine Barbazan, Nr. 45).

»Und ich sagte mir: Sie sieht etwas«
(Marie Thardivail, Nr. 60).

»Man sah genau, daß das keine Grimassen waren«
(Fanny Nicolau, Nr. 64a).

»Wenn ich ihr Gesicht ansah, konnte ich mir nicht vorstellen, daß sie nicht etwas Schönes sah«
(Eléonore Gesta, Nr. 34).

»Alle hatten gleichsam das Gefühl einer Gegenwart«
(Dézirat, Bericht vom 20. September 1878).

»Wenn Sie während der Erscheinung ihr Gesicht gesehen hätten, hätten Sie sicher gesagt, dieses Mädchen da ist eine wahre Jungfrau Maria, sagte André Sajous.«[21]

Zahlreichen Zeugen erschien Bernadette in der Ekstase wie eine Ikone, ein Spiegelbild der Muttergottes.
In Medjugorje kehren dieselben Ausdrücke angesichts dieses Phänomens, das sich hier sozusagen im Maßstab eins zu sechs kaleidoskopisch vervielfältigt, spontan wieder. Doch führt uns diese Transparenz, die ein jeder nach Maßgabe seiner eigenen Sensibilität und Veranlagung beurteilen mag, auf nicht mehr kontrollierbares Gebiet, jenseits aller wissenschaftlichen Tests. Wer es fassen kann, der fasse es. Unsere Geräte können ihn nur an die Schwelle heranführen, wo sie keinen Ausschlag mehr zeigen.

---

20 *Lourdes. Histoire authentique*, S. 135.
21 Ebd., S. 136.

Zusammenfassung

Als Schlußfolgerung dieser medizinischen, psychologischen und geistlichen Analysen ergibt sich:

1. Die Erscheinungen sind weder ein Schlaf- noch ein Traumzustand, noch eine Halluzination (im medizinischen bzw. pathologischen Sinn des Wortes). Dies ist durch die Elektroenzephalogramme und durch die klinische Beobachtung wissenschaftlich ausgeschlossen. Ebensowenig handelt es sich um »kollektive Halluzinationen« (nach einer Falschmeldung, die die Weltpresse überschwemmt hat). Der Ausdruck »kollektive Halluzination« ist ein Widerspruch in sich, ein psychiatrischer Schnitzer, wie Prof. Emilio Servadio in der Zeitung *Il Tempo* vom 9. Dezember 1984 betont hat.

2. Die Ekstase erscheint als ein funktionaler Zustand, bei dem die gewöhnlichen Sinneswahrnehmungen zugunsten der optischen Wahrnehmung einer Person ausgeschaltet sind, wobei diese Person mit den Gegebenheiten dieser Welt nicht in Konflikt gerät und im Leben der Sehenden keinerlei Verwirrung stiftet. Die Ekstase fügt sich in dieses Leben harmonisch und ohne Übergangsschwierigkeiten oder Bruch ein.

3. Die Ekstase ist in keiner Weise pathologisch, sondern ein kohärenter und für die Sehenden wohltuender Zustand. Ihre Identität und ihre Verschiedenartigkeit werden nicht beeinträchtigt, sondern finden darin ihre Erfüllung. Durch die Ekstase werden diese ganz gewöhnlichen jungen Leute, die nach Vickas Worten »nicht besser und nicht schlechter als die anderen« sind, auf ein menschliches und geistliches Niveau gehoben, das in schwierigen Situationen imponiert und bei aller Bewunderung erregt (außer bei voreingenommenen Beobachtern, die sie systematisch einzuschüchtern suchen, um in ihren unbefangenen und spontanen Äußerungen Widersprüche und Lügen zu entdecken).[22]

4. Konvergierende Sachverhalte zeigen, daß es sich um eine ihrem Wesen nach objektive Wahrnehmung handelt, sowohl in ihrer Kausalität als auch in ihrem Ziel: Die jeder menschlichen Erkenntnis anhaftende *Zeichenhaftigkeit* wird dadurch nicht ausgeschlossen, ebensowenig die Beschränkungen und Besonderheiten eines solchen Zeichens *ad modum recipientis* (nach dem Maßstab des Empfangenden). Die Wahrnehmung ist realer als die Wahrnehmung der gewöhnlichen Welt. So wie die gewöhnliche Welt realer ist als die Welt der Träume, so ist die Jungfrau für sie realer als die gewohnte Welt: Sie ist nicht irreal, sondern surreal, d. h. über-real,

---

22 Vgl. unsere Arbeit: *Autopsie des fausses nouvelles.*

63

und zwar deshalb, weil sie nicht unserer Raum-Zeit angehört. Sie zeigt sich darin, ohne mit der Determiniertheit dieser Welt in Konflikt zu geraten, denn sie gehört *einer anderen Zeitlichkeit* an: der Ewigkeit Gottes.

5. Die Ekstase versetzt die Sehenden in eine Zeitlichkeit *sui generis*, die etwas anderes ist als unsere Uhrzeit (mit der sie keinen Kontakt mehr haben). Diese kurzen Augenblicke, in denen sich ihre tiefe Verbindung mit Gott und der Gemeinschaft der Heiligen festigt, machen sie überglücklich.

6. Die Etiketten, die verwendet werden, um die Ekstase zu erklären (oder sich ihrer zu entledigen) – Halluzinationen, Auftauchen des Unbewußten usw. –, erklären überhaupt nichts und laufen der wissenschaftlichen Beobachtung entgegen. Die Wissenschaft hat keine Möglichkeit, das Objekt der Erscheinung zu identifizieren, und muß ehrlicherweise zugeben, daß sie an eine Grenze stößt. Die nächstliegende Antwort ist die der Sehenden: Nach ihrer eigenen Aussage begegnen sie der Jungfrau Maria, der Muttergottes.

7. Die negativen Ergebnisse der während der Ekstase durchgeführten sensorischen Tests sowie die kohärenten Reaktionen der Sehenden sprechen für die Hypothese einer geistigen (und realen) Kommunikation von Person zu Person. Diese Wahrnehmung erfolgt auf Wegen, die anders sind als bei gewöhnlichen Wahrnehmungen; sie weist (individuelle und kollektive) Kohärenz auf der Ebene der Wahrnehmungen und auch der daraus resultierenden Reaktionen auf, und sie hat den Charakter objektiver Realität.

8. Die katholische Theologie betont den besonderen Charakter des Phänomens: Es ist ein Ereignis unter anderen in der Geschichte der Kirche und der Gemeinschaft der Heiligen, mit all der Relativität eines zu einer bestimmten Zeit und an einem bestimmten Ort gegebenen Zeichens. Die Kriterien der Theologie und die der mystischen Erfahrung haben die Tendenz, es zu bestätigen: Ziel der Wahrnehmung der Kinder ist durchaus diejenige, die sie erkennen und von der so viele Früchte Zeugnis geben.

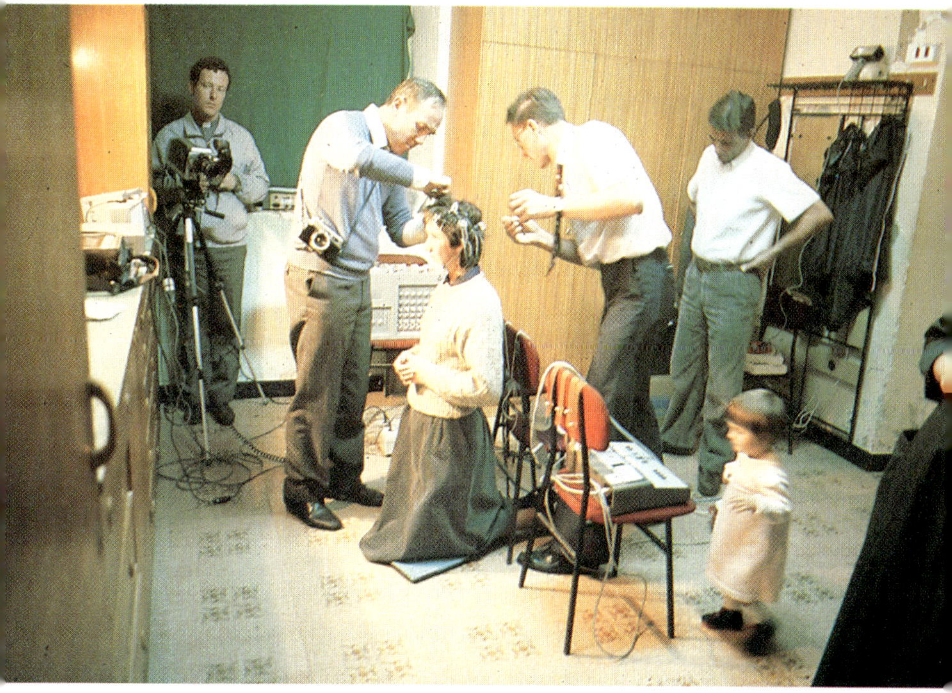

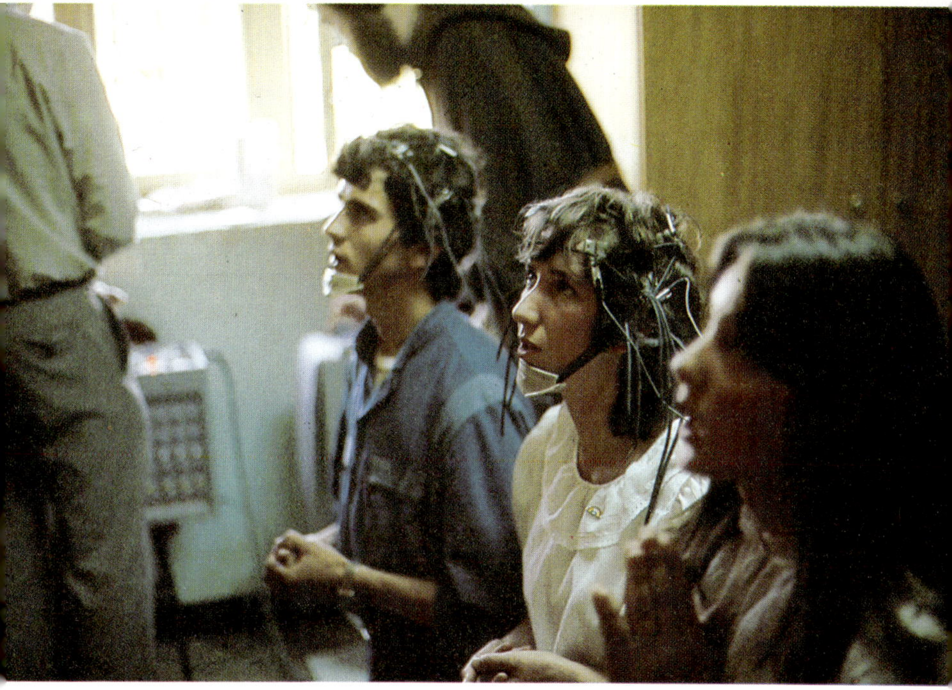

Erstes Elektroenzephalogramm, aufgenommen bei Ivan und Marija am Pfingstsonntag, den 10. Juni 1984. Der an Marija angeschlossene Apparat hatte während der Fahrt gelitten. Die Kohlespur der Kurve war nicht ausreichend leserlich. Bei Ivan ist die Kurve in Ordnung. Sie gibt an: Kontemplativer Wachrhythmus (Alpha), d. h. kein Traum, kein Schlaf, keine Epilepsie während der Ekstase.

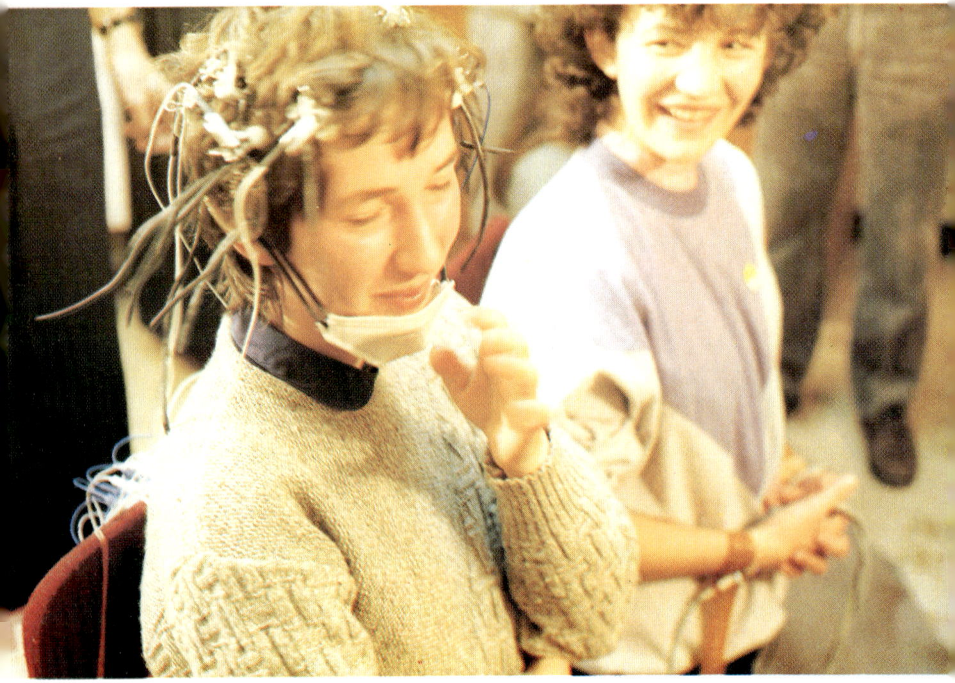

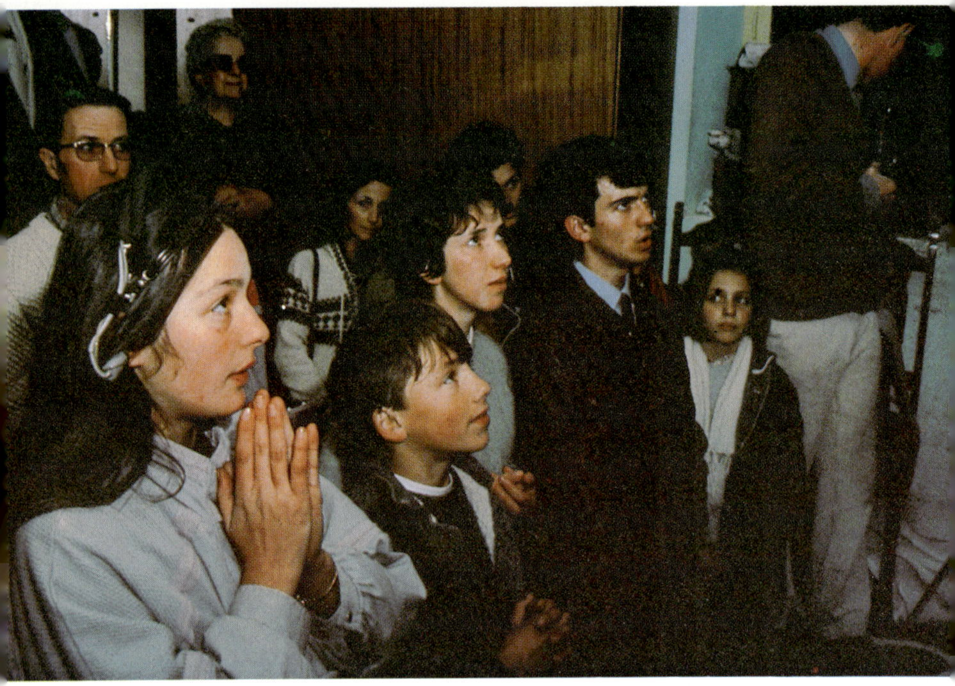

Oben: Die Ekstase vom 6. Oktober in der Sakristei der Pfarrkirche.
Unten: Vicka und Marija, die nach dreijähriger Schulzeit ihr Friseurdiplom gemacht hat, lassen sich von diesem ungewöhnlichen »Geschirr« nicht die Laune verderben.

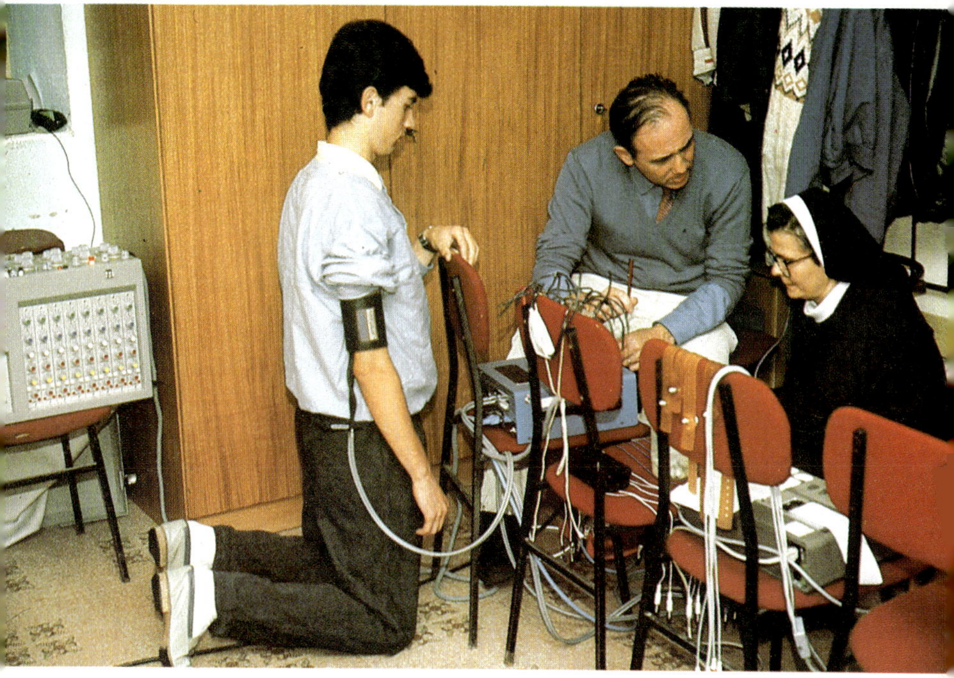

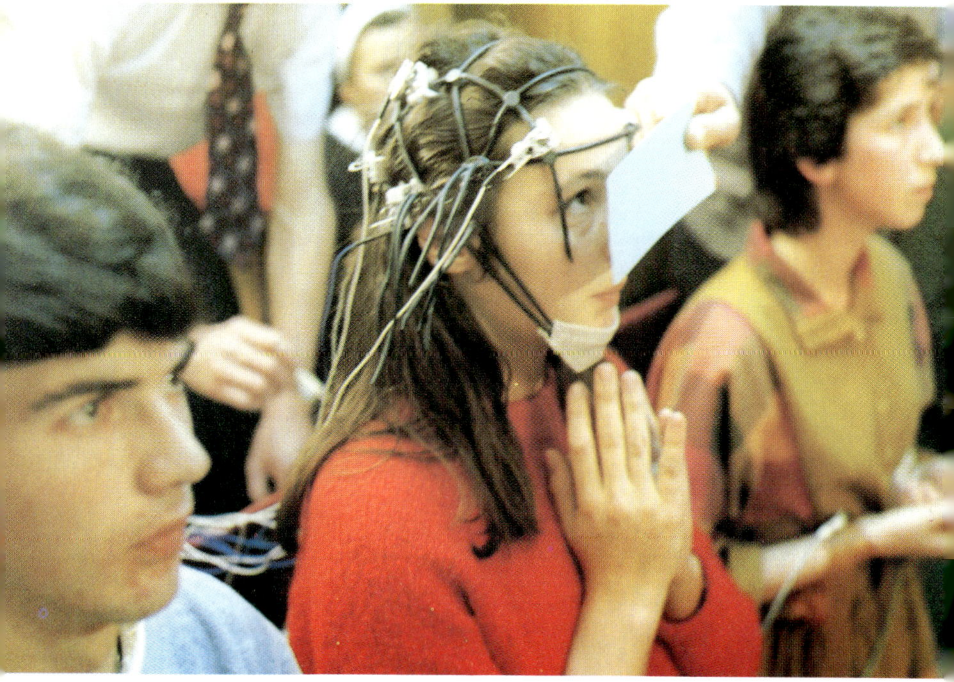

Oben: Vor der Ekstase vom 7. Oktober 1984: Prof. Joyeux befestigt die Manschette des Herzrhythmus- und Blutdruckmeßgeräts.
Unten: Dr. Philippot macht während der Ekstase vom 7. Oktober 1984 bei Ivanka (die für das EEG hergerichtet ist) den Schirmtest. Sie hat auf diesen Test überhaupt nicht reagiert, und die Erscheinung wurde dadurch nicht gestört.

Test vom
28. Dezember 1984:
Ivan und Marija werden
für das simultane
Elektrookulogramm
fertiggemacht.

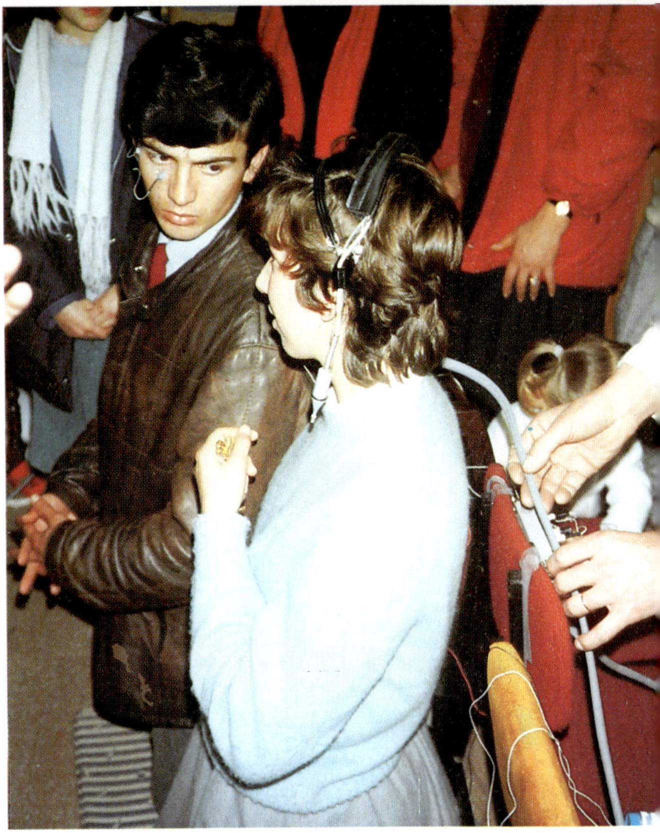

EEG bei Ivanka
am 7. Oktober sowie
Schirmtest bei Marija.

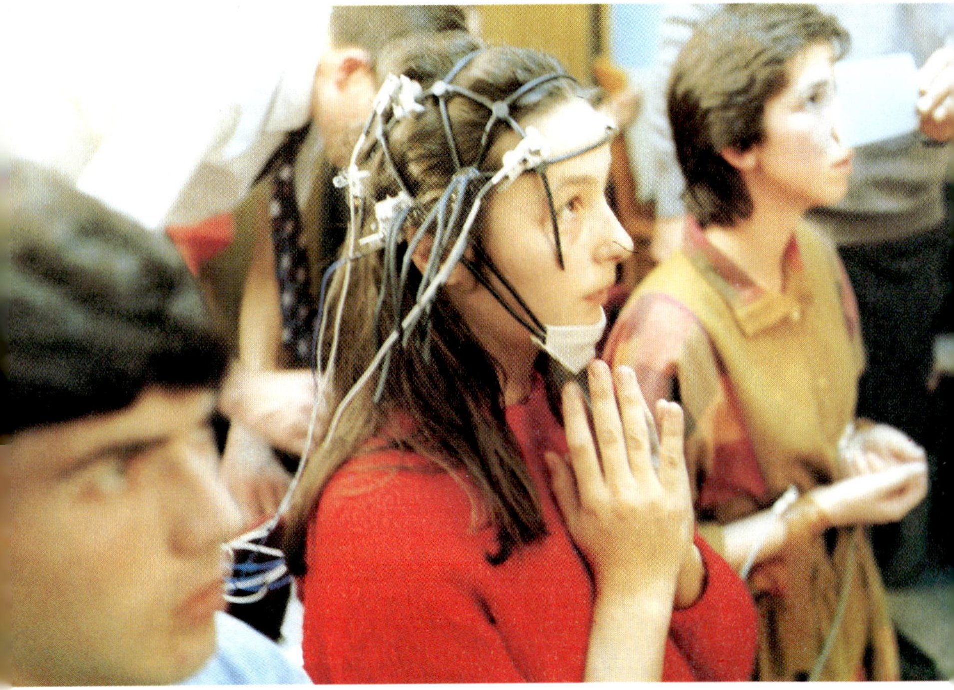

MECHANISMEN UND INTENTIONALITÄT
DER ERKENNTNIS

Die Entdeckung der Mechanismen der Wahrnehmung erfolgte in einer Zeit, in der der Idealismus als philosophische Strömung vorherrschte und damit auch die Tendenz, die Erkenntnis durch die Sinne auf die Subjektivität zu reduzieren. Es ist ja auch richtig, daß die vom farbigen Objekt ausgesandten (farblosen) Schwingungen in der Wissenschaft durch eine Zahl (eine Frequenz) und nicht nach der qualitativen Vermittlung einer Farbe definiert werden. Ebensowenig ist die nervliche Erregung farbig, die den durch die Schwingungen auf die Netzhaut ausgeübten Reiz ins Gehirn weiterleitet. Bei dieser Betrachtungsweise wird man natürlich den Kontrast zwischen dem materiellen Reiz, der die Erkenntnis bewirkt, und seiner psychischen Realität, die eine ganz andere ist, hervorkehren, und man nennt die Wahrnehmung in diesem Sinne eine wahre Halluzination.

Fortschritte bei der Untersuchung der Mechanismen der Erkenntnis durch die Sinne

Im Gegensatz dazu zeigt eine Abhandlung, die mir von Dr. Robert Meyer-Bisch, Nancy, übersandt wurde, daß die jüngsten wissenschaftlichen Arbeiten die Tendenz haben, die Kontinuität, die Harmonie und den Mimetismus der sensorischen Informationsprozesse zu unterstreichen:

»Das Sinnesorgan (gleich welcher Art) wird stets von einem Energiefluß erreicht, der vom wahrgenommenen Objekt in Form von Schwingungen ausgesandt wird . . . Dieser Energiefluß ist Träger eines Formelements des Objekts und erzeugt im Sinnesorgan eine Struktur, die der des . . . Objekts ähnlich ist. Es tritt eine Harmonisierung zwischen dem von den Schallwellen bewegten Trommelfell und den Schallwellen selbst ein, so wie die A-Saite des Klaviers mit der A-Saite der Geige, die annähernd dieselbe Note spielt, mitschwingt. Die für jede Frequenz gesondert vorhandenen Rezeptoren leiten das zugehörige Potential ans Gehirn weiter« (S. 2).

Diese Kontinuität bzw. dieser Mimetismus sei auch für die Farbwahrnehmung festgestellt worden:

»Wie die Farben gesehen werden, hat uns die Untersuchung der Netzhaut beim Frosch gelehrt. Die Farben werden von den auf dieser Netzhaut befindlichen Zapfen wahrgenommen, von denen es drei Arten gibt: Die eine besitzt ein rotes Pigment, die andere ein blaues, die dritte ein gelbes. Die anderen Farben und ihre Schattierungen sind Zusammensetzungen der drei Grundfarben. Wenn nun z. B. ein Zapfen von einem Lichtstrahl derselben Farbe getroffen wird, so zerfällt sein Pigment und erzeugt dabei ein elektrisches Potential. Im Grunde genommen ist es derselbe Vorgang, der auch die A-Saite des Klaviers in Harmonie mit der A-Saite der Geige schwingen läßt. Den Beweis für diese Tatsachen liefert das sogenannte *bleaching* (Bleichen, Entfärben): Wenn die Netzhaut des Frosches für eine bestimmte Zeit verschiedenfarbigem Licht ausgesetzt wird, verliert sie ihr gesamtes Pigment und wird weiß; anschließend benötigt sie eine gewisse Zeit, um es neu zu synthetisieren. Davon kann sich jeder durch das folgende kleine Experiment selbst überzeugen: Wenn man eine Zeitlang eine hell beleuchtete blaue Form fixiert und dann die Augen schließt, sieht man diese Form als gelben Reflex: eine Konsequenz der Erschöpfung der blauen Rezeptoren *(post-image)*« (S. 3).

Bezüglich des eigentlichen Sehens heißt es weiter:

»Eine andere, häufig verkannte Tatsache ist die folgende: Auf der Netzhaut entsteht niemals ein Bild, und zwar deshalb nicht, weil es im Auge weder einen Verschluß (wie bei einer gewöhnlichen Kamera) noch Bildabtaster (wie bei der Fernsehkamera) gibt. Auch das kann ganz leicht verifiziert werden: Wenn Sie Ihren Photoapparat nehmen, ihn an der Landschaft vorbeiziehen und das Objektiv dabei offenlassen, werden Sie auf Ihrem Film formlose und nicht zu deutende Wolken von Licht und Schatten finden.«

Die Entschlüsselung

Wie spielt sich also der Sehvorgang ab, und was hat er zum Gegenstand?

»Die Netzhaut ist von 45 Millionen Photo-Rezeptoren besetzt, die rosetten-förmig angeordnet sind. Jede Rosette besitzt in ihrem Zentrum
– entweder einen Erreger-Rezeptor (in diesem Fall ist dieser von einem Kranz von Hemmer-Rezeptoren umgeben)
– oder einen Hemmer-Rezeptor (umgeben von Erreger-Rezeptoren).
Jeder zentrale Rezeptor schickt das elektrische Potential, das er abgibt, wenn ihn der Lichtschein trifft, an das ihm zugehörige Nervenrelais; der Sehnerv ist nicht wirklich ein Nerv, sondern bereits eine Ausstülpung des Gehirns. Die Information passiert dann ein äußerst kompliziertes Weichen-system, das dem großer Bahnhöfe vergleichbar ist, und gelangt schließlich ins Sehzentrum in den Hinterhauptlappen. Details über die Arbeitsweise dieses erstaunlichen Computers lieferten uns die Zellen aus dem Sehzen-trum der Katze. Es sind Details, die an den Begriff des ›Ästimativen‹ bei Thomas von Aquin erinnern. Es erweist sich tatsächlich, daß sämtliche Zellen hochspezialisiert sind: So empfängt die eine nur die Information ›Strich – gerade – vertikal – Schatten rechts – Licht links‹, eine andere ›Strich – gerade – vertikal – Schatten links – Licht rechts‹, wieder eine andere ›Strich – gerade – nach rechts geneigt – Schatten oben links – Licht unten rechts‹ usw. für alle denkbaren geometrischen Figuren. Und dann geht die Gehirnmaschine daran, die Gegenstände wieder zusammenzuset-zen . . ., und ordnet alles wieder so an, wie es in der äußeren Wirklichkeit existiert, und nicht etwa so, wie es von den Sinnen des Subjekts aufgenom-men wird. Damit ist erwiesen, daß . . . die eigentliche visuelle Wahrneh-mung nicht im Subjekt, sondern auf der Ebene des Objekts lokalisiert ist und daß diese Wahrnehmung folglich nicht subjektiv, sondern grundlegend objektiv ist.«

Die Abhandlung von Dr. Meyer-Bisch befaßt sich in der Folge mit der Eigenwahrnehmung, d. h. mit dem inneren Sinn, mit Hilfe dessen wir den Spannungszustand unserer verschiedenen Muskeln und damit den Wider-stand des Objekts erkennen; infolgedessen sind die fünf Sinne in gewisser Weise ein Tastsinn.
Man sollte an dieser Information über den Mechanismus der Wahrneh-mung, seine Kontinuität und Homogenität sowie die darin implizierten Mimetismen nicht vorübergehen.

Die philosophische Bedeutung

Auf philosophischer Ebene müssen wir jedoch zu diesen Mechanismen der Wahrnehmung Abstand gewinnen, um die Erkenntnis selbst erfassen zu können.

Die Mechanismen der Erkenntnis verlaufen in der Richtung vom Objekt zum Subjekt: von der vom grünen Baum ausgestrahlten Farbe zum Menschen hin, der den Baum erblickt, indem er die in seinem Gehirn empfangenen komplexen Informationen entschlüsselt. Das ist ein zentripetaler Mechanismus vom Objekt zum Subjekt hin.

Doch die Erkenntnis selbst (die über die Entschlüsselung dieser Informationen abläuft) geht (im umgekehrten Sinn) vom Subjekt zum Objekt, um zum Objekt zu gelangen und den anderen als solchen zu erkennen.

Wenn also in den Informationsprozessen eine gewisse Kontinuität, ein gewisser Mimetismus zu finden ist, so ist doch die Erkenntnis selbst einer anderen Ordnung zugehörig als die physischen Mechanismen und eben deshalb fähig, im Unterschied zu diesen blinden Abläufen auf einem geheimnisvollen Umweg zum Objekt zu gelangen, der sehr wohl philosophischer Erwägungen bedürfte. Wenn ich schaue, so erreiche ich jene Qualität des Objekts (des Baumes), die ich »grün« nenne. »Grün« ist eine objektive Qualität des Baumes, die aber nur dann als grün wahrgenommen wird, wenn ein erkennendes Subjekt da ist. Diese Erkenntnis ist objektiv und kohärent.

Sobald man erfaßt hat, wie komplex schon die Erkenntnis durch die Sinne ist, die doch als die einfachste und unmittelbarste gilt, ist man gegen die Versuchung gefeit, nach der vereinfachenden Maxime von Marc Oraison jede Erscheinung auf eine Halluzination zu reduzieren. So einfach die Erkenntnis durch die Sinne sein mag, die Art und Weise, in der das Subjekt das Objekt erreicht, ist immer komplex. Dort, wo die Jungfrau, die im Zustand der Verklärung in der Zeit Gottes lebt, sich ihren Kindern zeigen will, ist der Mechanismus ohne Zweifel einfacher, elementarer, letztlich qualitativ höherstehend und vollkommener als der materielle Sehvorgang. Die Wahrnehmung ist lichtvoller, deutlicher, stärker personalisiert, weniger abhängig von der Zeit und ihrer Aufeinanderfolge als jede andere Wahrnehmung. Die Mechanismen dieser objektiven Kommunikation entziehen sich unserem Verständnis, doch gibt uns das noch lange nicht das Recht, diese Kommunikation von vornherein als subjektiv und als Halluzination abzutun: Das hieße zur simplifizierenden Philosophie des 18. Jahrhunderts zurückkehren, wo die gesamte Wahrnehmung durch die Sinne als wahre Halluzination bezeichnet wurde.

Die objektive Wahrnehmung geht sehr wohl vom Objekt mit seinen objektiven und mitteilbaren Qualitäten aus. Das Objekt sendet aus, und das erkennende Subjekt erreicht das Objekt durch komplexe Vermittlungen und Entzifferungen, die sozusagen die Kehrseite der Erkenntnis sind. Diese allgemeinen Beobachtungen gelten für die Erkenntnis der materiellen Welt ebenso wie für die existentielle Kommunikation Christi oder der Jungfrau in den authentischen Erscheinungen.

Ein Letztes noch: Die Wahrnehmung ist nicht bloße Photographie, sondern es schwingt darin das ganze Wesen, mit subjektiven Empfindungen und subjektivem Widerhall. Sie ist aber auch Kommunion, Gemeinschaft. Das Wechselspiel zwischen Aufgenommenem (Objektivem) und Empfundenem (Subjektivem) ist komplex und gehört dazu, es ist für die Erkenntnis beim Menschen charakteristisch. Die Wahrnehmung der Jungfrau geht mit viel Liebe und Freude einher. Sie beglückt nicht nur das Gesicht (ästhetischer Genuß) oder das Gehör (die wohlklingende Stimme der Muttergottes), sondern das ganze Wesen.

71

VON GOTT EINGEPRÄGTES BILD
ODER EXISTENTIELLE KOMMUNIKATION
VON PERSON ZU PERSON?

Wir müssen uns vor der als Folge des Idealismus unsere Kultur beherrschenden Tendenz in acht nehmen, die die Erkenntnis auf die Subjektivität, die Ekstase auf ein Hirngespinst oder ein künstliches Produkt reduzieren will. Dieser Philosophie zufolge (in der man nur seine eigene Erkenntnis erkennt) erreicht das Subjekt niemals das Objekt (das Ding an sich). Für den Idealismus ist jede Wahrnehmung eine wahre Halluzination, denn sie ist nur der Effekt materieller Objekte, also der Wellen oder der Erregung des Nervs. Eine Erscheinung wäre folglich eine Wahrnehmung, die kein Objekt hat oder von ihrem Objekt abgelöst ist.

Auch wenn seine Meinung in vieler Hinsicht aufschlußreich ist, so scheint mir P. Marie Eugène vom Kinde Jesu (Henri Grialou, 1894–1967), *Je veux voir Dieu*, Paris 1956, S. 705–707, dort, wo er versucht, die Sinneswahrnehmungen der Mystiker (Johannes vom Kreuz und Teresa von Ávila) zu erklären, doch noch zu sehr einer idealistischen und subjektivistischen Betrachtungsweise verhaftet zu sein.

»Wenn die Personen, die erscheinen, einen realen Leib haben wie Jesus Christus und Maria, zeigen sie sich dann dadurch, daß sie diesen realen Leib für die Sinne wahrnehmbar machen? Die äußeren, sinnlich wahrnehmbaren Erscheinungen, wie sie der hl. Bernadette und der hl. Marguerite Marie geschenkt wurden, entstehen für gewöhnlich durch *ein Bild, das Gott den Sinnen einprägt.* Dieses Nicht-sichtbar-Werden des realen Leibes und die Erzeugung der Vision durch das Einprägen von Bildern wären eine vollkommene Erklärung dafür, daß nur eine oder mehrere Personen in diesen Genuß kommen, während die Nebenstehenden lediglich den Widerschein der Erscheinung auf dem Gesicht der Person wahrnehmen können, der sie in übernatürlicher Weise zuteil wird ... Wir können also den Schluß ziehen, daß die außerordentlichen Gnaden für gewöhnlich, oder auch immer, durch das übernatürliche Eingießen des Lichtes in den Geist oder das Einprägen eines Bildes oder einer Wahrnehmung in die Sinne entstehen.«

Was mich an dieser Analyse stört, ist dieses *Bild, das eingeprägt wird.* Wenn es sich nun einmal um ein Mysterium handelt, warum soll man dann auf einen Magier-Gott (oder auf Engel mit den Fähigkeiten eines Taschenspielers, nach A. Poulain) zurückführen, was sich als freie und einfache Kommunikation der Jungfrau mit ihren Kindern – welcher Art die mysteriösen Wege dieser Kommunikation auch sein mögen – darstellt? Dem richtigen Weg schon näher scheint uns P. Marie Eugène dort zu sein, wo er sagt:

»In den außerordentlichen Manifestationen finden sich das Göttliche und das Menschliche, das Transzendente und das Alltägliche so wunderbar verschmolzen, daß die daraus hervorgehende einfache Harmonie zu einem Zeichen für ihren übernatürlichen Ursprung wird« (S. 742).

Wenn man schon Wert darauf legt, mit der Scholastik von *species infusae* zu sprechen, um das vermittelnde Zeichen zu bezeichnen, durch das der Kontakt zwischen dem erkennenden Subjekt (den Sehenden) und dem Objekt (der Jungfrau, die sich zu erkennen gibt) hergestellt wird, so scheint es uns gekünstelt, ja sogar ärgerlich, von Bildern zu sprechen, »die Gott den

Sinnen einprägt« – man denkt dabei an eine Art Duplikat, das auf einen Bildschirm projiziert wird. Die Erkenntnis erscheint dadurch ins Gegenteil verkehrt: Uns scheint eine persönliche und sinnlich wahrnehmbare Selbstmitteilung der Jungfrau auf eine geistige Weise, die anders ist als die gewöhnlichen sensorischen Mittel, weniger Probleme für das wissenschaftliche Prinzip des Determinismus mit sich zu bringen und der klaren und überrealen Erfahrung der Sehenden besser Rechnung zu tragen (wobei natürlich mitgemeint ist, daß diese existentielle Erkenntnis im Seh- und Hörzentrum des Gehirns Gestalt annimmt und diese dann die kohärenten Reaktionen und Antworten auf die geheimnisvolle Kommunikation steuern).

»Der Akt des Glaubens endet nicht bei den Begriffen oder Bildern«, sagt Thomas von Aquin, *sondern bei der Wirklichkeit.* Und es *ist* eine Wirklichkeit, auf die die Sehenden stoßen: eine reale und anfaßbare Person, die sie auf innerlichere und vollkommenere Weise erreichen als die Gesprächspartner dieser Welt. Jede Erklärung, die an dieser offenkundigen Erfahrung der Sehenden vorbeigeht, wäre inadäquat.

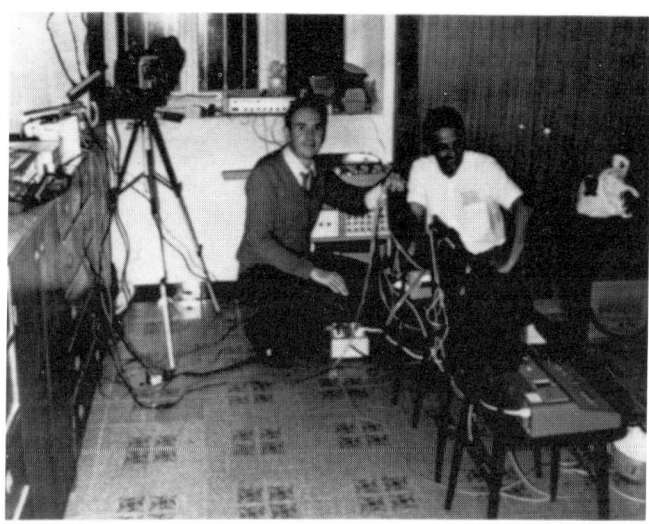

Prof. Joyeux und Dr. Philippot.

73

Die medizinischen Gutachten
von Prof. Joyeux und seinem Team

VORGESCHICHTE UND ZIELE DER UNTERSUCHUNG

Die Vorgeschichte

Anfang März 1984 hatte ich das Buch von René Laurentin, *La Vierge apparaît-elle à Medjugorje?* (deutsch: *Das Geschehen von Medjugorje*, Graz–Wien–Köln ²1985), in die Hand bekommen. Seine Lektüre machte mich neugierig, überzeugte mich aber nicht. Trotzdem nahm ich am 20. März um 8 Uhr telephonischen Kontakt mit René Laurentin auf, und dieser sagte mir sofort, daß er auf der Suche nach einem Team von medizinischen Fachleuten sei, um diese einzigartigen Phänomene einzukreisen, bevor sie möglicherweise zu Ende gingen, ohne daß eine medizinische Untersuchung darüber angestellt worden sei.

Die einzelnen Etappen unserer Forschung sind am Beginn dieses Buches dargestellt. Vom 24. März bis 30. Dezember 1984 wurden vier Reisen nach Medjugorje unternommen, eine, um zu sondieren, und drei, um die Tests durchzuführen.

Wir wollen zunächst einmal unsere ersten Eindrücke bei der Begegnung mit den Sehenden (24. bis 25. März) festhalten: Vicka, Ivan, Marija und Jakov gleichen den anderen Jugendlichen ihres Alters. Wir hatten nicht den Eindruck, daß bei ihnen Halluzination, gedankliche Konstruktion oder Erfindung im Spiel ist. Diese jungen Leute sind nach wie vor heiter, zutiefst ernsthaft und sehen sich nicht in der Rolle des Stars. Sie bleiben in allen Situationen, in denen wir sie beobachtet haben, normal. Sie verabreden sich nicht untereinander, weder vor noch während oder nach dem wesentlichen Ereignis in ihrem Tagesablauf. Jeder kehrt zu seiner Familie nach Hause zurück.

Diese jungen Kroaten sind sehr zugänglich (auch für Ausländer, den Arzt oder den Techniker) und lassen sich photographieren oder filmen, suchen aber die Gelegenheit dazu ganz offensichtlich nicht. Eher neigen sie dazu, sich über das ganze Getue rund um sie zu ärgern. Es sind junge Leute vom Land, und sie erwecken nicht den Eindruck, als benötigten sie einen Psychologen oder einen Psychiater... Sie sind ordentlich gekleidet wie die anderen Jugendlichen aus der Gegend. Sie machen auch nicht den Eindruck, bigott zu sein, sondern jeder scheint eine ausgeprägte Persönlichkeit zu sein. Man fühlt sich bei jedem von ihnen wohl: Sie sind weder Genies noch Einfaltspinsel, sie sind nicht manipuliert, sondern frei, sie sind rundherum gesund an Leib und Seele.

Diese erste Kontaktaufnahme hat uns klargemacht, von welchem Interesse es war, diese einzigartigen Fakten mit Hilfe der komplizierten Techniken, die der Medizin heute zur Verfügung stehen, und unterstützt von den modernsten Errungenschaften der photographischen und kinematographischen Technik *in vivo* und *a posteriori* zu studieren.

Die Notwendigkeit einer wissenschaftlichen Untersuchung

Da es unmöglich ist, Zugang zur Vision der Sehenden (d. h. zum Sender) zu finden, sind die Wissenschaftler gezwungen, die Empfänger, d. h. die Sehenden selbst, zu untersuchen.

Drei grundsätzliche Fragen

Jedem Wissenschaftler, der sich mit diesen Phänomenen befaßt, stellen sich drei grundsätzliche Fragen:

1. Unterliegen ihre physiologischen Funktionen während der Ekstase Veränderungen, und wenn ja, welchen?
   – Hirnfunktion,
   – Funktion der Augen (Motorik und Reflex) und des Sehens,
   – Herztätigkeit,
   – Gehörfunktion,
   – Funktion der Lautgebung.
2. Handelt es sich nicht etwa um kollektiven Betrug?
3. Könnte es nicht mit Hilfe eines Lügentests gelingen, eine eventuelle Fälschung aufzudecken?

Um diese drei Fragen zu beantworten, mußte unser medizinisches Team mit mehreren Schwierigkeiten fertig werden, die uns durchaus bewußt waren und die hier angeführt werden müssen.

Die Schwierigkeiten bei der Durchführung

1. Der erste Schwachpunkt war unsere totale Unkenntnis der kroatischen Sprache. Er war nicht zu umgehen. Tatsächlich spricht keiner der jungen Kroaten, die wir untersuchen sollten, eine andere Sprache als die Muttersprache. Wir behalfen uns mit mehreren Dolmetschern (vier oder fünf hintereinander). Es waren keine offiziellen Dolmetscher, d. h. sie waren nicht von den örtlichen politischen oder kirchlichen Behörden benannt worden. Sie sprachen italienisch, deutsch oder englisch, Sprachen, die jedes Mitglied des medizinischen Teams in verschiedenem Grad beherrschte.

2. Die Entfernung zwischen unserer Universität und Medjugorje beträgt 1800 Kilometer und machte eine lange Reise erforderlich. Die Unmöglichkeit, uns ohne langwierigen Papierkrieg (der letztlich doch keinen Erfolg gehabt hätte) von unseren jeweiligen beruflichen Verpflichtungen freizumachen, zwang uns, uns für kurze und wiederholte Untersuchungen zu entscheiden. Sie sollten nicht länger als 48 Stunden pro Wochenende dauern, gestatteten uns aber, bei jedem Aufenthalt zwei komplette Untersuchungen vorzunehmen, da ja die Erscheinungen jeden Tag stattfinden. Die Abfahrtszeit von Montpellier wurde jedesmal so gewählt, daß wir nach 24stündiger Fahrt am frühen Nachmittag in Medjugorje ankamen, wodurch wir ausreichend Zeit hatten, unsere Apparate aufzubauen.

3. Die Meßgeräte: Bei unserem ersten Aufenthalt am 24. und 25. März hatten wir den für die Durchführung der Tests geeignetsten Ort ausgewählt. Es war die Sakristei, die im Gegensatz zum »Erscheinungsraum« alle für das Funktionieren der Apparate notwendigen Stromanschlüsse aufweist. Das Problem, die Apparate über die verschiedenen Grenzen (vor allem nach Jugoslawien) zu bringen, konnten wir ohne weiteres dadurch lösen, daß wir sie offiziell deklarierten, ohne ihren Verwendungszweck anzugeben. Es kam nur darauf an, daß wir sie bei der Rückkehr wieder ausführten, damit sie nicht in den Handel gelangten.

Wie war das wissenschaftliche Programm zu erstellen?

1. Die vorangegangenen medizinischen Untersuchungen, die R. Laurentin im ersten Teil dieses Buches zusammengefaßt hat, wurden durchgesehen.

2. Die Bibliographie zu diesen außergewöhnlichen Phänomenen erwies sich als sehr mager. Es ist in vergleichbaren Fällen tatsächlich keine einzige medizinisch-wissenschaftliche Untersuchung durchgeführt worden. Dies gilt für die Erscheinungen von Lourdes (18 Erscheinungen im Jahr 1858) wie für La Salette (eine einzige Erscheinung im Jahr 1866) oder Pontmain (eine einzige Erscheinung im Jahr 1871).
Eine Befragung der internationalen bibliographischen Systeme vom Typ »Medline« ergab Informationen nur über die Stichwörter: »deception and lie detection«, d. h. »Aufdeckung von Täuschung und Lüge«. Was wir an bibliographischen Hinweisen gefunden und konsultiert haben, kann wie folgt zusammengefaßt werden:
Die physiologischen Veränderungen von Herz und Gefäßen, Atmung und Haut, die zur Aufdeckung einer Täuschung mit Hilfe polygraphischer Aufzeichnungen herangezogen werden, sind nicht

verläßlich. In der Tat ist der Unterschied zwischen den Ergebnissen von Personen, die lügen, und solchen, die nicht lügen, statistisch nicht signifikant (J. Pers. Soc. Psychol. 1981, 40, 1118–1125). Dies gilt auch für die Aufzeichnung des Tons in der Stimme (J. Pers. Soc. Psychol. 1977, 35, 345–350).

Die elektrische Untersuchung der Hautreaktion bei einem Zustand emotionaler Erregtheit (Aufzeichnung des elektrischen Widerstandes der Lederhaut) kann zwar durchgeführt werden, erlaubt es aber nicht, die gestellte Frage – liegt Täuschung vor oder nicht? – mit Sicherheit zu beantworten. Dieser Test läßt lediglich darauf schließen, daß die Versuchsperson »verlegen« ist oder »im Zustand des Widerspruchs« oder »der Unruhe« oder ganz einfach nur »im Zustand emotionaler Erregtheit« (Biol. Psychol. 1982, 14, 213–218). Eine gewisse Hilfe könnte die Hypnose darstellen, allerdings nur bei den Personen, die bereit sind, sich ihr zu unterziehen. Diese Untersuchungsmethode ist noch unzureichend, denn eine Person, die sich gut vorbereitet hat, kann auch unter Hypnose falsche Aussagen machen; so können interne und externe Faktoren zu einander widersprechenden Resultaten führen (Ann. New York Academy of Science, 1980, 347, 73–85).

3. Das von uns ausgearbeitete Forschungsprogramm war deshalb darauf ausgerichtet, die Sehenden unter klinischem und paraklinischem Blickwinkel zu untersuchen, und zwar vor, während und nach dem Zeitraum der Ekstase, um so Unterschiede in der Funktion der wichtigsten Empfangsorgane – Gehirn, Gesicht, Gehör, Lautgebung – und der vegetativen Funktion vor allem des Herzens aufzuspüren.

Unser Untersuchungsprogramm berücksichtigte also zum einen die Ergebnisse, zu denen unsere jugoslawischen Kollegen im Verlauf der psychiatrischen und psychologischen Untersuchungen der Sehenden gelangt waren – sie vermögen ja eine eventuelle klinische Anomalie neuropsychiatrischen Typs besser zu beurteilen als wir –, zum andern aber auch das Fehlen wissenschaftlicher Untersuchungen über derartige Phänomene.

DIE AUTOREN DER UNTERSUCHUNG

Alle Mitglieder des medizinischen Teams sind aus der Medizinischen Fakultät der Universität Montpellier (Frankreich) hervorgegangen und haben ihren Wohnsitz in dieser Stadt oder in ihrer Umgebung. Alle üben ihren Arztberuf entweder in einem öffentlichen Krankenhaus oder auf dem privaten Sektor aus.

Dr. Henri *Joyeux*, geboren am 28. Juni 1945, Leiter des medizinischen Teams, ist Professor für Onkologie an der Medizinischen Fakultät Montpellier, Chirurg am Krebsinstitut von Montpellier und Direktor des Forschungslaboratoriums für Ernährung und experimentelle Onkologie.

Dr. Jacques *Philippot*, geboren am 10. Juli 1945, ist ehemaliger Assistenzarzt[23] der Klinik, Facharzt für Augenheilkunde und Konsiliararzt an den Kliniken von Montpellier. Dr. Philippot führte die gesamte Untersuchung der Augen- und Sehfunktion durch.

Dr. François *Rouquerol*, geboren am 30. Oktober 1947, ist Facharzt für Hals-, Nasen- und Ohrenheilkunde, ehemaliger Chefarzt an der Fakultät, Gerichtssachverständiger. Er führte die gesamte Untersuchung der Gehör- und Stimmfunktion durch.

Dr. Bernard *Hoarau*, geboren am 4. September 1942, ist Internist. Zusammen mit den vorgenannten Kollegen führte er die klinische Untersuchung durch.

Dr. Renaud *Volpilière*, geboren am 2. Mai 1953, ist Chefarzt am Herzzentrum der Universität[24] und Konsiliararzt.[25] Er wertete die Resultate der elektrokardiographischen Aufzeichnungen, der Blutdruckmessungen und der Aufzeichnungen des Herzrhythmus aus.

Dr. Jean *Cadilhac*, geboren am 24. September 1924, ist Professor für experimentelle Medizin, Neurologe und Neurophysiologe. Seit 1970 Mitglied der Jugoslawischen Neurophysiologischen Gesellschaft. Er beriet uns beim gesamten neurophysiologischen Teil der Untersuchungen, wertete ihn aus und studierte die verschiedenen Videoaufzeichnungen der Ekstasen von Medjugorje.

René *Dubois-Chabert*, geboren am 13. April 1938, ist Elektronikingenieur. Er war für den technischen Ablauf der Tests verantwortlich.

---

23 Frz. *interne*. Es bezeichnet einen besonders qualifizierten Assistenzarzt (A. d. Ü.).
24 Frz. *Service de cardiologie du Centre hospitalo-universitaire*.
25 Frz. *Chef de clinique-assistant des hôpitaux*. Es bezeichnet den Chefarzt einer Abteilung, der zugleich an anderen Abteilungen beratende Funktion hat (A. d. Ü.).

KLINISCHE UND PARAKLINISCHE
UNTERSUCHUNG

Die untersuchten Personen

Die Untersuchung wurde gleichzeitig und separat an den folgenden fünf Sehenden durchgeführt:

- Jakov Čolo, geboren am 6. März 1971 in Bijakovići, ist Schüler der Dorfschule;
- Ivan Dragičević, geboren am 25. Mai 1965 in Bijakovići;
- Ivanka Ivanković, geboren am 21. Juni 1966 in Bijakovići, studiert in Mostar;
- Vicka Ivanković, geboren am 3. September 1964 in Bijakovići, studiert an der Textilfachschule in Mostar (sie ist mit Ivanka nicht verwandt);
- Marija Pavlović, geboren am 1. April 1965 in Bijakovići, hat gerade ihre dreijährige Ausbildung an der Friseurschule in Mostar abgeschlossen.

Die klinischen und paraklinischen Untersuchungen wurden zwischen 30 Minuten und 1 Stunde vor der Ekstase durchgeführt sowie während der Ekstase und 10 bis 15 Minuten nach der Ekstase.

Chronologie der Forschungsaufenthalte

Erster Aufenthalt: 24. und 25. März 1984

Es wurde nur eine klinische Untersuchung durchgeführt, die Vicka, Ivan, Marija und Jakov betraf.

Zweiter Aufenthalt: 9. und 10. Juni 1984

Am 9. Juni wurde nur eine klinische Untersuchung durchgeführt. Sie betraf Jakov, Ivan und Marija.
Am 10. Juni war die Untersuchung klinisch und paraklinisch und betraf Jakov, Ivan, Marija und Ivanka.
Am selben Tag wurden zwei Elektroenzephalogramme aufgezeichnet, und zwar bei Ivan und Marija, sowie der Herzrhythmus und der Blutdruck bei Ivanka.

Dritter Aufenthalt: 6. und 7. Oktober 1984

Am 6. Oktober betraf die klinische und paraklinische Untersuchung Vicka, Marija und Ivanka.

Bei Marija wurde ein Elektroenzephalogramm aufgezeichnet; bei Vicka ein Elektrokardiogramm, verbunden mit der Aufzeichnung von Herzrhythmus und Blutdruck.

Bei jedem der Sehenden wurde vor, während und nach der Ekstase eine ophthalmologische Untersuchung durchgeführt.

Am 7. Oktober betraf die klinische und paraklinische Untersuchung Marija, Ivanka und Ivan. Bei Ivan wurden auch der Herzrhythmus und der Blutdruck aufgezeichnet sowie bei jedem der Sehenden eine ophthalmologische Untersuchung durchgeführt.

Vor, während und nach der Ekstase wurde an beiden Tagen eine Videoaufzeichnung gemacht.

Vierter Aufenthalt: 28. und 29. Dezember 1984

Am 28. Dezember betraf die klinische und paraklinische Untersuchung Jakov, Marija, Ivan und Ivanka.

Bei Ivan und Marija wurde simultan eine Aufzeichnung der Augenbewegungen durchgeführt.

Bei Ivanka wurden die Kehlkopfbewegungen untersucht.

Am 29. Dezember betraf die klinische und paraklinische Untersuchung Marija und Ivanka, dazu kam eine Aufzeichnung der evozierten auditiven Potentiale bei Ivan.

An beiden Tagen wurde vor, während und nach der Ekstase eine Videoaufzeichnung gemacht.

Dauer der untersuchten Ekstasen

Die genaue Dauer konnte nur bei fünf Ekstasen aufgezeichnet werden:

10. Juni:	62 $\pm$ 2 Sekunden
6. Oktober:	120 $\pm$ 2 Sekunden
7. Oktober:	80 $\pm$ 2 Sekunden
28. Dezember:	65 $\pm$ 2 Sekunden
29. Dezember:	85 $\pm$ 2 Sekunden

Klinische Feststellungen

Da der Ablauf der vier Aufenthalte und der ersten klinischen Beobachtungen im vorhergehenden Kapitel beschrieben wurde, gehen wir sofort zur zusammenfassenden Darstellung über.

Zusammenfassende Darstellung

1. Das Verhalten vor der Ekstase

a) Das Verhalten ist identisch mit dem anderer junger Leute: Am erstaunlichsten ist, daß im Verhalten dieser jungen Leute überhaupt kein Unterschied besteht im Vergleich zu anderen im selben Alter, aus demselben Land oder sogar aus anderen Ländern. Wir hatten wiederholt Gelegenheit, ihr Verhalten mit dem anderer junger Leute im ungefähr gleichen Alter zu vergleichen. Mehrere Mitarbeiter unseres medizinischen Teams erkannten die Sehenden nicht einmal sofort, als sie bei der ersten Begegnung den kleinen Erscheinungsraum betraten.

b) Ernsthaftigkeit, Einfachheit und natürliche Zurückhaltung: Ihr Auftreten wird am besten als ernsthaft (aber ohne Übertreibung) und einfach qualifiziert. Kein einziges Mal bemerkten wir bei den jungen Leuten, daß sie affektiert oder eingebildet, kompliziert oder unnatürlich wären. Jeder von ihnen zeigt eine natürliche Zurückhaltung, die an Schüchternheit grenzt und bestrebt ist, die Privatsphäre zu schützen. Sie schwindet, wenn sie den Gesprächspartner kennen und Vertrauen haben.

c) Unterschiede im Charakter: Abgesehen von den vorgenannten Zügen, die allen gemeinsam sind, hat jeder der Sehenden ganz offensichtlich seinen eigenen Charakter. Man kann das aus ihrem Verhalten ablesen.

Jakov *Čolo*, der am 6. März 1984 13 Jahre alt wurde, ist sehr eigenwillig, ein Schelm und stürmisch wie eben ein Junge seines Alters. Nach unserer Beobachtung hat sich sein Verhalten zwischen März und Juni 1984 verändert, er ist, so scheint es, verantwortungsbewußter geworden. So hatte er als erster die Idee, die Jungfrau zu fragen, was sie von den geplanten medizinischen Tests hielte.

Ivan *Dragičević*, der im Mai 1984 19 Jahre alt geworden ist, ist ein sehr zurückhaltender Bursche, fast ein Einzelgänger, sportlich (zwei von unseren Leuten hatten Gelegenheit, mit ihm Fußball zu spielen); gestellte Fragen beantwortet er präzise, er scheint viel nachzudenken und neigt zur Introvertiertheit. Auf eine allzu detaillierte Frage, seine Zukunft betreffend, antwortete er klipp und klar, daß er sie nicht beantworten wolle, weil »es sich um seine Privatsphäre handelt, die nur ihn selbst etwas angeht«.

Marija *Pavlović*, die im April 1984 19 Jahre alt geworden ist, ist ein ruhiges Mädchen mit klarem Gesichtsausdruck, lächelnd ohne Über-

81

treibung. Sie ist nach außen diskret und bescheiden, gegenüber ihren Gesprächspartnern wirkt sie aber auch beruhigend und strahlt Sicherheit aus. Man spürt in ihr eine große innere Kraft.

Ivanka *Ivanković* wurde am 21. Juni 1984 18 Jahre alt. Sie hat regelmäßige Gesichtszüge. Gang und Ausdruck verraten die Selbstsicherheit der modernen Studentin, sie ist zugänglich, sympathisch und offen im Umgang, aber auch sie hat Charakter.

Vicka *Ivanković* wurde im September 1984 20 Jahre alt. Sie ist die Ausdrucksvollste und Heiterste der Gruppe. Ihr eckiges Gesicht, ihr überaus lebhafter Blick und ihre kräftige Stimme verleihen ihr einen sehr eigenwilligen Charakter: Sie ist extrovertiert, klar und direkt im Umgang und kann ihre Gefühle nicht verbergen.

Insgesamt machen diese jungen Leute einen normalen, ausgeglichenen Eindruck, sie sind gesund an Leib und Seele.

2. Das Verhalten während der Ekstase

Die Beobachtung der 8 Ekstasen, denen wir beiwohnen konnten, gestattete es uns nicht, irgendwelche Unterschiede im Verhalten der Sehenden festzustellen. Nur bei Jakov konnten wir zwischen dem 25. März und dem 10. Juni eine gewisse Reifung feststellen. Er war am 6. März gerade 13 geworden, und wir wußten es nicht ... Bei den Ekstasen vom März war er uns eher bedrückt und fast stumm vorgekommen. Im Juni war er kooperativer und stärker betroffen, so wie seine Kameraden.

Charakteristisch für das Verhalten der fünf Halbwüchsigen während dieses Zeitraums ist sicherlich ihr Zustand der Aufnahmebereitschaft, ihre große Aufmerksamkeit, ihr Blick, der ausdrückt, daß sie in einem Zustand der Beziehung stehen. Tatsächlich scheint jeder von ihnen gleichzeitig und hintereinander Informationen zu erhalten und mit einer Person zu sprechen, die wir Ärzte zu keinem Zeitpunkt gesehen haben. Die Ausdruckspalette ist bei einigen der Sehenden größer als bei anderen, namentlich Vicka und Ivanka drücken sich mehr aus als Marija, Ivan und Jakov.

3. Das Verhalten nach der Ekstase

Auch da gibt es im Verhalten der Sehenden noch wenig Unterschiede von einem zum anderen, obwohl jeder seine Besonderheit, seinen eigenen Charakter bewahrt. Für alle kennzeichnend ist ihre Lebensfreude. Die Ekstase wirkt nicht hemmend auf sie, sondern macht sie schlicht und einfach glücklich. Jakov hat vor, nach der Messe mit seinen Kameraden Fußball zu spielen oder heimzugehen; Ivan bleibt der ernste Einzelgänger und entfernt sich von der Menge, die er meidet, wo er nur kann; Marija wartet das Ende der liturgischen Feier ab, um in der Sakristei die Meßgewänder der zahlreichen Zelebranten zu ordnen; Ivanka und Vicka zeigen sich umgänglicher und nehmen lächelnd die wohlwollenden Grußbezeigungen der unbekannten Leute, denen sie begegnen, entgegen.

Ergänzung anhand der Videoaufzeichnungen

Mehrere Videoaufzeichnungen wurden von unserem medizinischen Team und zwei weiteren Professoren für Neurophysiologie unserer Universität sorgfältig analysiert:

- Eine Aufzeichnung vom 5. April 1983 in englischer Sprache von David Carver von der St. Francis Association for Catholic Evangelisation unter dem Titel *The Path of Peace*.
- Mehrere Aufzeichnungen aus den Jahren 1983 und 1984 von René Laurentin im Verlag Enes Vidéo.
- Ein Bericht von Jean-Claude Darrigaud, Chefberichterstatter bei *Antenne 2*, im Verlag Enes Vidéo.
- Die Aufzeichnung des Stech-Tests, den einer der vom Bischof von Mostar benannten Experten bei Vicka durchgeführt hat.
- Die Aufzeichnungen, die unser Team am 6. und 7. Oktober sowie am 28. und 29. Dezember 1984 machte.
- Die von Herrn Englebert aus Brüssel am 28. Dezember 1984 gemachte Aufzeichnung, bei der die Kamera den Sehenden gegenüber postiert war.

Ergebnis der klinischen Untersuchungen

Aufgrund der klinischen Untersuchung der Sehenden in allen Phasen der Ekstase (vor, während und nach der Erscheinung) kann jedes klinische Anzeichen, das den bei individueller oder kollektiver Halluzination, bei Hysterie, Neurose oder bei pathologischen Ekstasen zu beobachtenden Anzeichen vergleichbar wäre, ausgeschlossen werden.

Es gibt keinen klinischen Hinweis auf individuelle oder kollektive Halluzination

Kollektive Halluzinationen sind im allgemeinen bei Drogensüchtigen zu beobachten, sie sind klassisch beim Gebrauch von Haschisch oder anderen Halluzinogenen; sie dauern nicht länger als ein bis zwei Minuten. Eine Diagnose auf individuelle Halluzination ist aufgrund des Verhaltens der Sehenden vor, während und nach der Ekstase auszuschließen. Tatsächlich sind die Begleitumstände der Erscheinung denen, die im Verlauf von echten Halluzinationen bei einem normalen Subjekt zu beobachten sind, sehr unähnlich. Beim Kranken treten die Halluzinationen vor allem im Moment des Einschlafens oder Erwachens auf. Bei den Sehenden von Medjugorje findet die tägliche Begegnung stets zur gleichen Stunde (17.45 Uhr im Winter, 18.45 Uhr im Sommer) statt, also in großer zeitlicher Entfernung zum Erwachen oder Schlafen, wobei diese Zustände auch vom EEG ausgeschlossen werden. Es handelt sich auch nicht um eine taktile Halluzination, da keiner der Sehenden Schmerzempfindungen wie Brennen, Stechen o. a. hat. Ebensowenig wird die Halluzination durch den einen oder anderen der Sehenden induziert: Einer oder auch mehrere sind häufig und in wechselnder Konstellation abwesend (bedingt durch schulische oder sonstige Verpflichtungen, durch Krankheit oder Spitalsaufenthalt usw.). Es ist auch schon vorgekommen, daß nur ein Sehender da war, und zwar nicht immer derselbe. Bei keinem der fünf Sehenden haben wir ein Verhalten halluzinatorischen Typs festgestellt.[26]

Es handelt sich nicht um individuelle oder kollektive Hysterie

Die Hysterie ist der weitestverbreitete neurotische Zustand. Sie ist in erster Linie durch gesteigerte Suggestibilität gekennzeichnet. Der Hysteriker ist zunächst einmal besonders beeinflußbar, dem Beobachter fällt eine gewisse Psychoplastizität auf, d. h. die Person ist unbeständig und wankelmütig. Ein anderer beherrschender Zug ist die Hyperexpressivität mit starkem Hang zum Theatralischen, zu exzessiven und in Wirklichkeit oberflächlichen Gefühlsausbrüchen. Der Hysteriker will um jeden Preis für sich gewinnen und rühren. Er hat Angst, Mißfallen zu erregen, und paßt sein Verhalten dem anderen an. Immer liegt eine überraschende Gefühlsunreife vor, verbunden mit infantilem Egozentrismus... Der Hysteriker verfälscht ständig die Elemente seiner Existenz. Eine beträchtliche Anzahl von ihnen klagt über unüberwindliche Asthenie und hat fast ständige Störungen im Eßverhalten (Anorexie oder Bulimie, gänzlich ungeordnete Ernährung). Keine dieser

---

26 Der *Larousse* definiert die Halluzination als »eine Wahrnehmung ohne Objekt«. Dies könnte für die Ekstasen von Medjugorje zutreffen, wenn man als Prinzip *a priori* voraussetzt, daß ein Objekt aus einer anderen Welt nicht existiert, oder wenn man darunter empirisch versteht: »Wahrnehmung ohne gewöhnliches Objekt«.
In der Medizin bezeichnet das Wort »Halluzination« einen pathologischen Zustand und sollte unseres Erachtens nur verwendet werden, wenn eine psychische Erkrankung vorliegt.

Verhaltensweisen ist bei den Sehenden beobachtet worden, weder bei Videoaufnahmen noch bei der direkten klinischen Beobachtung.

Es liegt keine Neurose vor

Neurosen äußern sich in unendlich variierten Symptomen, die entweder geistig sein können (Angstzustände, Übererregbarkeit, Gehemmtheit, fixe Ideen, Phobien, Depressionen, Charakterstörungen) oder körperlich-funktional (verschiedene Schmerzzustände, Krämpfe, Schwindelanfälle, Schwächezustände usw.). Bei den Sehenden von Medjugorje liegt keine Angstneurose vor, keine Besessenheit oder Phobie, keine hysterische, hypochondrische oder psychosomatische Neurose, ebensowenig die eine oder andere Form der Psychose. Wir können dies aufgrund minutiöser klinischer Prüfung ausdrücklich bestätigen.

Es handelt sich nicht um Katalepsie

Bei der Katalepsie ist die willentliche Bewegung der Muskeln vollkommen ausgeschaltet, Körperstellungen werden beibehalten, und spontane Bewegungen sind nicht möglich. Die Mimik ist dabei verzerrt und starr. Bei den Sehenden ist dies nicht zu beobachten: Sie vermögen alle zusammen ganz natürlich auf die Knie zu fallen, sobald sie nach ihrer eigenen Aussage die Jungfrau erblicken, oder – wenn das medizinische Team mitten in den Tests war – ebenso natürlich auf den Knien zu bleiben; ihre Gesichtsmuskeln sind natürlich beweglich, nicht verzerrt, sondern entspannt. Sofort nach Ende der Ekstase bewegen sich die Sehenden spontan und ohne die geringste Schwierigkeit. Während der Ekstase befinden sie sich nicht in einem kataleptischen Zustand, sondern im Zustand des Gebets und der friedvollen Betrachtung.

Es handelt sich nicht um pathologische Ekstase

»Bei den pathologischen Ekstasen besteht Unbeweglichkeit (bei den Sehenden funktioniert die mimische und die Stimmuskulatur in bestimmten Momenten der Ekstase), sensorische Unzugänglichkeit, Ausdruck übergroßer Freude. Die pathologische Ekstase ist bei pathologischen und besonders bei hysterischen Mystikern zu beobachten, bei debilen Mythomanen, chronischen Deliranten und an Halluzinationen Leidenden. Im allgemeinen sind sie gekoppelt mit religiöser und erotischer Unruhe. Die Ekstasen mischen sich in Anfälle übertriebener Freude oder sexueller Erregtheit und bleiben für die praktische Aktivität absolut steril. Es scheint sich dabei um Kompensationsprozesse zu handeln, die die Antwort auf mangelnde intellektuelle oder affektive

Befriedigung sind« (Th. Kammerer in: Dr. Porot, *Manuel de psychiatrie*, Ekstase).

Keines dieser klinischen Anzeichen und keine derartige Unruhe ist bei diesen jungen Leuten, die wir mit aller Sorgfalt ausgefragt haben, vorhanden. Wir konnten beobachten, wie sie sich vor einer Erscheinung um eine ihnen unbekannte Behinderte kümmerten, wir konnten sie mit Hilfe eines oder mehrerer Dolmetscher befragen und frei mit ihnen reden, wir konnten sehen, wie sie angesichts ausländischer Zeitungen reagierten, die sie als krank hinstellten... Ihr Verhalten bleibt in allen Situationen normal und heiter. Die tägliche Ekstase macht sie nicht nervös, verkrampft, krank oder hochmütig.

Elektroenzephalographische Funktionen

Die elektroenzephalographischen Aufzeichnungen wurden durchgeführt bei:

- Ivan Dragičević am 10. Juni 1984,
- Marija Pavlović am 10. Juni und 6. Oktober 1984.

In beiden Fällen wurde ein Gerät vom Typ Alvar Electronic – Reega Minihuit – TR benützt. Die Einstellung war folgende: 50 Mikrovolt, Geschwindigkeit 15 mn/s, Montage der Elektroden: 1–2, 2–3, 4–5, 1–13, 3–13, 4–14, 6–14. Position der Elektroden: 1 Stirnbein rechts, 4 Stirnbein links, 2 Scheitelbein rechts, 5 Scheitelbein links, 3 Hinterhaupt rechts, 6 Hinterhaupt links, 13 Schläfenbein rechts, 14 Schläfenbein links. Bei beiden Untersuchungen wurde der Test der intermittierenden Lichtreizung (Flackerlicht) durchgeführt.

Elektroenzephalogramm vom 10. Juni 1984 (Ivan)

Die Aufzeichnung lief eine Minute vor der Erscheinung, während 62 ± 2 Sekunden der Ekstase, dann noch eine Minute nach der Erscheinung.

Interpretation: Die Kurve des EEG ist von Artefakten überlagert, die mit der Schweißabsonderung der betreffenden Person, dem Beten des *Vaterunsers* und den Bewegungen beim Öffnen und Schließen der Augen zusammenhängen. Nichtsdestoweniger ist eindeutig eine normale elektrische Tätigkeit vom Typ Alpha (Wachzustand, 11 Wellen/s) zu erkennen, die vor, während und nach der Erscheinung auf der rechten und linken Längsableitung symmetrisch ist.

Das EEG enthält kein Anzeichen für Schlaf oder epileptische Entladung.

Elektroenzephalogramm von Ivan (10. Juni 1984)
Vor der Ekstase

880941

Vor der Ekstase   **Beginn der Ekstase**

880942

Vater unser...

880943

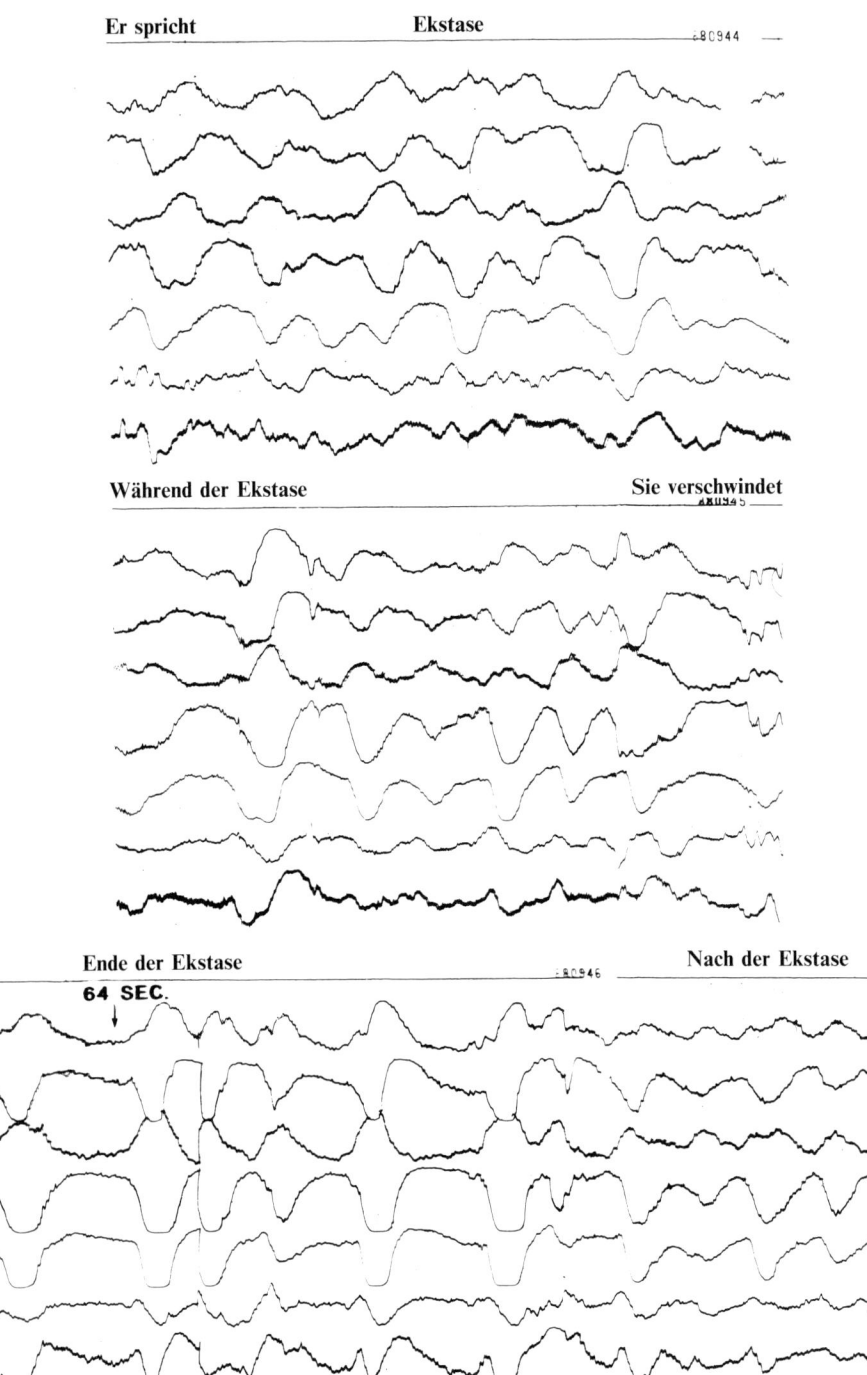

Er spricht Ekstase ₂80944

Während der Ekstase Sie verschwindet ₂80945

Ende der Ekstase Nach der Ekstase ₂80946

64 SEC.

Vor der Ekstase: Mischung von Rhythmus Beta (Reflexion: 20 Wellen/sec) und Alpha (Aufmerksamkeit).
Während der Ekstase: Reiner Alpha-Rhythmus (Wachrhythmus). Weder Schlaf noch Traum.

Elektroenzephalogramm von Marija (6. Oktober 1984)

Vor der Ekstase

Augen offen

aufmerksam

Augen geschlossen

Während der Ekstase: Reiner Alpha-Rhythmus

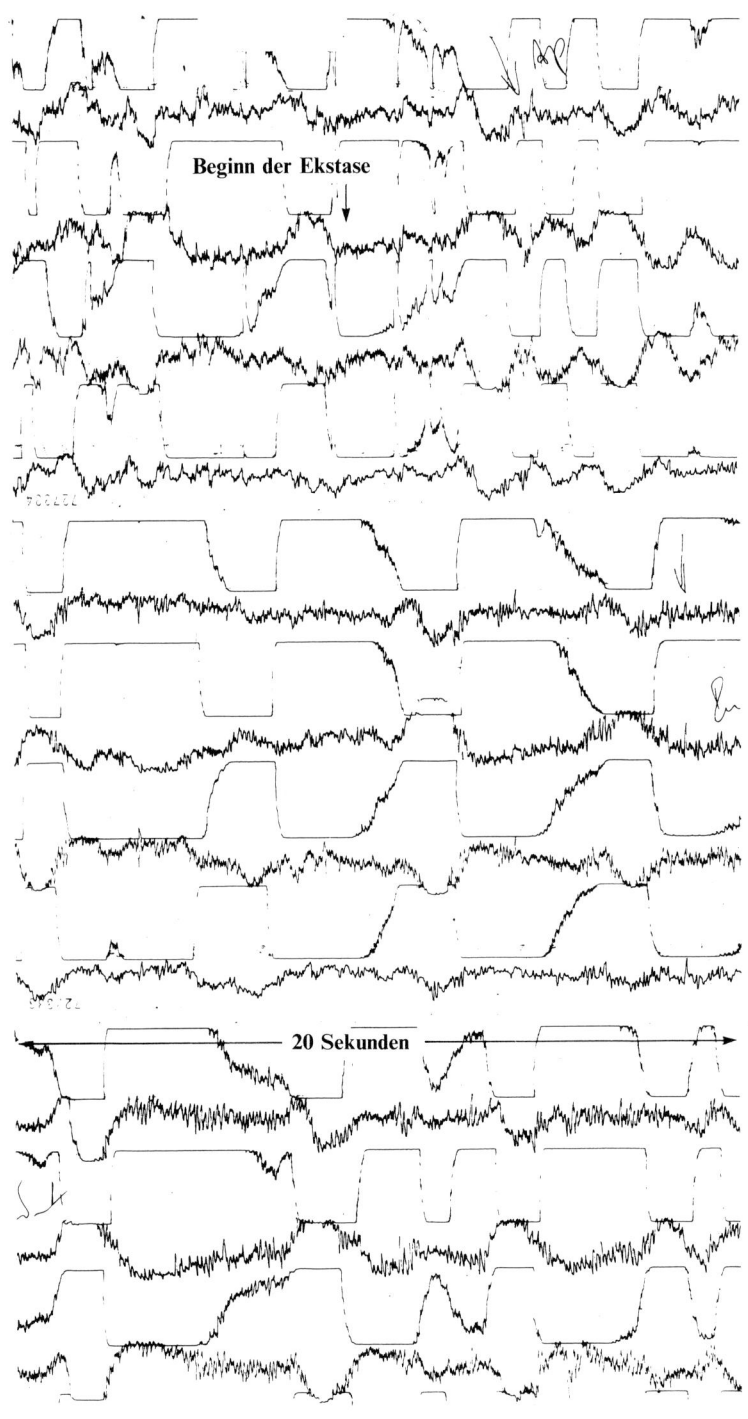

Beginn der Ekstase

20 Sekunden

Während der Ekstase

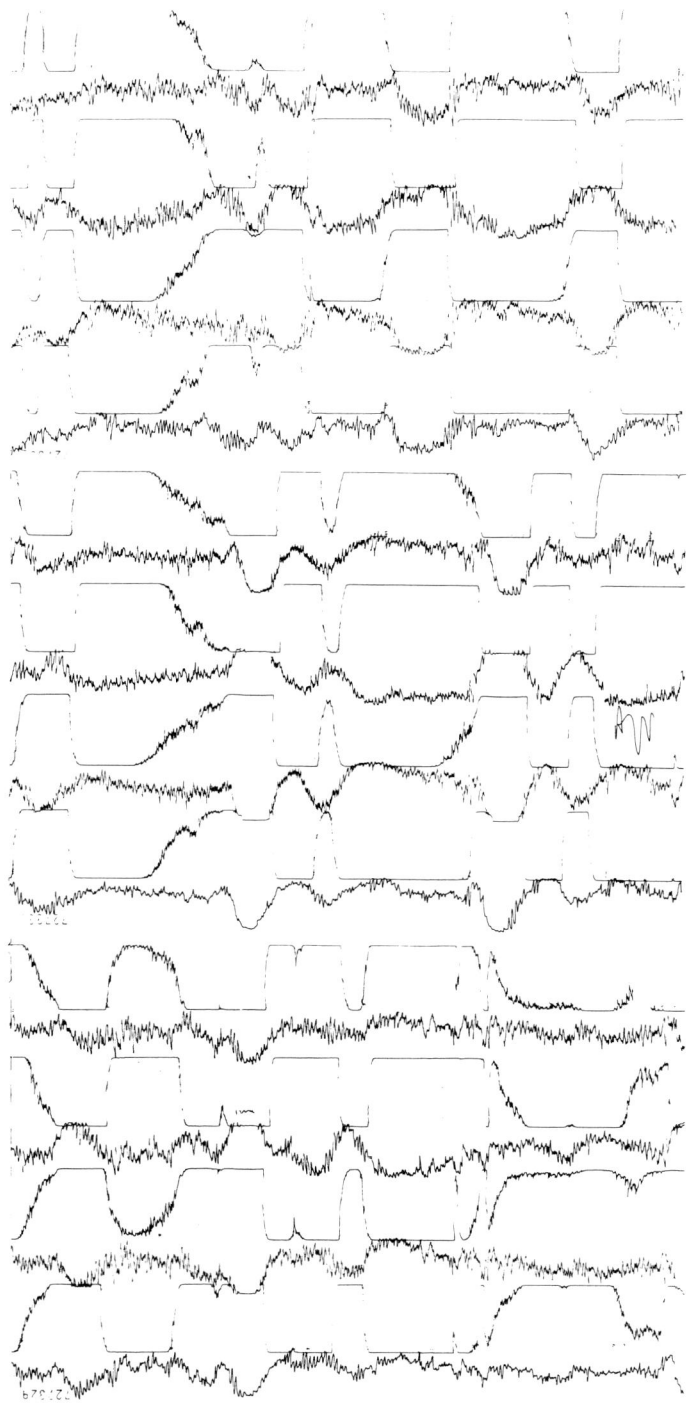

Ende der Ekstase und nach der Ekstase

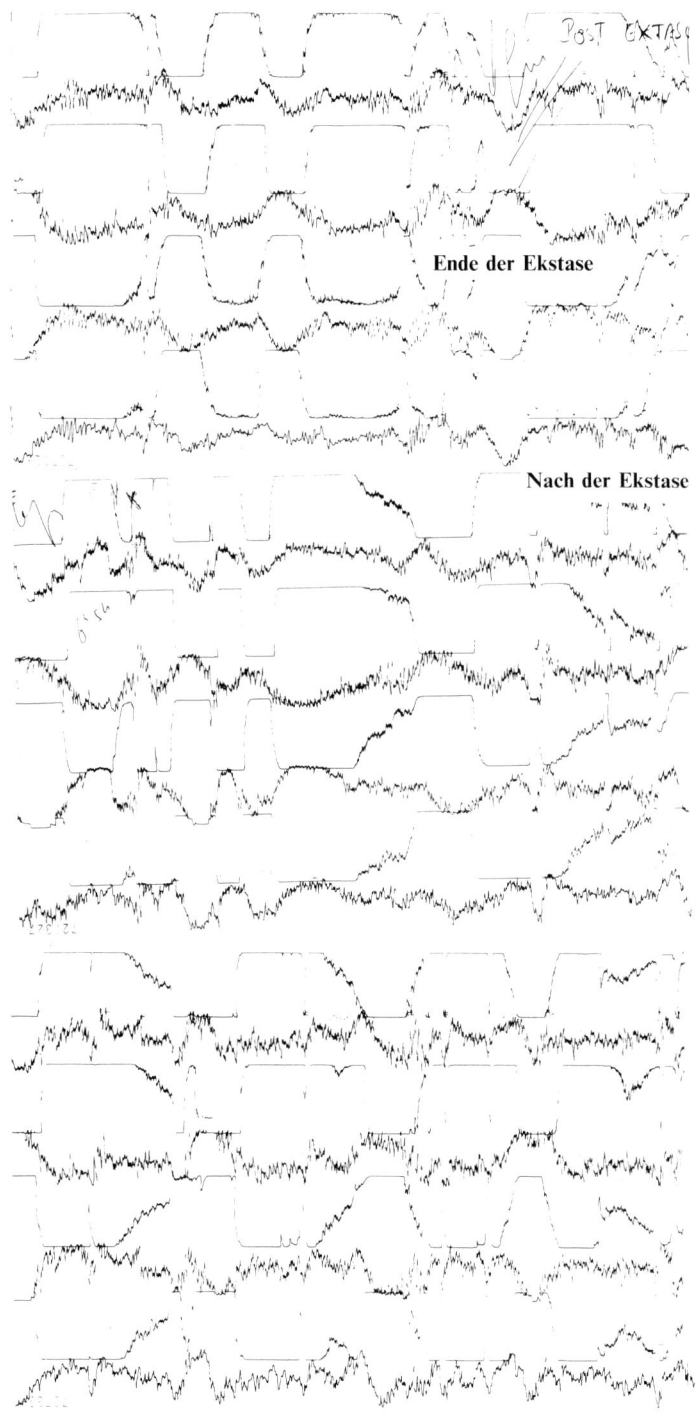

POST EKTASE

Ende der Ekstase

Nach der Ekstase

Elektroenzephalogramm vom 6. Oktober 1984 (Marija)

Interpretation: Die Kurve des EEG ist normal. Vor der Ekstase sind Perioden im Rhythmus Alpha (10 Wellen/s) und Perioden größerer Aufmerksamkeit in einem schnellen Rhythmus Beta (20 Wellen/s) festzustellen. Während der Ekstase ist eine Periode der Aufmerksamkeit mit einem schnellen Rhythmus zu Beginn festzustellen, dann Wiedereintreten von Alpha synchronen Typs, fast ununterbrochen über einen langen Zeitraum von 65 Sekunden. Nach der Ekstase Rückkehr zu Rhythmus Beta, unterbrochen von weniger stetigem Alpha.

Schlußfolgerung

Anhand der beiden elektroenzephalographischen Untersuchungen läßt sich folgendes feststellen:

1. Die EEGs von Ivan Dragičević und Marija Pavlović sind normal und vor, während und nach dem Zeitraum der Ekstase identisch.
2. Aufgrund des EEG sind bei diesen beiden Personen Schlaf-, Traumoder epileptische Phänomene am Tag der Untersuchung völlig auszuschließen.
3. Während der drei Aufzeichnungen ergab der Versuch der intermittierenden Lichtreizung (Flackerlicht) keine Beobachtung elektrischer Entladungen epileptischen Typs vor, während und nach der Ekstase.

Augen- und Sehfunktion

Die Untersuchung dieser Funktion wurde von Dr. Jacques Philippot beim dritten und vierten Aufenthalt durchgeführt.

Welche Tests wurden durchgeführt?

- Untersuchung des Augenhintergrundes vor der Ekstase.
- Untersuchung der photomotorischen Reflexe (Kontraktion der Pupille bei Lichteinwirkung) vor, während und nach der Ekstase.
- Untersuchung des Reflexes »Lidschluß bei Bedrohung oder Blendung« (Schließen der Augenlider). Wir verwendeten eine starke, grelle Lichtquelle.
- Vergleichende Untersuchung der Frequenz des Lidschlags vor, während und nach der Ekstase über einen jeweils gleich langen Zeitraum.
- Schirmtest bei Ivanka und Marija: Während der Ekstase wurde ihnen ein Schirm aus dichtem Karton vor die Augen gehalten.

– Untersuchung der Mobilität der Augäpfel vor, während und nach der Ekstase durch elektrookulographische Aufzeichnung (EOG) bei zwei Sehenden gleichzeitig.

Ergebnisse

– Die Untersuchungen des Augenhintergrundes bei Marija, Ivanka und Vicka am 6. Oktober und bei Marija, Ivanka und Ivan am 7. Oktober sind normal und vor und nach der Ekstase identisch.
– Die direkten und konsensuellen photomotorischen Reflexe (symmetrische simultane Reflexe beider Augen bei Lichteinwirkung) sind vor, während und nach der Ekstase normal und symmetrisch (bei Ivan, Marija und Ivanka am 6. Oktober, bei Marija und Ivanka am 7. Oktober).
– Der Reflex des »Lidschlusses bei Bedrohung oder Blendung« fehlt bei Marija und Ivanka am 7. Oktober während der Ekstase, während er vor und nach der Ekstase vorhanden ist.
– Die Anzahl der Lidschläge während der Ekstase ist deutlich geringer als die Lidschläge, die vor und nach der Ekstase zu beobachten sind. Bei Vicka und Ivan ist sie gleich Null.

Zahl der Lidschläge pro Minute	vor der Ekstase	während der Ekstase	nach der Ekstase
Vicka (am 6. Oktober)	3	0	4
Ivanka (am 7. Oktober)	22	10	28
Marija (am 7. Oktober)	12	7	14
Ivan (am 7. Oktober)	14	0	13

(Auf der Basis einer Videoaufnahme durchgeführte Untersuchung)

Interpretation der simultan aufgenommenen Elektrookulogramme bei Ivan und Marija:

– Zu Beginn der Ekstase hörten die Augenbewegungen bei Ivan und Marija auf die Sekunde genau gleichzeitig auf.
– Während der Ekstase registriert man lediglich die Muskelbewegungen der Mimik und des Sprechens, wenn sie mit der Person, die sie sehen, reden. Ihre Augen bleiben unbewegt.
– Nach der Ekstase setzen die Bewegungen der Augen und der Gesichtsmuskeln auf die Sekunde genau gleichzeitig wieder ein.

Elektrookulogramme

Augenbewegungen vor der Ekstase

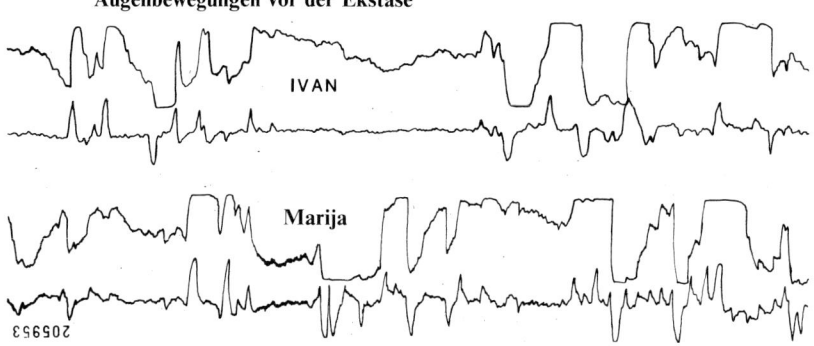

IVAN

Marija

Vor der Ekstase (28. Dezember 1984)

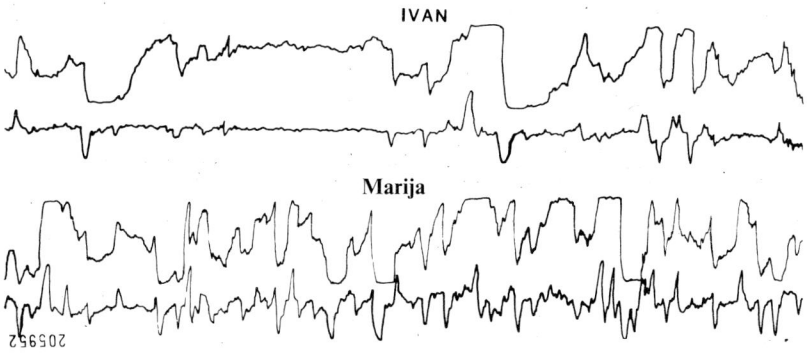

IVAN

Marija

Kreuzzeichen

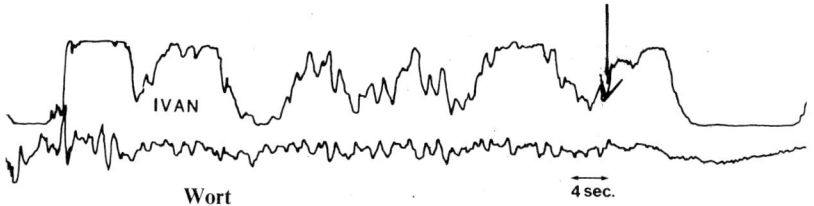

IVAN

Wort

4 sec.

Aufhören der Augenbewegungen

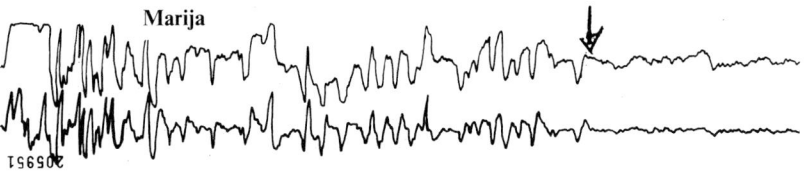

Marija

Ekstase (28. Dezember 1984)

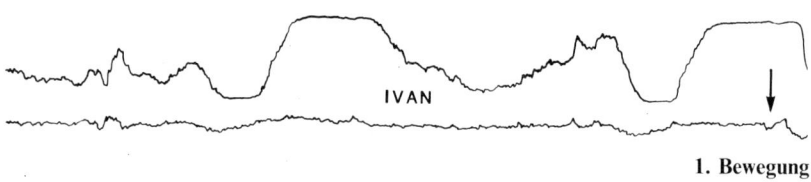

IVAN

1. Bewegung

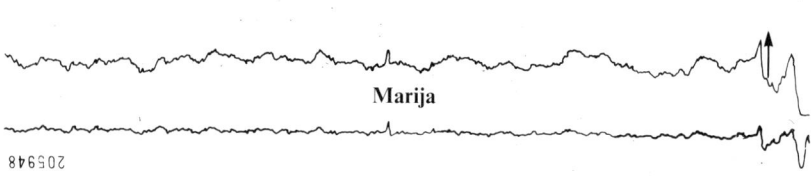

Marija

Nach der Ekstase (28. Dezember 1984)

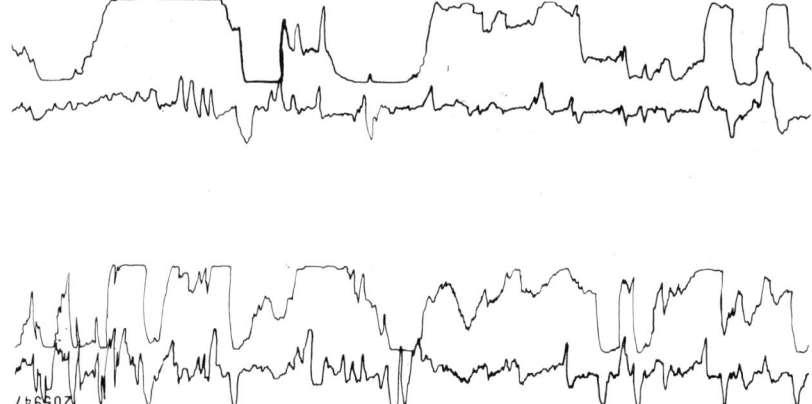

**Simultane Elektrookulogramme von Ivan und Marija, 28. Dezember 1984, vor und
nach der Ekstase. Die Augenbewegungen hören auf die Sekunde genau gleichzeitig
auf.**

96

Die bei Ivan und Marija am 28. Dezember gleichzeitig durchgeführte graphische Aufzeichnung der Bewegungen der Augäpfel bestätigt, daß das Aufhören dieser Bewegungen zu Beginn der Ekstase auf die Sekunde genau gleichzeitig erfolgt. Ebenso ist am Ende der Ekstase auf die Sekunde genau das Wiedereinsetzen der Augenbewegungen zu beobachten.
Der Schirmtest (am 7. Oktober) während der Ekstase hat auf das Verhalten von Marija und Ivanka keinen Einfluß. Nach der Ekstase sagen sie, es hätte sie nicht gehindert, die Jungfrau zu sehen, und sie hätten den Schirm vor ihren Augen nicht gesehen.
Die Überprüfung der von Herrn Englebert aus Brüssel am 28. Dezember gemachten Videoaufzeichnung ermöglicht die Feststellung, daß die Blicke konvergieren.

Schlußfolgerung

– Aufgrund des normalen Befundes des Augenhintergrundes ist eine organische Anomalie (des Auges oder des Gehirns infolge eines eventuellen expansiven tumoralen Prozesses) auszuschließen.
– Visuelle Halluzination infolge einer Angegriffenheit des sensorischen und peripheren Rezeptors (wie sie manchmal bei älteren oder kranken Patienten zu finden ist) ist ausgeschlossen. Das System des Auges ist anatomisch und funktional in Ordnung.
– Durch die Ekstase wird der Pupillenreflex nicht unterdrückt.
– Das Funktionieren des Lidschlußreflexes bei Bedrohung oder Blendung ist während der Ekstase gehemmt; der regelmäßige physiologische Lidschlag ist bei zwei Sehenden weniger häufig, bei zwei anderen fehlt er.
– Zu Beginn der Ekstase besteht bei zwei Sehenden auf $1/5$ Sekunde genaue Gleichzeitigkeit im Aufhören der Bewegungen der Augäpfel und die gleichzeitige Wiederaufnahme der Bewegungen am Ende der Ekstase.
– Ein vor die Augen gehaltener Schirm beeinträchtigt ihr Sehen nicht.
– Die Blicke der Sehenden konvergieren in derselben Richtung.

Herztätigkeit

Die Ergebnisse wurden von Dr. Volpilière ausgewertet.

Welche Tests wurden durchgeführt?

Es wurden elektrokardiographische Aufzeichnungen des Blutdrucks und der Herzfrequenz vor, während und nach der Ekstase gemacht (auf einem Cardiostat 701 von Siemens).

Ergebnisse

– Die Elektrokardiogramme vom 6. und 7. Oktober bestätigen, daß die Herzkontraktion normal und regelmäßig (Sinusrhythmus) ist.
– Die Herzfrequenz konnte auf der Basis der elektrokardiographischen Kurven und durch Aufzeichnung mittels eines Blutdruckmeßgeräts gemessen werden.

Pulsschläge/Minute	vor der Ekstase	während der Ekstase	nach der Ekstase
Ivanka (10. Juni 1984)	144	125	136
Vicka (6. Oktober 1984)	104	140–135	145
Marija (7. Oktober 1984)	105–95	99–95	110
Ivan (7. Oktober 1984)	111–107–97	131–120	120

(sukzessive Messungen)

– Der Blutdruck unterliegt während der Ekstase Veränderungen:

Blutdruck	vor der Ekstase	während der Ekstase	nach der Ekstase
Ivanka (am 10. Juni)	152	138	123
Ivan (am 7. Oktober)	123	112	125

(Mittlerer Blutdruck in Millimeter, gemessen mit einem Gerät vom Typ »Critikon-Dynamap-TM«)

Schlußfolgerung

– In allen Phasen der Untersuchung erscheint die Herzfrequenz schnell, sie liegt immer über 90 Pulsschlägen/Minute.
– Während der Ekstase ist bei zwei Sehenden (Ivanka und Marija) eine leichte Verlangsamung der Herzfrequenz festzustellen, bei zwei anderen (Vicka und Ivan) eine Beschleunigung.

Diese Resultate sind nicht signifikant, sondern Ausdruck des unterschiedlichen emotionalen Verhaltens, wenn man – was wahrscheinlich ist – annimmt, daß der Zeitraum der Ekstase, ihre Vorbereitung und ihr Nachspiel für die Sehenden einem immer neuen und paranormalen Ereignis entsprechen.

– Die Entwicklung des Blutdrucks bei zwei Sehenden, von denen der eine eine raschere, der andere eine langsamere Frequenz aufweist, läßt während der Ekstase eine Tendenz zur Verringerung des Blutdrucks um 4–11 mm beobachten, die nicht signifikant ist.

Elektrokardiogramm von Vicka (6. Oktober 1984)

Vor der Ekstase

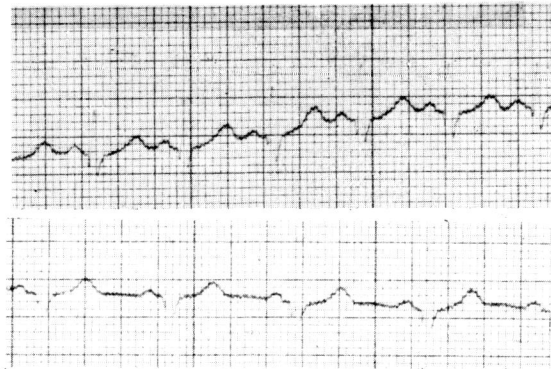

Vor der Ekstase:
Herzrhythmus
104 Schläge/Minute.

Während der Ekstase

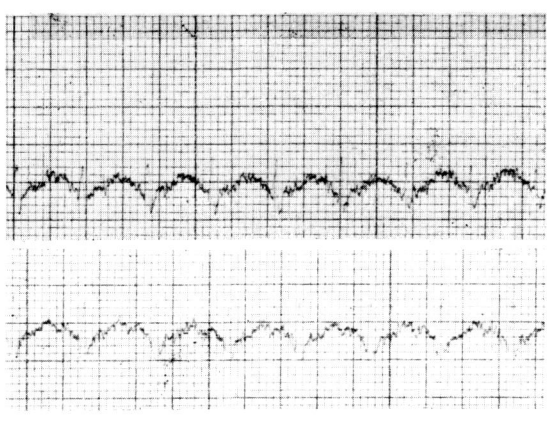

Während der Ekstase:
Herzrhythmus
135 Schläge/Minute.

Nach der Ekstase

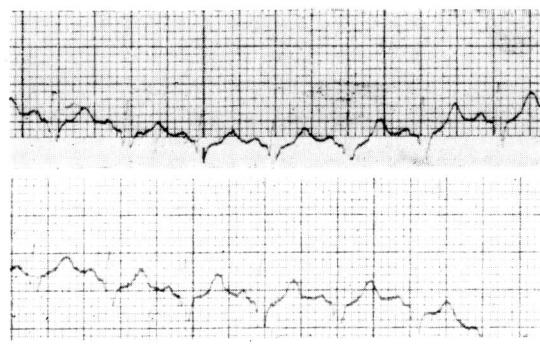

Nach der Ekstase:
Herzrhythmus
145 Schläge/Minute.

Die Herzkontraktion ist während der Ekstase normal, regelmäßig (sinusal); nach der Ekstase beschleunigt sich der Rhythmus deutlich und bleibt in der auf die Ekstase folgenden Minute erhöht.

Hörfunktion

Die diesbezügliche Untersuchung wurde von Dr. François Rouquerol bei unserem vierten Aufenthalt durchgeführt.

1. Es stellten sich zwei Fragen:
   - Ist der sensorische Rezeptor der Sehenden normal?
   - Auf welche Weise funktionieren die Gehörwege während der Ekstase, da doch die Sehenden nach ihrer eigenen Aussage eine weibliche Stimme hören, die niemand außer ihnen vernimmt? Handelt es sich nicht um eine Halluzination des Gehörs?

Ein wesentlicher Test ist dabei die objektive Untersuchung durch »Evozierung auditiver Potentiale«. Diese Untersuchung wird angewendet:
   - beim Kind, um eine angeborene Taubheit festzustellen und eine frühzeitige Behandlung einzuleiten;
   - beim Erwachsenen, um eine vorgetäuschte Schwerhörigkeit zu entlarven.

2. Technische Daten:
   - Gerät vom Typ PEA 1010 (RACIA).
   - Es handelt sich um eine moderne elektrophysiologische Untersuchungsmethode, durch die die Leitfähigkeit des 8. Hirnnervs (es gibt 12 Nervenpaare, von denen das 8. Paar den linken und rechten Hörnerv bildet) festgestellt wird.
   - Die Untersuchung wurde bei Ivan bei der Ekstase vom 29. Dezember durchgeführt. Die Umgebungsgeräusche im Raum variierten zwischen 45 und 70 Dezibel.

Vor der Ekstase: Das Gerät wurde an einem gesunden, nicht zu den Sehenden gehörigen Kind überprüft. Die aufgezeichnete Kurve war normal.
Erste Kurve Ivans bei 70 Dezibel im rechten Ohr (das linke Ohr war dabei durch den anderen Hörer des Kopfhörers abgedeckt).
Technische Details: Alternierende Polarität, Verstärkung 5, Dauer der Analyse 12,5 ms, Zahl der Wechsel 1600, stimuli 30/s.
Ergebnis: Die Verzögerung IT von I bis V (Zeitintervall zwischen den Wellen I und V) beträgt 4,6 ms, was einer normalen Leitfähigkeit des Hörnervs entspricht. Man kann folglich sagen, daß die Gehörwege organisch und funktional völlig normal sind bis zu der Vierhügelplatte (oberer Teil des Hirnstammes). Es besteht auch kein Tumor des Hörnervs.
Während der Ekstase: Der rechts eingeleitete Schall ist 90 Dezibel stark (Lärm eines Explosionsmotors bei Vollgas), das linke Ohr ist abge-

Ivan (29. Dezember 1984)

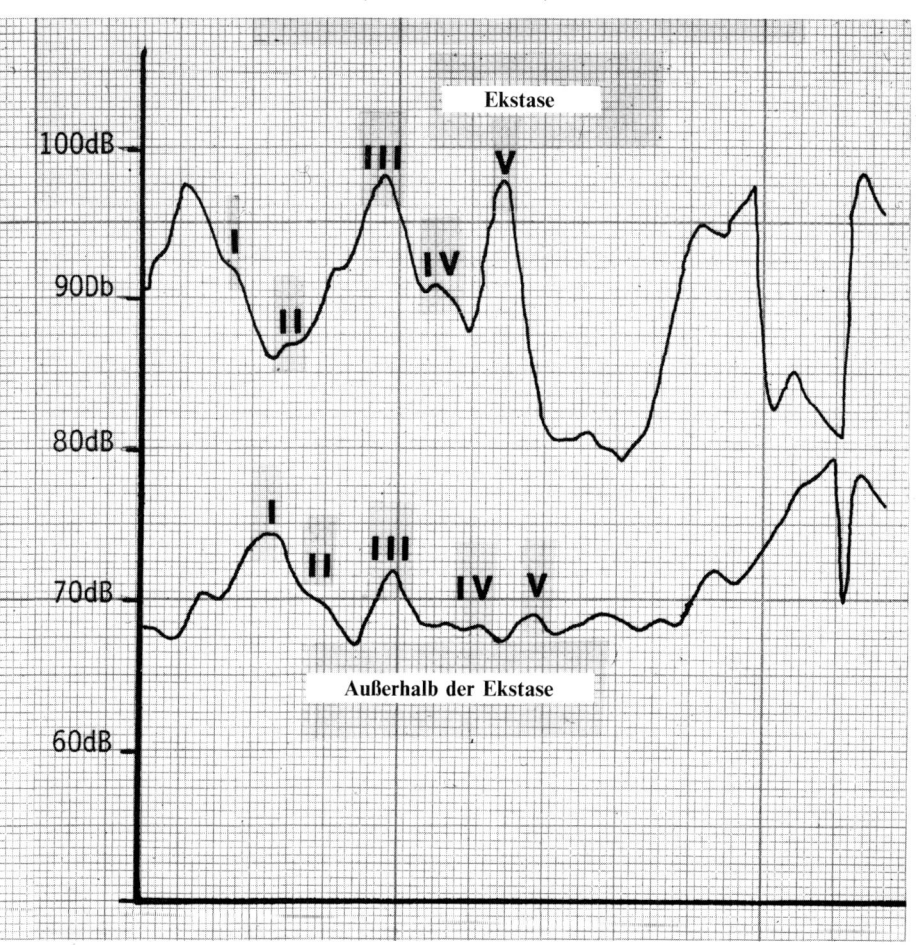

In der unteren Kurve (vor der Ekstase) werden in Ivans linkes Ohr 70 Dezibel eingeleitet. In der oberen Kurve während der Ekstase 90 Dezibel (20 mehr: der Lärm eines Explosionsmotors bei Vollgas).
Die Gehörwege funktionieren in beiden Kurven normal. (Die Erregung des Nervs geht bis zu der Vierhügelplatte, die im oberen Teil des Hirnstamms liegt.)
Was dann vor sich ging, haben unsere Tests nicht erforscht. Doch hat Ivan nicht reagiert und während der Ekstase nichts gehört.

101

deckt. Die Konstanten sind dieselben wie bei der vorhergehenden Untersuchung.

Ergebnis: Man erhält eine Kurve ohne Veränderung der Verzögerung IT. Sie beträgt wiederum von I bis V 4,6 ms.

3. Ergebnisse:
   – Es fehlen während der Ekstase die gewohnten objektiven klinischen Reaktionen, namentlich der Überraschungseffekt bei der Einwirkung von 90 Dezibel aufs rechte Ohr.
   – Es fehlt die subjektive Wahrnehmung des »Klickens« im rechten Ohr, bei Abdeckung des linken Ohres. Nach der Untersuchung bestätigt Ivan, daß er nichts gehört hat.

So wird also während der gesamten Dauer der Ekstase, sogar während sie laut auf kroatisch das *Vaterunser* und das *Ehre sei dem Vater* beten (was für die Anwesenden vernehmbar ist), von Ivan keine Wahrnehmung gehört.

Also ist während der Ekstase die Verbindung in den Gehörwegen unterbrochen.

Der Test der Evozierung auditiver Potentiale untersucht die nervliche Erregung von der Peripherie (der Schnecke, einem Teil des Innenohres) bis zu den Kernen des Gehirnstammes und ermöglicht die Feststellung, daß die vielfältigen Wege bis zum Gehirnstamm normal sind. Der regelmäßige und gut geschwungene Verlauf der Kurve schließt eine auditive Halluzination epileptischen Typs ausdrücklich aus.

Stimmfunktion

Die Untersuchung dieser Funktion wurde von Dr. François Rouquerol beim vierten Aufenthalt (28. Dezember 1984) durchgeführt.

1. Es stellten sich zwei Fragen:
   – Was geht vor sich, wenn die Stimmen der Sehenden im Verlauf der Ekstase zweimal verstummen?
   – Funktioniert der Kehlkopf während der stummen Phasen, da ja die Mimik nicht ausgeschaltet ist?

2. Physiopathologische Vorbemerkung:
   Jede Modifizierung der Kehlkopftätigkeit ist begleitet von einer konkomitanten Tätigkeit der Muskeln des Gaumensegels und folglich des äußeren und inneren peristaphyllinen Muskels (das sind Fasern des Musculus stapedius). Die Aktivität der peristaphyllinen Muskeln modifiziert außerdem die Spannungsverhältnisse innerhalb des Trommelfells und zieht dadurch eine Veränderung der

akustischen Impedanz nach sich, die mit einem Impedanzmesser registriert werden kann.

Tätigkeit der Kehlkopfmuskeln
↓
Konkomitante Tätigkeit der Muskeln des Gaumensegels
↓
Aktivität der peristaphyllinen Muskeln
↓
Veränderung der registrierbaren akustischen Impedanz

So zeigen die Ausschläge der Nadel des Aussteuerungsanzeigers des Impedanzmessers die Variationen in der Kehlkopftätigkeit an; umgekehrt zeigt der Stillstand der Nadel an, daß der Kehlkopf nicht bewegt ist.

3. Technische Daten:
Die Untersuchung wurde am 28. Dezember bei Ivanka durchgeführt. Die mit einem Schallmesser kontrollierten Geräusche der Umgebung variierten zwischen 45 und 70 Dezibel.

4. Ergebnisse:
Während des lauten Gebetes, das der Ekstase vorausgeht, schlägt die Nadel des Aussteuerungsanzeigers (mit dem der Wortschall der Sehenden gemessen wird) stark aus.

– Wenn die Stimme zu Beginn der Ekstase verschwindet, bleibt die Nadel stehen, sogar wenn Vicka spricht (mit ihrer stark akzentuierten Artikulation der Lippen).
– Wenn die Stimme der Sehenden gleichzeitig wieder vernehmbar wird, um das Vaterunser (dessen erste zwei Worte von der Jungfrau vorgebetet worden sind) sowie das Ehre sei dem Vater zu sprechen, schlägt die Nadel erneut stark aus.

Wenn während der letzten Phase die Stimme der Sehenden – offensichtlich im Gespräch mit der Muttergottes – wieder unhörbar wird, bleibt der Aussteuerungsanzeiger stehen. Der Apparat, der die Auswirkungen der Lautgebung registriert, nimmt nichts auf, gleich, ob sie sprechen, wie es die Lippenbewegungen anzeigen, oder nicht.
Alles verläuft so, als läge ein Stillstand der Kehlkopftätigkeit (wo die Lautgebung erfolgt) vor, ohne daß das durch die Tätigkeit der Lippen und der entsprechenden Muskeln artikulierte Sprechen modifiziert würde: Es ist dies ein Argument mehr, um Katalepsie auszuschließen.

DISKUSSION UND SCHLUSSFOLGERUNG

Diskussion

Welche Rolle spielen die medizinischen Tests?

– Die von unserem Team durchgeführten Tests sind nicht erschöpfend; aber es gibt sie immerhin, und sie sind in vollem Einvernehmen mit den Beteiligten (und nach deren Aussage auch im Einvernehmen mit der Person, die sie sehen) und nach beträchtlichem anfänglichen Zögern gemacht worden.

– Die durchgeführten Tests sind nicht alle von derselben Tragweite. Die elektroenzephalographischen und elektrookulographischen Aufzeichnungen sowie die Evozierung auditiver Potentiale sind gewichtiger als die Elektrokardiogramme... Keiner dieser Tests erbringt den wissenschaftlichen Beweis, daß den Sehenden von Medjugorje die Jungfrau erscheint, und selbst neuerliche Tests könnten ihn nicht erbringen. Gewiß sind neue Tests (Polygraphie) möglich, oder es könnten die durchgeführten Tests wiederholt oder vervielfacht werden, aber wir sind der Meinung, daß die gewonnenen Resultate es gegenwärtig zulassen, ernsthafte wissenschaftliche Schlußfolgerungen zu ziehen.

Interpretation der medizinischen Tests

– Manche könnten einwenden, daß gewisse klinische Angaben subjektiv und daher weniger wissenschaftlich sind. Immerhin fordern sie den medizinischen Instinkt oder einfach den gesunden Menschenverstand heraus. Extrem formuliert ist es gar nicht nötig, Arzt zu sein, um sich klarzumachen, daß diese jungen Leute völlig normal und an Leib und Seele gesund sind.

– Die paraklinischen Angaben, die die Hauptfunktionen der wichtigsten Organe zum Gegenstand haben, bezwecken nichts anderes als die Antwort auf die Frage: Treten während der Ekstase Veränderungen auf?

Objektive oder subjektive Vision?

Auf diese wesentliche Frage geben die Tests keine sichere Antwort. Zwei Beobachtungen würden indessen für die Subjektivität sprechen, drei andere für die Objektivität:

1. Für die Subjektivität spricht folgendes:
   – Der Schirmtest unterbindet die Vision nicht, folglich werden die normalen visuellen Wege nicht benützt.
   – Die Evozierung auditiver Potentiale beweist, daß die Gehörwege während der Ekstase normal bleiben, aber nicht benützt werden.

2. Die drei Argumente zugunsten einer objektiven Vision sind:
   – Die Konvergenz der Blicke, die durch eine Videoaufzeichnung mittels einer während der Ekstase gegenüber den Sehenden postierten Kamera verifiziert ist.
   – Das gleichzeitige Aufhören der Bewegungen der Augäpfel, was durch eine Elektrookulographie festgehalten ist.
   – Das gleichzeitige Erheben der Blicke und der Köpfe, wenn die Erscheinung nach oben verschwindet.

Wenn die Vision, wie die drei letztgenannten Indizien andeuten, objektiv ist, so sind ihre Modalitäten nicht dieselben wie die der gewöhnlichen Wahrnehmung, sondern gehören einem anderen – eventuell objektiven – Wahrnehmungsmodus an, der durch unsere Tests nicht erfaßt, aber auch nicht ausgeschlossen wird.

Schlußfolgerung

Aufgrund der medizinischen klinischen und paraklinischen Untersuchungen der Sehenden von Medjugorje läßt sich aussagen, daß der Zeitraum der Ekstase ein außergewöhnliches Phänomen darstellt, bei dem jedoch bestimmte physiologische Parameter des Normalzustandes erhalten bleiben und mit den vor und nach der Ekstase zu beobachtenden identisch sind.

Merkmale, die vor, während und nach der Ekstase dieselben sind

- Kurve des EEG
- photomotorische Reflexe
- Kurve des EKG
- Unversehrtheit der Gehörwege, die durch den Test der Evozierung auditiver Potentiale untersucht wurden, zumindest bis zur kortikalen oder subkortikalen Ebene.

Charakteristika der Ekstasen von Medjugorje

Sie lassen sich entsprechend den von uns untersuchten Funktionen in mehrere aufeinanderfolgende Punkte aufgliedern:

1. Hirnfunktion:
   – Insgesamt ist die elektrische Gehirntätigkeit bei den zwei Sehenden, die untersucht wurden, derjenigen bei gesunden Personen vergleichbar.
   – Das EEG zeigt vor der Ekstase einen Beta-Rhythmus, unterbrochen von Alpha-Rhythmus. Der Rhythmus Beta entspricht einer Kurve mit einer Geschwindigkeit von 19 bis 20 Wellen/Sekunde. Er kann die Folge »bewußter Aufmerksamkeit, der Einwirkung eines unerwarteten Stimulus oder einer starken Emotion während eines Wachzustandes« sein *(Science et Conscience,* Hg. Stock, 1980). Zu Beginn der Ekstase bleibt der Rhythmus Beta kurze Zeit bestehen und verwandelt sich dann in einen fast ununterbrochenen Rhythmus Alpha. Dieser Alpha-Rhythmus ist in gleicher Weise »in der Erwartungshaltung, in der Entspannung und in den Meditationstechniken« zu beobachten. »Er ist eher ein Rhythmus der Erwartung als der Aufmerksamkeit. Letzterer ist der Rhythmus Beta.« Nach Georges Pegand (*Science et Conscience,* Hg. Stock, 1980, S. 414) ist »bei den Kontemplativen und Mystikern die Fähigkeit festzustellen, sehr rasch den Rhythmus Alpha eintreten zu lassen oder eine rasche Vergrößerung der Menge, Amplitude und Regelmäßigkeit des Rhythmus Alpha hervorzurufen. Zweifellos ist dies ein Zeichen der *hesychia (hesychia* bedeutet Ruhe); es ist beim Kontemplativen ein genereller Zustand, die Frucht des Schweigens, des Nachdenkens, wie er von Euagrius von Pontus beschrieben wird: ›Bemühe dich, deinen Verstand durch das Gebet taub und stumm zu machen, und du wirst beten können.‹«
   – Während der Ekstase nimmt die Gehirnrinde auditive und visuelle Reize der Umgebung nicht wahr (Test der Evozierung auditiver Potentiale, Schirmtest).

2. Augen- und Sehfunktion:
   – Signifikante Verringerung des reflexen Lidschlags bei manchen Sehenden um 50%, bei anderen bis auf 0%. (Es handelt sich um einen physiologischen Stimulus, der notwendig ist für die regelmäßige Befeuchtung der Hornhaut durch die Tränensekretion und im allgemeinen 15- bis 20mal in der Minute erfolgt.)
   – Konvergenz der Blicke, die auf der Videoaufzeichnung vom 28. Dezember verifiziert werden kann.
   – Ausbleiben des Blinzelreflexes bei Bedrohung oder Blendung.
   – Auf $^1/_5$ Sekunde genaue Gleichzeitigkeit beim Aufhören der Bewegungen der Augäpfel zu Beginn der Ekstase (elektrookulographische Aufzeichnung bei Ivan und Marija) und gleichzeitiges Wiedereinsetzen innerhalb $^1/_5$ Sekunde am Ende der Ekstase.

3. Herztätigkeit:
   – Leichte Veränderung der Herzfrequenz mit Tendenz zur Verlangsamung (Marija, Ivanka) oder Beschleunigung (Ivan, Vicka).
   – Leichte Veränderung des Blutdrucks mit Tendenz nach unten (Ivanka, Ivan).
   – Normale Herzkontraktion (EKG).

4. Stimmfunktion:
   – Aufhören der Kehlkopftätigkeit während der stummen Phasen der Ekstase ohne Änderung der Aktivität der mimischen Muskulatur.

5. Hörfunktion:
   – Hemmung der Hörfunktion (Test der Evozierung auditiver Potentiale), durch die es sich erklärt, daß Ivan nach seiner eigenen Aussage während der Ekstase die in sein rechtes Ohr gelangenden 90 Dezibel nicht hört; obwohl unvorbereitet, zuckt er bei der Einwirkung des Schalls nicht zusammen.

KONKLUSIONEN DES GUTACHTENS

Es stellt sich heraus, daß das Phänomen der Erscheinungen im jugoslawischen Medjugorje, das zu verschiedenen Zeitpunkten des Jahres 1984 an fünf Sehenden untersucht wurde, wissenschaftlich nicht zu erklären ist. Aufgrund der klinischen Beobachtung der Sehenden läßt sich aussagen – wie es unsere jugoslawischen Kollegen vor uns schon getan haben –, daß diese jungen Leute normal und an Leib und Seele gesund sind.
Aufgrund der minutiösen klinischen und paraklinischen Untersuchungen, die vor, während und nach den Ekstasen vom 24. bis 25. März, 9. bis 10. Juni, 6. bis 7. Oktober und 28. bis 29. Dezember 1984 durchgeführt wurden, kann wissenschaftlich sicher ausgesagt werden, daß bei den untersuchten objektiven Parametern (EEG, EOG, EKG, Evozierung auditiver Potentiale) keine pathologische Veränderung vorliegt.
Wie die Elektroenzephalogramme zeigen, handelt es sich nicht um:

– Epilepsie
– einen Schlafzustand
– einen Traumzustand.
– Es handelt sich auch nicht um Halluzination im pathologischen Sinn:

a) Keine auditive oder visuelle Halluzination, die gekoppelt sein müßte mit einer Anomalie auf der Ebene der peripheren sensorischen Rezeptoren (Gehörwege und Sehvermögen sind normal).

b) Keine paroxystike Halluzination: Die EEGs zeigen es.

c) Keine Halluzination oneiroiden Typs (Träume), wie sie bei akuten geistigen Verwirrungszuständen oder im Lauf der Entwicklung der gehirnatrophischen Demenz zu beobachten sind.

– Es handelt sich nicht um Hysterie, Neurose oder pathologische Ekstase, denn die Sehenden zeigen kein einziges Symptom dieser Erkrankungen in allen ihren klinischen Formen.

– Es handelt sich nicht um Katalepsie, denn die mimische Muskulatur ist während der Ekstase nicht gehemmt, sondern funktioniert normal.

Die (durch Aufmerksamkeit hervorgerufenen) Bewegungen des Augapfels hören bei den Sehenden zu Beginn der Ekstase *gleichzeitig* auf und setzen am Ende der Ekstase (auf die Sekunde genau) gleichzeitig wieder ein. Während der Ekstase herrscht *Konvergenz der Blicke*, und es ist, als stünden sich die Sehenden und eine Person, die wir nicht gesehen haben, Aug' in Auge gegenüber. Das Verhalten dieser jungen Leute ist zu keinem Zeitpunkt pathologisch; während der Ekstase sind sie »im Zustand des Gebets« und der interpersonalen Kommunikation. Sie sind keine Randfiguren, Träumer, sie haben nicht »die Schnauze voll« oder sind von Angst getrieben; sie sind frei und glücklich, sie stehen mit beiden Füßen auf dem Boden, in ihrem Land und in ihrer Zeit.

In Medjugorje sind die Ekstasen nicht pathologisch, und es handelt sich nicht um Betrug. Wir wissen keine wissenschaftliche Bezeichnung, die geeignet wäre, diese Phänomene zu benennen. Wir würden sie gerne als einen intensiven Zustand aktiven Betens, der von der Außenwelt teilweise losgelöst ist, definieren, als einen Zustand der Kontemplation und der kohärenten und gesunden Kommunikation mit einer distinkten Person, die nur sie allein sehen, hören und berühren können.

DIE TESTS VON DR. L. FRIGERIO
VOM 8. BIS 9. MÄRZ 1985

Die Situation am Donnerstag, dem 7. März

Dr. Frigerio war am Donnerstag, dem 7. März, mit zwei Kollegen (einem Hals-Nasen-Ohren-Spezialisten und einem Ophthalmologen) eingetroffen, führte jedoch am ersten Tag keinen Test durch. Mitglieder der Bischöflichen Kommission waren am Vorabend dagewesen. Sie hatten der Ekstase beigewohnt und dabei ironisch wiederholt: *»Ode, ode«* (»sie ist weg«). Die Sehenden waren mit folgenden Worten befragt worden: »Und was hat euch Tomislav Vlasić heute gesagt? Welche Botschaft der Jungfrau sollt ihr uns heute offenbaren?« (P. Tomislav wird für den Erfinder der Botschaften gehalten.)
Die Befragung war peinlich verlaufen. Ivan war wegen des geheimen Zeichens in Schwierigkeiten geraten, nachdem er sich diesbezüglich zu weit vorgewagt hatte. Nachher hatten die Kinder das Bedürfnis, sich zum Gebet zu treffen, und dies umso mehr, als ein Freund von ihnen, ein junger kroatischer Franziskaner, gerade gestorben war.

Bei Vicka, am Freitag, dem 8. März

Für den Abend des Freitag erwartete Vicka (die wegen ihres Gesundheitszustandes und weil es ihr die Erscheinung selbst geraten hatte, zu Hause geblieben war) gegen 21.30 Uhr eine Erscheinung mit einer Botschaft. Die Ärzte kamen zu ihr und befestigten mit ihrer Erlaubnis an ihrem Kehlkopf ein Laryngophon (ein Gerät, das bei Patienten nach einer Laryngektomie zum Einsatz kommt und mit dessen Hilfe erfaßt werden kann, was sie sagen, und zwar über das hinaus, was außerhalb des Hörbaren ist. Doch die Erscheinung hörte schon nach 22 Sekunden wieder auf. Zu Beginn hatte der Apparat einen Augenblick lang funktioniert, dann war er stehengeblieben, und die Ekstase war vorbei.
Vicka erklärte dazu: »Die Jungfrau hat mich mit den Worten begrüßt: *Gelobt sei Gott!*, und ich habe geantwortet: *Er sei gelobt!* (Hier hatte das Gerät aufgenommen.) Doch dann schaute die Jungfrau das Gerät an und sagte: *Das ist nicht nötig.* Dann lächelte sie und verschwand.«
Sie hatte keinerlei Verärgerung erkennen lassen, doch die erwartete Botschaft wurde Vicka erst in der darauffolgenden Erscheinung (am nächsten Tag, wenn ich recht verstanden habe) gegeben.

Tests vom Samstag, dem 9. März

Am Samstag, dem 9. März, setzten die italienischen Ärzte Ivan ein *stapedio* ein, ein Gerät zur Erforschung der Funktion des Innenohrs. Doch fiel der Apparat, als Ivan niederkniete, aus dem Ohr heraus. Somit war der Test gescheitert.
Ein Augentest wurde dagegen durchgeführt. Man untersuchte die Pupillenreflexe und kam zum selben Ergebnis wie bei unseren Tests.

II.
Das Fasten

Medjugorje hat dazu beigetragen, das Fasten wieder populär zu machen. Seine spontane Wiederentdeckung in unserer Zeit nach einer langen Periode des Verfalls wird durch die Bewegung von Medjugorje weiter verbreitet und genauer umrissen. Dieser Aufschwung kommt den Intentionen von Johannes Paul II. entgegen, der darauf bestanden hat, diese traditionelle Vorschrift, die manche für veraltet hielten, im *Kanonischen Recht* beizubehalten.

Hunderttausende von Menschen[1] praktizieren das Fasten bei Brot und Wasser gemäß der Aufforderung der Muttergottes von Medjugorje und fühlen sich dabei wohl an Leib und Seele (Gebet und Gesundheit). Was heißt das? Wie kann man die Fallstricke und die Kontraindikationen des Fastens vermeiden? Wie soll man es in der vielfältigen Nachfolge Christi und des Evangeliums fruchtbringend praktizieren?

Wir wollen versuchen, eine geistliche und eine medizinische Antwort auf diese Fragen zu geben, und als erstes das Fasten von Medjugorje in die Geschichte und die christliche Tradition einordnen.

1. DIE ANFÄNGE

Da das Fasten von Medjugorje eine lebendige Bewegung, ja ein gesellschaftlich relevantes Faktum darstellt, wüßte natürlich jeder gern genauer, wie und warum das Fasten durch die Erscheinungen wieder populär geworden ist.

Die Sache ist komplizierter, als sie aussieht.

Der Aufruf von Jozo Zovko

Anfang Juli 1981 (es war der 2., wie es scheint), in der zweiten Woche der Erscheinungen, hält sich Jozo, der Pfarrer, am frühen Nachmittag in der Kirche auf. Er ist noch ganz ratlos bezüglich dieser Erscheinun-

---

1 Im Lauf meiner Reisen konnte ich mir davon ein ungefähres Bild machen, vor allem in Italien, in Frankreich und sogar in den USA, wo manche Gemeinde mit mehr als 1000 Mitgliedern begonnen hat, einmal in der Woche zu fasten.

gen, über die soviel geredet wird. Da hört er in seinem Gebet, wie eine innere Stimme sagt:»Verlaß die Kirche und schütze die Kinder!« Die Sehenden werden gerade von der Polizei verfolgt, sie rennen querfeldein davon, geradewegs auf die Kirche zu. Sie entkommen mit knapper Not, sind ganz verstört, manche weinen. Der Pfarrer nimmt sie mit ins Pfarrhaus. Dort findet auch die Erscheinung statt. Da ruft er die Pfarrgemeinde für 17 Uhr zu einer Messe zusammen. Die Bauern kommen in Scharen, und der Pfarrer fordert sie auf, sich in dieser schwierigen Situation Gott zu stellen:»Seid ihr bereit, zu beten und zu fasten (während drei Tagen)?« Die Antwort ist entschlossen und voll Begeisterung:»Ja, das wollen wir.«

Die Tradition der Herzegowina

Es war eine Initiative des Pfarrers und noch nicht eine Botschaft der Jungfrau. Wie war er auf diese Idee gekommen? Vielleicht war es Inspiration, vor allem aber inspirierte ihn eine uralte Tradition in Bosnien-Herzegowina. Das Fasten wurde hier seit den Zeiten der Verfolgung, die soviel Heldenhaftigkeit erfordert hatte, hochgehalten, vor allem in Schwierigkeiten und am Vorabend hoher Feste. So hielt man ein zwölftägiges Fasten vor dem Fest Mariä Himmelfahrt, ebenso vor bestimmten anderen Festen. Man nannte es»trocken essen«. Es war ein Fasten bei Brot und Wasser, doch waren Erleichterungen üblich, namentlich Obst. Der hl. Rochus fastete sogar ausschließlich bei Früchten.
Dieses Fasten war außer Gebrauch gekommen und wurde kaum mehr geübt, höchstens noch von ein paar alten, ganz offensichtlich rückständigen Frauen. Es wurde – noch bevor die Erscheinung überhaupt ein Wort gesagt hatte – schon durch das Ereignis als solches und durch die schwerwiegende Situation, die dadurch in einem offiziell atheistischen Land entstanden war, wiedererweckt und neu belebt, und die in Vergessenheit geratene Tradition erhielt dadurch Sinn und Zweck: auf Gott setzen, sich durch konkreten Verzicht seiner Ankunft öffnen und so im eigenen Inneren die Möglichkeit zum Gebet, zu Fürbitte und Bekehrung schaffen.

2. DIE BIBLISCHE TRADITION

Die volkstümliche Tradition der Herzegowina hatte ihre Wurzeln in der Offenbarung der Heiligen Schrift.
Das Fasten (hebräisch: *Tsôm*, griechisch: *nésteira*, lateinisch: *jejunium*) spielt im Alten Testament eine wichtige Rolle. Nach dem Buch Esra

bestand es darin, sich vom Morgen bis zum Sonnenuntergang der Nahrung zu enthalten (Esra 10,6 usw.). Es wurde empfohlen, immer wieder zwei oder drei Tage lang zu fasten (Est 4,16) oder sogar eine ganze Woche lang. Die Tradition schreibt Mose (Ex 24,18; 34,28), Elija (1 Kön 19,8) und Jesus (Lk 4,2) ein 40 Tage und 40 Nächte dauerndes Fasten zu, wobei für Mose nicht nur das Essen, sondern auch das Trinken ausgeschlossen wird.

Das Fasten wird in Beziehung gesetzt zum Gebet, zur Begegnung mit Gott (Ex 34,28), zur Sabbatruhe (Lev 16,29.31; 23,32). Es ist eine Zeit des Sichöffnens für Gott. Mose (Ex 34,28) und Daniel (9,3; 10,2–8) fasten lange Zeit, bevor sie die göttliche Offenbarung erhalten.

Das Fasten ist auch ein Ausdruck der Buße und Umkehr (Num 29,7; Jer 14,12; vgl. Ri 20,26; Jona 3,5 usw.).

Es verhütet ein Unheil oder eine Züchtigung (Joël 2,12–17; Jona 3,5–10), wendet sie ab (1 Sam 7,6) oder folgt darauf (Ri 20,26).

Vom Gesetz wurde nur für das Versöhnungsfest ein Fasten vorgeschrieben: ein Tag der Ruhe und des gemeinsamen Gebetes (Lev 16,29–31; 23,27–32; Num 29,7). Nach dem Exil kam dazu noch ein Fasttag zur Erinnerung an die Zerstörung des Tempels (Sach 7,3).

Manchmal ist das Fasten auch mit der Trauer verknüpft (1 Makk 3,46–48). So fasten die Bewohner von Jabesch-Gilead, nachdem sie Saul und seine Söhne begraben haben (1 Sam 31,13), ebenso David beim Tod des Jonatan:

»Da faßte David sein Gewand und zerriß es, und ebenso (machten es) alle Männer, die bei ihm waren. Sie klagten, weinten und fasteten bis zum Abend wegen Saul, seines Sohnes Jonatan, des Volkes des Herrn und des Hauses Israel, die unter dem Schwert gefallen waren« (2 Sam 1,11f).

Derselbe David kehrte diesen Brauch beim Tod seines mit Batseba ehebrecherisch gezeugten Sohnes um: Er fastete, solange das Kind am Leben war; als es gestorben war, ließ er sich eine Mahlzeit servieren. Daraus wird eine der Hauptaufgaben des Fastens deutlich, nämlich die Fürbitte. Als sich seine Diener wunderten, gab er ihnen zur Antwort:

»Als das Kind noch am Leben war, habe ich gefastet und geweint; denn ich dachte: Wer weiß, vielleicht ist der Herr mir gnädig, und das Kind bleibt am Leben. Jetzt aber, da es tot ist, warum soll ich da noch fasten? Kann ich es zurückholen? Ich werde einmal zu ihm gehen, aber es kommt nicht zu mir zurück« (2 Sam 12,22f).

Diese Funktion der Fürbitte in schwierigen Situationen wird durch zahlreiche Texte illustriert (Ri 20,26; 1 Sam 7,6; Joël 2,12–17), wo das

Fasten mit der Prophetenpredigt gekoppelt ist, die zur Reue oder zum Bekenntnis der Sünden auffordert. Das Fasten war folglich ein Hilfsmittel gegen Heimsuchungen und Gefahren (Est 4,3 und 9,31; 2 Chr 20,3). Esra und seine Gefährten fasten für eine glückliche Heimkehr (Esra 8,21–23), später zur Buße, als sie feststellen, daß sie durch die Heirat mit ausländischen Frauen gesündigt haben (Neh 9,1). Dieses Fasten wegen der Sünde hatte nichts Abergläubisches an sich. Nach dem Weisheitsbuch des Sirach soll man für seine Sünden ohne Zweifel fasten, doch man macht die Wirkung zunichte, wenn man neue Sünden begeht (Sir 34,26). Man fastet auch, um die Verzeihung Gottes zu erflehen (1 Kön 21,27) oder um sich dem göttlichen Licht zu öffnen.

Kurzum, das Fasten schafft die Öffnung für Gott, der uns erfüllt, aber man möchte eigentlich hinzufügen, daß es Anteil gibt an der Armut Gottes. Nach dem Evangelium sind die Armen »selig« (Mt 5,1) durch die Seligkeit Gottes, und Gott erkennt sich in den Armen besser wieder als in den Reichen. Und warum? Weil die Reichen das Haben anhäufen, der Arme aber auf das Sein zurückgeworfen ist. Das ist, in transzendentem Sinne, auch Gott. Seine Geschöpfe sind für ihn nicht ein Haben, das ihn bereichert. Er hat sie frei und zur Liebe fähig erschaffen, aber auch fähig, sich in Freiheit gegen ihn zu erheben. Gott lädt uns ein, nicht auf das Haben zu setzen, sondern auf das Sein, nicht auf das Anhäufen, sondern auf das Schweigen, das ein anderes Zeichen Gottes ist. Die Enthaltung von Speisen fördert auch die innere Enthaltsamkeit. Es geht nicht darum, Gott wie eine Habe zu besitzen, sondern mit ihm, durch ihn und wie er zu *sein*, im Frieden, der aus der Tiefe kommt.

Das Evangelium

Im Neuen Testament lebt Johannes der Täufer in der Wüste von Heuschrecken und wildem Honig (Mt 3,4; 11,18), ebenso seine Jünger (Mk 2,18). Dieses Tun ist ganz ausgerichtet auf die von ihm gepredigte totale Umkehr, die zur Taufe führt.

Jesus selbst fastet in der Wüste, um sein Wirken durch totale Hingabe an den Vater vorzubereiten (Mt 4,1–4; Lk 4,1–4). Am vierzigsten Tag hungert ihn, es ist jener nagende Hunger, der die letzte Warnung des Organismus an der Schwelle des Todes ist. Doch er bedient sich nicht seiner Macht, um sein Leben zu retten:»Der Mensch lebt nicht vom Brot allein, sondern von jedem Wort, das aus dem Munde Gottes kommt«, antwortet er nach Dtn 8,3 (Mt 4,4; Lk 4,4). Danach halten er und seine Jünger dem Fasten gegenüber eine gewisse

Distanz, und die Pharisäer wundern sich darüber: Warum fasten die Jünger Jesu nicht? Jesus antwortet:

»Können denn die Hochzeitsgäste fasten, solange der Bräutigam bei ihnen ist? Solange der Bräutigam bei ihnen ist, können sie nicht fasten. Es werden aber Tage kommen, da wird ihnen der Bräutigam genommen sein; an jenem Tag werden sie fasten. Niemand näht ein Stück neuen Stoff auf ein altes Kleid« (Mk 2,18–21; Mt 9,14–16; Lk 5,33–35).

Immerhin scheinen weder er noch seine Jünger sich über das vorgeschriebene Fasten hinweggesetzt zu haben (vgl. Apg 27,9), doch forderte Jesus sie auf, den eingefleischten Gewohnheiten gegenüber kritisch zu sein, deren formalistische Entartung in der Parabel vom Pharisäer gegeißelt wird, der »zweimal in der Woche fastet« (Lk 18,12). Es ist dies eine Fortsetzung der Tradition der Propheten.

Diese kritische Distanz gegenüber dem traditionellen Fasten ist bei Jesus gepaart mit einer ausgedehnten Tischgemeinschaft mit den »Zöllnern und Sündern« (Mk 2,16; Mt 9,11; Lk 5,30), die er ins Königreich einlädt. Das Festmahl, das Matthäus gibt, um seine Bekehrung zu feiern, ist ein Ausdruck dieser Botschaft des Evangeliums, der zufolge die Freude über einen Sünder, der sich bekehrt, größer ist als über 99 Gerechte, die der Bekehrung nicht bedürfen.

Das Fasten ist nicht gleich Rigorismus, Trübsal und Selbstzerstörung (Mt 6,16–18) und auch kein dauernder Zustand. Jesus verbietet die Festmähler nicht, bei denen ja das Essen verbunden ist mit Teilen, sondern er steht ihnen positiv gegenüber und erfüllt sie mit Geist. Denn er führt hin zum himmlischen Hochzeitsmahl, zur über-substantiellen Nahrung. Dieses geistige Mahl aber bereitet er vor durch eine Enthaltsamkeit des Leibes.

So ist Fasten nicht gleichbedeutend mit Verachtung der Nahrung oder allgemein der irdischen Güter oder aber der Tischgemeinschaft. Dieser Punkt wird von Jesus unterstrichen: Seine Jünger sollen nicht fasten, solange der Bräutigam bei ihnen ist (Mk 2,19; Mt 14–17; Lk 5,35–39). Ungeachtet der kärglichen Mahlzeiten, die sie unterwegs zu sich nehmen – die Jünger rupften Ähren ab (Mk 2,23 par) –, bereitete die überraschende Haltung Christi die Rückkehr zu einem anderen Fasten vor, das weniger gesetzestreu, dafür aber von Geist erfüllt war und klarer ausgerichtet auf die Fülle des himmlischen Hochzeitsmahles.

»Ich sage euch: Viele werden von Osten und Westen kommen und mit Abraham, Isaak und Jakob im Himmelreich zu Tisch sitzen« (Mt 8,11).

Wenn aber der Bräutigam entrissen ist (Mk 2,20), dann hat das Fasten wieder seinen Platz und seine Funktion. Jesus hat, wie es scheint, darauf hingewiesen, als er bei einem schwierigen Exorzismus sagte:

»Diese Art (von Dämon) kann nur durch Gebet und Fasten ausgetrieben werden« (doch in den besten Handschriften fehlt bei Mk 9,29 das Wort *Fasten*, bei Mt 17,21 der ganze Vers).

In den Urgemeinden

In den charismatischen Gemeinden von Antiochia macht das Fasten offen für die Eingebungen des Heiligen Geistes (Apg 13,2) und bereitet die erste Aussendung von Barnabas und Saulus in die Welt der Heiden vor (Apg 13,3).
Ebenfalls unter Beten und Fasten wurden von Paulus und Barnabas in den von ihnen gegründeten Gemeinden Älteste aufgestellt (Apg 14,23). Die Erwähnung des gesetzlichen Fastens zum Versöhnungsfest in der Apostelgeschichte (27,9) legt den Gedanken nahe, daß der Apostel diese Praxis beibehalten hatte. Auch im zweiten Korintherbrief erwähnt er zweimal das viele Fasten, das er trotz seiner Prüfungen beibehält (2 Kor 6,5 und 11,27).»Fasten« muß hier in seiner umfassendsten Bedeutung genommen werden, rituell und spirituell. Das Wort meint die gesamte Askese des hl. Paulus.

Die Bedeutung des Fastens in der Bibel

Das Fasten (hebräisch: *Tsôm*) wird durch den Ausdruck *'anah nefesh* charakterisiert, das man mit »Armut des Geistes« übersetzen könnte. Die Wurzel *'anah* bezeichnet die Armen, die Niedrigen, die Kleinen: *'anawim*. Fasten heißt, seine Armut, seine Niedrigkeit vor Gott (freudig und aus freien Stücken) bekennen und diesen leeren Raum ausweiten, um ihn Gott zu öffnen. So wurde der Ausdruck *'anah nefesh*, der eine weitere Bedeutung hatte, im Buch Levitikus zur spezifischen Bezeichnung für das Fasten (Lev 16,29.31; 23,27.29.32; Num 29,7; Dan 10,2). *Fasten heißt, sich demütigen* (Lev 16,29). Es heißt, seine Abhängigkeit von Gott bekennen, sich ihm allein öffnen. Es heißt, die Güter dieser Welt verlassen, um das Hundertfache wiederzuerhalten (Mk 10,30), das Gott allein, eben durch die Entsagung, geben kann. Im Deuteronomium ist dies bereits lichtvoll zum Ausdruck gekommen:

»Durch Hunger hat (der Herr) dich gefügig gemacht (wörtlich: er brachte dich in die Armut – *'anah*) und hat dich dann mit dem Manna gespeist, das du nicht kanntest und das auch deine Väter nicht kannten. Er wollte dich erkennen lassen, daß der Mensch nicht nur von Brot lebt, sondern daß der Mensch von allem lebt, was der Mund des Herrn spricht« (Dtn 8,3–5).

Christus hat dieses Wort am Ende seines vierzigtägigen Fastens bekräftigt (Mt 4,4; Lk 4,4). Neben seiner negativen Dimension der Demütigung hat aber das Fasten auch eine göttliche Dimension der Fülle. Und es hat auch eine gemeinschaftliche Dimension. Die Fasten des Alten Testamentes wurden häufig »ausgerufen« (vgl. Jer 36,9; 2 Chr 20,3; Esra 8,21 usw.) und drückten dann mit den damaligen öffentlichen und öffentlichkeitswirksamen Mitteln – Sack und Asche – kollektiv und solidarisch die Bezogenheit auf Gott aus (Neh 9,1; Est 4,1,3; Dan 9,3; Jona 3,6; Mt 11,21; Lk 10,13 usw.). Die Propheten sprechen, wie später auch Jesus, kaum von Fasten. Sacharja erwähnt die Fasttage zur Erinnerung an die Zerstörung des Tempels (7,3 und 3,5 sowie 8,19) nur, um zu verkünden, daß sie zu Tagen der Wonne und Freude und der fröhlichen Feste werden sollten (8,19). Vom gesetzlichen Fasten sprechen die Propheten überhaupt nicht. Und warum nicht? Es war eine Reaktion auf den herrschenden Formalismus. Wenn sie aber davon reden, dann nur, um seine sinnlosen Formen anzuprangern und es zur Gerechtigkeit hinzuführen (Jes 58,2; Jer 14,12; Sach 7,5–14; vgl. Ps 51). Das Fasten wurde durch sie vergeistigt und wiederbelebt als eine Station auf dem Weg zum Fest Gottes. Diese Linie hat sich in Jesus Christus vollendet.

3. DAS FASTEN IN DER GESCHICHTE

Die ursprüngliche Begeisterung

Das Fasten bedeutet (wie die Ehelosigkeit um des Reiches Gottes willen) eine eschatologische Herausforderung, einen Verzicht auf alles bis hin zum Besten und Nötigsten, um allein auf Gott zu setzen. Die *Didache* empfiehlt: »Fastet für die, die euch verfolgen« (1,3; vgl. Mt 5,44). Der Täufling fastet ein oder zwei Tage vor seiner Taufe (7,4), und dies wurde sehr bald allgemein üblich (Justin, 2. Jh., *Apologie* 1,61; Hippolyt, *Apostolische Überlieferung* 20). Dieses Fasten war Teilhabe am Tod Christi im Hinblick auf seine Auferstehung. Die Wüstenväter gingen in dieser Herausforderung sehr weit, wobei diese verschiedene Formen annahm und in der Zurschaustellung und Provokation der Säulenheiligen gipfelte. Vielleicht ließ man sich von ihren Bravourstücken allzu sehr faszinieren, und so hatte diese glühende Erfahrung ihre Erfolge. Man vergaß darüber, daß sie die Frucht und auch der Halt einer Erfahrung des Gebetes und der totalen Hingabe war.

Das Fasten des christlichen Volkes in Rom und anderswo war jedoch in aller Mäßigung auf die Liebe ausgerichtet. Leo der Große († 461) gab dem Fasten einen doppelten – persönlichen und gemeinschaftlichen – Sinn:»Ein jeder denke bei seiner Nahrung an die, die hungern« (Serm. 11,1).»Die Enthaltsamkeit dessen, der fastet, werde zur Nahrung für den Armen« (Serm. 13,1).»Was ein jeder bei seinen Genüssen einspart, soll er den Armen und Elenden widmen« (Serm. 49,6).

Er unterstreicht, wie wohltuend das Fasten ist, denn es verschafft »Gesundheit in Freiheit und Freiheit in Gesundheit, denn das Fleisch wird dabei durch die Herrschaft des Geistes gelenkt, der Geist aber durch die Hilfe Gottes« (Serm. 1,2).

Es hilft, den Dämon zu besiegen und über die Leidenschaften zu triumphieren; es bringt»reine Gedanken, vernünftiges Streben, heilsamen Rat« hervor (Serm. 13,1). Doch legt Leo weniger Wert auf diese tiefgreifende Hygiene des Fastens als auf die Öffnung für Gott und für die anderen. Diese Erfahrung der Armut hilft, die Armen zu verstehen:»Ein jeder erkenne in sich die Lage des flüchtigen und vergänglichen Sterblichen, und aufgrund dieser gemeinsamen Lage erzeige er seinem Nächsten Bruderliebe« (Serm 11,1).

Die Disziplin des Fastens

Die Kirche fügte die Wohltat des Fastens sehr weise in das christliche Leben ein, indem sie die Vigilien und das »Quatemberfasten« (drei Fasttage zu Beginn der vier Jahreszeiten, 5. Jh.), vor allem aber die Fastenzeit (4. Jh.) einführte, d. h. das große vierzigtägige Fasten in der Nachfolge des Herrn, der seinerseits die Großtat von Mose und Elija auf dem Weg zum Berg Horeb wiederholt hatte.

Doch wurde diese Führung, die das Fasten in demütige und gemäßigte Bahnen lenkte, allzuoft mißverstanden als Verzicht, Enthaltung, Quälerei, die man sich angesichts eines Gottes auferlegte, den man für mürrisch oder sogar tyrannisch hielt. Eine seltsame Karikatur des Fastens, ja Gottes selbst! So kam es zu der bedauerlichen Situation, daß man das Fasten, das doch voll Begeisterung und Enthusiasmus entdeckt worden war, seufzend auf sich nahm. Wer fastete, dachte an seinen Hunger, manchmal bis zur Besessenheit, und versank in Kraftlosigkeit und Überdruß, die der christlichen Inspiration gerade entgegengesetzt sind.

Die Kirche hatte Erbarmen mit diesem Elend und milderte das Fasten, während jeder einzelne nach Möglichkeiten suchte, dieser äußerlichen und juridischen Verpflichtung zu entgehen und sich schadlos zu halten. Das Fasten wurde begrenzt vom vollendeten 21. bis zum beginnenden 60. Lebensjahr. Zur einzigen Mahlzeit am Tage, die sehr lange das Fasten ausmachte, wurde zusätzlich ein Imbiß (das Abendessen) und ein morgendliches *frustulum* mit 50 g Brot und einem nach Belieben gesüßten Getränk gestattet. Flüssigkeit, hieß es dazu, bricht das Fasten nicht. Aber was heißt »Flüssigkeit«?, fragten sich die Juristen, und häufig lautete die Antwort: »Solange der Löffel nicht steckenbleibt.«

Der Niedergang

Trotz dieser Erleichterungen hatten die Leute beim Fasten das Gefühl zu hungern. Manche Seminaristen meinten feststellen zu können, daß ihr Oberer während der Fastenzeit in unausstehlicher Laune war. Zumindest habe ich es damals mehrere Male sagen hören. Viele wurden von der Angst, zuwenig zu haben, dazu verleitet, sich während der Hauptmahlzeit vollzustopfen, und aßen dabei zuviel. Der Kellermeister eines Klosters sagte mir einmal, er stelle fest, daß mengenmäßig in der Fastenzeit mehr gegessen würde als während des restlichen Jahres. Die Waage erbrächte den Beweis, daß die uneingeschränkte Mahlzeit ins Maßlose ging. Zu der so schlecht ertragenen Qual des Verzichts kamen also auch noch die Beschwerden, die ein erweiterter Magen verursacht, oder Verdauungsschwierigkeiten – alles das gerade Gegenteil des Fastens.

»Der moderne Mensch fastet nicht mehr«, schreibt P. Rouillard (*Catholicisme* 6, 1967, Sp. 833).»Das Fasten scheint ihm anachronistisch und unpraktikabel... Wenn er sich zufälligerweise doch daran versucht, hat er den Eindruck, daß der Entzug der Nahrung genau das Gegenteil von dem erreicht, was ihm von der Präfation der Fastenzeit als Wirkung zugeschrieben wird: daß er nämlich ›die Sünde niederhält, den Geist erhebt und Kraft gibt‹. Heutzutage steht das Fasten da als eine völlig außer Gebrauch gekommene Observanz.«

War dieses nahezu völlige Verschwinden des entarteten Fastens notwendig für seine Wiederentdeckung?

Eine säkulare Renaissance

In unserer Überflußgesellschaft, in der die Krankheiten infolge Ausschweifung häufiger sind als infolge Entbehrung, wo die Kluft zwischen Arm und Reich tiefer und skandalöser geworden ist als je zuvor, lebt seit einigen Jahren an allen Ecken und Enden das Fasten wieder auf.

Heutzutage gibt es bereits Fachärzte für Fettleibigkeit, und die Ärzte mußten sich alle möglichen mehr oder weniger strengen Diäten gegen die Fettleibigkeit und andere Folgen der Überernährung einfallen lassen. Manchmal werden diese Diäten nur schwer ertragen, und die Patienten schwindeln, indem sie sich immer wieder kleine Ausnahmen gestatten oder sich verschämt über ihren Kühlschrank hermachen. Offiziell jedoch gilt heute das Prinzip der Mäßigkeit. Zahlreiche Geschäftsleute sind zwar Gäste in teuren Restaurants, huldigen dort jedoch der Genügsamkeit – oder sie überspringen das Mittagessen ganz. Das »große Fressen« trägt nicht mehr zum Ansehen bei, sondern es ist in Verruf geraten und eine Schande.

Ebenso hat der Mißbrauch von Tabak und Alkohol weit über die Grenzen des Christentums hinaus spontane Reaktionen hervorgerufen. In Flugzeugen, Zügen, Taxis usw. wurden die Bereiche für Nichtraucher erweitert. Die französischen Bischöfe, die lange gezögert hatten, für den Verzicht von Alkohol und Tabak einzutreten, haben auf der Versammlung von Lourdes (Oktober 1984) endlich eine diesbezügliche Empfehlung (jedoch keine Vorschrift) herausgegeben. Ökologen und Umweltschützer (Shelton) haben die Funktion des Fastens im Leben aufgezeigt und gepflegt.

Als Zeichen des Protests steht das Fasten auf der Rangliste der Aktualität ganz oben. Die tödlichen Hungerstreiks in Irland ließen die ganze Welt den Atem anhalten. Diese Protestaktionen, die Achtung abnötigen, haben aber auch ihre Kehrseite, auch in geistig-geistlicher Hinsicht. In ihrer spektakulären Absolutheit verführen sie leicht zu blinder Radikalisierung, vor der man sich hüten muß, selbst wenn man den Heldenmut der Menschen bewundert, die so weit gehen. Christliches Fasten ist maßvoll, bescheiden und konstruktiv. Das Wiederaufleben des Fastens in den genannten Formen spielt sich im natürlichen und säkularen Bereich ab, doch es gibt auch eine Renaissance im christlichen Bereich.

Die christliche Renaissance

In den konfessionellen Schulen Frankreichs, Deutschlands und anderer Länder hat sich die Gepflogenheit weit verbreitet, einige Mahlzeiten der Fastenzeit auf »eine Schale Reis« zu reduzieren, also ein billiges Essen, von dem sich auch die hungernden Massen in Asien ernähren. Der Unterschiedsbetrag wird an die Hungernden gegeben. Die Aktion bringt jährlich Millionen ein zur Unterstützung der unterentwickelten Länder, und sie reiht sich ein in eine der biblischen Dimensionen des Fastens: die Solidarität und Gerechtigkeit nach den Propheten. In der *Charismatischen Erneuerungsbewegung* wird das Fasten in weitem Umfang praktiziert.

Die Bewegung »*Mutter der Barmherzigkeit*«,[2] die unter die Schutzherrschaft der Jungfrau Maria gestellt wurde, hat im Jahr 1984 sogenannte zehntägige Fastenketten eingerichtet: 10 Personen fasten, jede einen Tag lang, streng bei Brot und Wasser. Wenn eines der Mitglieder der Kette eine junge Frau kennt, die in Gefahr ist, einen Schwangerschaftsabbruch durchführen zu lassen, benachrichtigt sie alle Mitglieder der Kette und gibt Vornamen und Alter der Frau an sowie die Frist, die diese sich gesetzt hat, um endgültig zu entscheiden, ob sie im Rahmen der von der Bewegung »*Mutter der Barmherzigkeit*« angebotenen Hilfe ihr Kind behalten will oder nicht. Wenn nach der Periode inneren Ringens – sie kann einige Tage oder auch einige Wochen dauern – die schwangere Frau die Abtreibung wählt, so fastet die ganze Gruppe an diesem Tag im Geist der Buße und der Wiedergutmachung. Wenn das Leben des Kindes erhalten werden kann, so nehmen die Mitglieder der Kette an einer Meßfeier teil, um für diesen Sieg der Barmherzigkeit zu danken.

Das Fasten von Medjugorje steht auf dem Boden dieser Renaissance:

– Es ist kein radikales Fasten, das die Gemüter erhitzt und Aufsehen erregt, sondern ein maßvolles, für Gott und für die anderen offenes Fasten.
– Es ist kein Bravourstück, sondern demütig und bescheiden.
– Es ist nicht mürrische Trübsal, die man sich auferlegt, sondern freudige Rückkehr zu Gott, wofür dieses Zeichen eine Hilfe ist.

Diese Bewegungen sind der von Johannes Paul II. bewußt angestrebten Erneuerung entgegengekommen. Die Reform des Kanonischen Rechts hatte zunächst eine Erleichterung des Fastens zu Protokoll genommen, die in bestimmten Ländern sogar auf eine Abschaffung hinauslief. Der Papst bestand jedoch darauf, die traditionelle Abstinenz am Freitag sowie das Fasten am Aschermittwoch und Karfreitag beizubehalten (Can. 1251).

4. DIE BOTSCHAFT VON MEDJUGORJE

Die Offenbarung, die Situation in der Herzegowina, die neuen Erkenntnisse unserer Zeit, nicht zuletzt die kritische Situation am 2. Juli 1981 wirkten zusammen, als Jozo Zovko die Inspiration hatte, in Medjugorje ein Fasten anzusetzen.

Die Muttergottes bestärkte die Sehenden darin, ein oder zwei Tage pro Woche regelmäßig zu fasten.

---

2 »Mutter der Barmherzigkeit«, Couvent Notre-Dame, F-81170 Cordes.

P. Tomislav Vlasić hat die Sehenden am 21. Juli 1982 über diese Botschaft befragt und die Antworten der Muttergottes wie folgt notiert:

– Am besten ist das Fasten bei Brot und Wasser.
– Das Fasten kann den Krieg abwenden.
– Es kann die Naturgesetze aufhalten.

Die zwei letzten Aussagen, die vielleicht überraschen, treffen sich mit dem Wort des Evangeliums vom Glauben, »der Berge versetzen kann« (Mt 17,20), und dem Bericht über die widerspenstigen Dämonen, die nur »durch Fasten und Gebet ausgetrieben werden können« (Mk 9,29).

– Das Almosen kann das Fasten nicht ersetzen (es kann jedoch damit gekoppelt werden).
– Nur wer aus gesundheitlichen oder sonstigen Gründen nicht fasten kann, darf es durch Gebet, Almosen und Beichte ersetzen. Außer den Kranken sollen alle fasten.

Jelena, deren Botschaften unterweisende Funktion für die Gemeinde hatten, fügte noch hinzu:

»Es gibt verschiedene Arten zu fasten: Man soll bei Brot und Wasser fasten, aber man soll auch beim Fernsehen Enthaltsamkeit üben. Es macht unfähig zum Gebet.«

Es ist dies eine Aufforderung, zu entdecken, was unseren Weg und unseren Geist verschüttet und sie unfähig macht zu einer Öffnung für Gott, zum Schweigen, zum Gebet und zur Bekehrung. Das Fasten bei Brot und Wasser ist eine elementare Praxis, die zur Öffnung für das Wesentliche anregt.

5. DIE FUNKTION DES FASTENS

Das Fasten hat eine geistig-geistliche Funktion, die auf physischen und körperlichen Voraussetzungen beruht.
Es ist eine Reinigung, auch schon in physischer Hinsicht. Der Organismus baut während dieser Periode der Unterernährung Giftstoffe ab und scheidet sie aus. Aber es ist auch eine Reinigung des Geistes.
In einer tieferen Schicht kann diese Entbehrung, die leer macht und einen gewissen Appetit weckt, zum Hunger und Durst nach Gott selber werden.

121

6. DAS RICHTIGE FASTEN

Der Geist

Wie soll man fasten? Nach der biblischen Etymologie impliziert das Fasten Armut, Entbehrung, Demut, folglich Einschränkung und Verzicht. Fasten heißt weniger essen, als man spontan essen würde. Wenn die Aufforderung der Muttergottes, bei Brot und Wasser zu fasten, keinerlei ausdrückliche mengenmäßige Beschränkung enthält, so heißt das, daß jeder selbst wissen muß, welche Genügsamkeit für sein inneres Gleichgewicht, sein Temperament und seine Lebensweise angebracht ist. Ängstlichkeit und Engstirnigkeit sind dabei fehl am Platz.

Der Körper

Fasten ist nicht gleich hungern. Bei den ersten Versuchen entsteht allerdings dieser Eindruck, und er kann zum quälenden Schmerz und zur Besessenheit anwachsen. Das ist aber kein wirklicher Hunger (der ein seltenes und tiefgehendes Phänomen ist, das zumindest in Europa nur wenigen bekannt ist), sondern ein Appetit, der durch die Konzentration darauf oder einfach durch nervöse, ängstliche Verkrampfung immer größer und drängender wird. Sobald man an andere Dinge denkt, vergißt man darauf. Den Reisenden packt bei der Ankunft im fremden Land manchmal ein solcher Heißhunger, obwohl er doch im Flugzeug gerade gut gegessen hat; oder aber den geistigen Arbeiter, der bis spät in die Nacht hinein auf ist und eine kleine Leere im Magen zu spüren meint, wenn er aufhört zu arbeiten. Diese geringfügigen Empfindungen, die schwindelerregend werden können, haben für gewöhnlich keine funktionale Entsprechung. In einem echten christlichen Fasten vergißt man sie schnell und vollständig, wenn man seine Gedanken auf Gott lenkt und mit ihm die Aufgaben des täglichen Lebens erfüllt.

Das Fasten will gelernt sein, und normalerweise macht man dabei Fortschritte. Anfangs kann man leicht von Anfällen von Heißhunger gepackt werden. Man bekommt sie nicht durch Unterdrückung und Willensanstrengung in den Griff, sondern indem man diesen materiellen Hunger in den geistlichen Hunger nach Gott überführt. Dort wird der materielle Hunger normalerweise schwinden.

Fasten heißt nicht, sich schwächen oder aus dem Gleichgewicht bringen, sondern sich freimachen. Das Fasten muß also mit Maß und geordnet erfolgen. Es liegt beim einzelnen, dieses Maß und diese Ordnung zu finden.

Fasten bedeutet nicht eine eingeschränkte und inaktive Lebensführung.

Es macht nicht niedergeschlagen und auch nicht so schwach, wie man gemeinhin glaubt. Denn der beim Fasten angebrachte sparsamere Umgang mit Energie und vor allem mit Hektik wird von einem gewissen geistigen Tonus begleitet. Dieser Tonus ist häufig am darauffolgenden Tag noch größer (vor allem, wenn man dann nicht zum Ausgleich übermäßig viel ißt).

Selbst ein radikaleres Fasten als bei Brot und Wasser[3] reduziert die Kräfte weniger, als man meint. Es ist durchaus möglich, dabei eine normale geistige oder sogar körperliche Arbeit in ausgedehntem Umfang aufzunehmen, wenn es sich nicht um länger dauerndes Fasten handelt. Das Geheimnis ist dabei ein gesundes Haushalten. Manche Menschen wußten es in den furchtbaren Hungersnöten der Vergangenheit zu entdecken. Es sind die, die am besten überlebt haben. Doch ist Vorsicht geboten, daß nicht der Mangel an Nahrung als solcher kultiviert wird; das wäre nämlich eine Verirrung, denn das Fasten soll einen optimalen und maximalen Dienst sowie die Gesundheit als solche fördern.

So ist es nicht ratsam, an arbeitsreichen und überlasteten Tagen zu fasten. Wenn man fastet, so sollte man in einem etwas langsameren Rhythmus ohne Hektik leben, in einem Zustand der Ruhe und des Friedens. Hektische Aktivität würde die wohltuende Wirkung des Fastens neutralisieren oder gefährden. Wird das Fasten in diesem Geist praktiziert, so hilft es bei der Lösung von nervösen Spannungszuständen. In einem solchen Fall ruft es ein Schlafbedürfnis hervor, und man tut besser daran, ihm nachzugeben als es zu unterdrücken. Diese Hilfe gegen die Schlaflosigkeit kann eine der wohltuenden Auswirkungen des Fastens sein.

Wenn das Fasten auch keineswegs gleichbedeutend ist mit Untätigkeit, so fügt es sich doch, wie schon in der Bibel, gut in die Sabbatruhe ein, vorausgesetzt, man kann sich zurückziehen.

Nicht am Sonntag fasten

Zweifellos schafft der ruhigere Ablauf dieses Tages gute Voraussetzungen für das Fasten, und man kann es ruhig tun, wenn man einmal ausnahmsweise einen Sonntag in einsiedlerischer Zurückgezogenheit einschaltet. Doch eigentlich ist der Sonntag der Tag des Herrn, für den sein Wort gilt: »Können die Freunde des Bräutigams trauern, solange der Bräutigam bei ihnen ist?«

---

3 Das radikale Fasten kann zu bestimmten Anlässen durchgeführt werden, namentlich am Aschermittwoch oder am Karfreitag. Es entspricht dem Wort von Lanza del Vasto: »Heute, Herr, sollst du mein einziges Brot sein.«

123

Der Sonntag ist ein Festtag, an dem es eher angebracht ist, es Jesus in Kana oder am Tisch des Zöllners Matthäus und anderer Sünder nachzutun. Dieses Fest der Auferstehung, bei dem normalerweise auch der Leib und die Nahrung ihren Platz haben (natürlich ohne Übertreibung und Diätfehler), sollte in Gemeinschaft gefeiert werden, in der Familie oder in der Kommunität. Fasten ist nicht gleichbedeutend mit einer Geringschätzung des Tafelns und der Nahrung, sondern es leitet sogar an, diese Dinge als Gabe Gottes besser zu schätzen. Hier ist das Hundertfache, das der Herr schenkt, sicherlich nicht quantitativ zu verstehen: Man findet es qualitativ in einem gesunden Maßhalten und in der Danksagung.

Kontraindikationen

Wenn die geistige und psychische Bereitschaft fehlt, ist es besser, nicht zu fasten. In einem solchen Fall sollte man sich darauf einstimmen, das Fasten mit Ruhe und Gewinn auf sich zu nehmen, als sich mit falschem Eifer hineinzustürzen.

Man fastet nicht, um sich aus der Ordnung zu bringen, sondern um neue Kräfte zu sammeln, die gesünder sind, spannungsgeladen und besser ausgerichtet auf den Dienst des Herrn.

Noch einmal: Ein Lebensrhythmus, der angespannt und hektisch ist, läßt das Fasten nicht zu. Aber es kann auch medizinische Kontraindikationen geben.[4]

Das Wesentliche

Doch wollen wir nach diesen Einzelheiten zum Wesentlichen zurückkommen. Das von der Muttergottes von Medjugorje geforderte Fasten ist mäßig und nicht radikal, es schaltet die Gefahr innerlicher Selbstberauschung und Abkapselung sowie die Gefahr mangelnder Ernährung aus. Das jedenfalls bedeutet der Rat: »Am besten ist das Fasten bei Brot und Wasser.«

Man hüte sich davor, sich ans Fasten zu machen, wenn man es nicht freudig, ausgeglichen, offen für Gott und für den Nächsten tut. Es muß eine Entbehrung sein, die erfüllt, weil sie obendrein noch zum Hundertfachen des Evangeliums führt: zu einem besseren Gebrauch und einer höheren Einschätzung der Güter dieser Welt. Das rührt daher, daß die (uns beherrschende) Leidenschaft der Selbstbeherrschung Platz macht, die Habgier der Freiheit, die Traurigkeit des reichen jungen Mannes der Freude eines Franz von Assisi.

Das von der Muttergottes von Medjugorje empfohlene Fasten bei Brot und Wasser liegt auf dieser geistigen Linie.

---

4 Vgl. dazu die medizinischen Anmerkungen von Prof. Henri Joyeux, S. 130–135.

- Das Brot sollte nach Möglichkeit Vollkornbrot sein. Es ist ein natürlicheres Nahrungsmittel, das die Mängel unseres ausgemahlenen Brotes ausgleicht. Es ist schade, daß das alte, grobe Brot von früher teurer ist als das helle Brot und heute als eine Art Luxus erscheint.
- Das Wasser soll nicht rationiert werden. Normalerweise sind eineinhalb bis zwei Liter notwendig.
- Wer mit Brot allein nicht zurechtkommt, für den können auch Früchte gestattet sein.

Eine Familienmutter machte sich guten Herzens daran zu fasten, doch sie bekam davon Kopfweh. Ihr Mann, der Arzt war, erklärte ihr, daß sie einen abgesunkenen Blutzuckerspiegel (Hypoglykämie) hätte. Sie hörte vernünftigerweise mit dem Fasten auf, weil sie nicht ihre Kinder dessen Folgen spüren lassen wollte, und fügte beim nächsten Versuch Früchte hinzu. Obst ist das natürlichste Mittel gegen die Hypoglykämie, den Mangel an Zucker. Gleichzeitig beugt es auch der Gefahr der Verstopfung vor, die bei manchen Personen durch Fasten hervorgerufen wird. Als natürliches Nahrungsmittel sind Früchte besser als Zucker, ein künstliches und konzentriertes Nahrungsmittel, das die entgegengesetzten unangenehmen Wirkungen haben kann (Apathie und Schlafbedürfnis bei Hyperglykämie).

Obst, das, wie schon gesagt, in der alten Tradition des Fastens schon immer seinen Platz hatte, bringt zusätzliche Flüssigkeit, so daß die oben angegebene Wassermenge etwas reduziert werden kann. Auch das Eingehen auf die menschliche Schwäche gehört zu der Demut, die nach der Auffassung der Bibel für das Fasten charakteristisch ist.

Man fastet nicht, indem man sich vollstopft oder planlos hier und dort etwas ißt, sondern man soll zu den gewohnten Stunden weniger umfangreiche und bescheidenere Mahlzeiten zu sich nehmen. Zwei bis drei Stück Brot genügen normalerweise zur Erhaltung der für die tägliche Arbeit erforderlichen Kräfte, wobei der Organismus sich den Rest vorteilhaft aus unseren häufig übermäßigen Reserven holt (das kann individuell etwas mehr oder weniger sein).

Fassen wir nun die wohltuenden und positiven Wirkungen des Fastens zusammen:

- Es scheidet die Schadstoffe aus, die der unterernährte Körper abbaut (wobei das Phänomen bei radikalem Fasten nur mit Wasser, das man am Aschermittwoch oder am Karfreitag versuchen kann, ausgeprägter ist). Die Reinigung des Leibes ist Zeichen und Hilfe für die Reinigung des Geistes, der durch die Demut zu Gott gelangt. Körper und Geist sind in viel stärkerem Maße solidarisch, als man meint.

– Das Fasten lehrt die Herrschaft über die elementaren Bedürfnisse des Leibes sowie die Herrschaft des Geistes über den Leib. Es lehrt den rechten Abstand zu unseren Trieben und zu den Gütern dieser Welt. Erstere werden dadurch nicht unterdrückt, sondern vielmehr geordnet.

Es macht offen für den Nächsten, für das Mitleid, für die gegenseitige Hilfe.

Es macht offen für Gott.

Das Fasten ist ein geringes, ein demütiges Mittel. Indem es den Körper auf Gott hinlenkt, befreit es den Geist. Der Zustand des Leibes ist ein innerliches und fundamentales Zeichen, das die Voraussetzungen schafft für das Leben des Geistes. Wer die materielle Entbehrung bejaht und in der rechten Weise integriert, dem hilft sie, jene chronische Entbehrung Gottes wahrzunehmen, die wir letztlich vergessen haben. Das eine läßt uns das andere bewußt werden, es stimuliert jenes tiefe und vorrangige Bedürfnis. Es mobilisiert die Kräfte von Körper und Geist zur Begegnung im Gebet und in der Liebe.

So ist das Fasten ein Mittel unter anderen, das uns hilft, unseren so oft auseinanderlaufenden Kräften Bahn und Richtung zu geben. Das ist eines der Geheimnisse des Fastens: Es ist ein bescheidenes, aber wirksames Sprungbrett, um den Aufschwung zu Gott und durch Gott zu den anderen auszulösen.

7. DAS SCHRECKGESPENST DES FASTENS

Sexualität

Das Nahrungsfasten ist nur eine Form unter anderen. Es ist allerdings eine besonders signifikante Form, weil ja Essen, Sich-Ernähren, der erste Akt ist, dessen der eben geborene Mensch fähig ist, und zugleich der notwendigste für die Existenz und für die Entwicklung des Leibes. Die Nahrungsaufnahme ist ein tägliches und gebieterisches Verlangen. Es kann in Ungeordnetheit oder Besessenheit ausarten. Daher ist es wichtig, daß dieses Verlangen integriert und beherrscht wird, wie ja übrigens auch das Sexualverlangen, das zwar anders, weniger unverzichtbar, aber doch verwandt ist.

Die Einübung des rechten Fastens war zu allen Zeiten ein Hilfsmittel zur Beherrschung der Sexualität, das all denen empfohlen wurde, die Enthaltsamkeit um des Reiches Gottes willen gelobt hatten oder denen die normale Ausübung durch Todesfall, Krankheit des Gatten oder

Reisen usw. verwehrt war.[5] Diese vitalen Triebe sind für die Erhaltung des individuellen Lebens und der Art notwendig. Ihre Regungen und Impulse haben eine Funktion und einen Sinn, doch sind sie häufig ungestüm, aus dem Zusammenhang gelöst und ungeordnet. Dann aber sind sie nicht Freiheit, sondern Leidenschaft. Zahllos sind die Mißbräuche in Ernährung (»das große Fressen«) und Sexualität (Überbetonung des Erotischen, Schamlosigkeit und Perversion). Oft zerstören sie den Körper, den Geist und sogar die Gesellschaft. Es ist von überragender Bedeutung, diese beiden vitalen Triebe in die Ordnung und die Zielsetzungen eines jeden Standes – Ehe oder Zölibat – hineinzunehmen. Der eine wie der andere sind unheilvoll ohne Ordnung und Disziplin. Allzu viele Leute sind Opfer ihrer ungeordneten Instinkte. Sie werden dadurch körperlich und geistig aus der Bahn geworfen. Es ist wichtig, darin Ordnung zu schaffen.

Die vulgarisierten Thesen Freuds sind häufig zu zerstörerischer Leichtfertigkeit verkommen und haben Schlagworte in Umlauf gebracht, die die rechte Ordnung im Bereich dieses von der Sünde gestörten Triebes verfälscht haben. Allzu leichtfertig wird die These geäußert und übernommen, daß Widerstand gegen unsinnige Versuchungen nichts anderes sei als Verdrängung, daß das elementare Verlangen oberstes Gesetz sei, daß man der Versuchung am besten dadurch begegnet, daß man ihr nachgibt, daß die Sexualität ein unabdingbares Recht sei, das man nach Lust und Laune in Anspruch nehmen könne bis hin zur Perversion, da ja das alles unwichtig sei, wenn man nur die Liebe hätte. Marc Oraison sagt diesem Prinzip entsprechend, er rate Beichtenden, die einen ausschweifenden Lebenswandel führten, nicht, ihr Leben zu ändern, sondern ihrer Frau und ihrer Geliebten mit der gleichen Liebe zu begegnen. Darin liege das »eigentliche moralische Problem«.[6] Eine seltsame Führung in der Ungeordnetheit der Leidenschaften. Diese Sturmflut falscher Ideen hat mitgewirkt am Niedergang der Moral und des Glaubens. Das Fasten kann ein Weg zurück zur rechten Ordnung sein, zum geistigen Aufschwung, zu Gott selbst.

---

5 Es muß darauf hingewiesen werden, daß langes radikales Fasten der Keuschheit nicht förderlich ist. »Das Lager der Armut ist fruchtbar«, schrieb J. de Castro, der sich mit den Problemen des Hungers in der Welt auseinandersetzte. In dem vom Tod bedrohten Organismus empört sich die Sexualität. Der Hunger, der »das Lager der Armut fruchtbar« macht, hat auch bei den Wüstenvätern, die sich extremen Fastenübungen hingaben, die berühmten »Versuchungen des hl. Antonius« hervorgerufen, die sprichwörtlich geworden sind. Und die Einsiedler der Antike, deren übermäßige Strenge häufig übertrieben dargestellt wurde, haben nach seltenen Ausnahmen in dieser Richtung (die durch die Ikonographie populär geworden sind) begriffen, daß man den Himmel nicht versuchen soll. Sie haben ihr Fasten gemäßigt und im allgemeinen das Fasten bei Brot und Wasser gewählt, wie es die Muttergottes von Medjugorje empfiehlt und in der Kirche wieder aufleben läßt.
6 *La prostitution*, 1979, S. 76.

Wie der Hunger nach Nahrung ist auch der sexuelle Hunger in weitergehendem Maße beherrschbar, als unsere erotisierte und aus den Fugen geratene Gesellschaft vermuten ließe. Für das eine wie das andere muß man das Vergessen zu pflegen verstehen und nicht die Besessenheit, die Fülle Gottes und nicht die schwindelerregende Leere.

Tabak und Alkohol

Was soeben über die fundamentalen Triebe im Zusammenhang mit Nahrung und Sexualität gesagt worden ist, kann auch auf andere Bereiche ausgedehnt werden, d. h. auf andere Begierden: Wir haben Tabak und Alkohol genannt. Diese beiden Produkte sind für den Körper Gift:

- Tabak ist immer Gift. »Fünf Zigaretten pro Jahr sollte man nicht überschreiten... Das heißt so gut wie gar nicht rauchen«, sagt Professor Pujol, Präsident der Französischen Krebshilfe.
- Alkohol schadet dem Körper nicht, wenn man ihn in Maßen konsumiert: Beim Erwachsenen ein Glas Wein (10–12 ml) während jeder Mahlzeit; beim Kind, das das Alter der Vernunft erreicht hat, ein Fingerhut voll Wein (ca. 5 ml), mit Wasser vermischt, nach Angabe von Prof. Joyeux.

Wer in dieser Hinsicht fastet, übt gesunde Enthaltsamkeit, die keinerlei Nachteile mit sich bringt.

Fernsehen

Dasselbe Prinzip ist auf die künstlichen Bedürfnisse, die in unserer Zivilisation so zahlreich geworden sind, anzuwenden: »Ihr sollt auch beim Fernsehen Enthaltsamkeit üben«, lautet der Rat der Jungfrau nach der Botschaft, die Jelena empfing.

Ja, Enthaltsamkeit beim Fernsehen ist eine gute Fastenübung unter anderen: eine Quelle der Stille und der Verfügbarkeit für Gott. Die Zeit, die sonst vergeudet wird, kann Gott geschenkt werden. Wer liebt, findet auch Zeit dafür. Wenn wir Gott lieben, so werden wir auch Zeit zum Gebet finden. Sie wird wohl von der Zeit abgehen müssen, die wir sonst so für das Nebensächliche verwenden; allzuoft wird es von uns nur kultiviert, um die Stille zu vermeiden und die verborgene Trostlosigkeit oder Angst zuzudecken, die in jedem Menschen wohnt. Ihr Heilmittel, ihre Überwindung und ihre Auflösung ist Gott. Nicht weil er der Lückenbüßer wäre, sondern weil er den Menschen dazu erschaffen hat, in ihm Erfüllung zu finden: »Du hast uns für dich erschaffen, Herr, und ruhelos ist unser Herz, bis es seine Ruhe hat in dir«, sagt der hl. Augustinus.

8. SINN DES FASTENS

Das Fasten ist eines der durch nichts zu ersetzenden Mittel in dieser Kraftprobe, in der der Mensch seine Natur und seine Triebe, ohne sie zu verleugnen, integriert, auf die Probe stellt, beherrscht und überwindet, um sein Leben auf Gott zu setzen. Die Entsagung, die wir auf uns nehmen, um Gott zu finden, läßt uns die elementarsten, die egoistischsten und auch die künstlichsten Lockungen überwinden. Sie läßt uns mit Gottes Hilfe das Hundertfache finden, das Christus im Evangelium verheißen hat. Das Hundertfache aber erhält, wer die elementare, instinktive Gier überwunden hat (die beim Tier wohlgeordnet, beim Menschen aber häufig ungeordnet ist), um die Wurzel seines Lebensdranges in Gott zu finden. Die Überwindung des Egoismus und der Sklaverei der blinden Triebe verhilft zu größerer Distanz gegenüber dieser Welt, zu einem weniger besitzgierigen und glücklicheren Umgang mit den diesseitigen Gütern; das wird deutlich in der strahlenden menschlichen Freude eines Franz von Assisi. Wer die Welt in Gott wiederfindet, schätzt sie besser in all ihrer Herrlichkeit und als Geschenk Gottes in allen Bereichen: Die Schöpfung ist schön. Ein Geschenk, das von Gott selbst kommt.

Das gilt auch für die Nahrung. Christus hat das Mahl keineswegs geringgeschätzt. An den Anfang seines Wirkens stellte er die Verwandlung von Wasser in Wein bei einem Hochzeitsmahl in Kana. Er kam zu den Festgelagen, zu denen die Zöllner und die bekehrten Sünder ihn einluden. Und mit dem Bild dieser gemeinschaftlichen Festmähler beschreibt er auch den Himmel. In dem kargen Leben der damaligen Zeit war die Hochzeit für die Landbevölkerung die einzige und überaus seltene Zeit, wo sie nicht arbeiten mußten, die Zeit der Freiheit, der Freude und der Begegnung und zugleich die Zeit des Überflusses und des Teilens. Dieses vertraute Bild nahm der Herr zum Ausgangspunkt, um uns »an den Tisch« Gottes einzuladen (Mt 8,11). Das Fasten läßt uns den wahren Wert der Güter der Erde wiederentdecken. Erst wenn man nicht mehr ihr Sklave ist, kann man sie schätzen. Man kann sie bewußter von Gott entgegennehmen, wenn man selbst geordnet ist und auch fähig, darauf zu verzichten, um das Wesentliche zu finden. Dann wird die Abhängigkeit zur Freiheit, die offen ist für das Wesentliche, an dem niemals Mangel ist.

Das Fasten
aus der Sicht des Arztes

Physiologische oder natürliche Nüchternheit

Der Zeitraum zwischen der letzten Mahlzeit am Abend und der ersten Nahrungsaufnahme am darauffolgenden Morgen dient im allgemeinen als Beispiel *par excellence* für den Zustand »physiologischer Nüchternheit zwischen den Mahlzeiten«. Man kann annehmen, daß diese Nüchternheit, wenn sie länger als 16 Stunden nach der letzten Mahlzeit anhält, nicht mehr physiologisch, d. h. natürlich ist. Der eigentliche Zeitraum physiologischer Nüchternheit ist die zweite Nachthälfte. Dann sind Nahrungszufuhr und gespeicherte Reserven erschöpft, und der Organismus stellt sich erneut darauf ein, seine eigenen Reserven heranzuziehen.

Die Nachtruhe verbraucht 500 Kalorien:

für die Muskeln: 200 Kalorien, die im wesentlichen aus Fetten[7] stammen;

für das Gehirn: 50 Kalorien, die im wesentlichen aus Kohlehydraten[8] stammen;

für das Herz: 250 Kalorien, die im wesentlichen aus Fetten stammen.

Was sind die natürlichen Reserven des Organismus und sein täglicher Bedarf, wenn er nicht fastet?

1. Die Kalorienreserven

Geht man von einem 70 kg schweren Menschen aus, so hat er 174.000 Kalorien in Reserve, die sich folgendermaßen aufgliedern:

Wasser + Mineralstoffe	44,0 kg	=	0 cal
Kohlehydrate	0,5 kg	=	2.000 cal
Eiweiße	11,5 kg	=	46.000 cal
Fette	14,0 kg	=	126.000 cal
	70,0 kg	=	174.000 cal

---

7 1 Gramm Fett = 9 Kalorien.
8 1 Gramm Kohlehydrate = 4 Kalorien.

Der Organismus verfügt über 2000 cal sofort verfügbarerer Reserven, d. h. Reserven, die im Fall einer »Ernährungspanne« herangezogen werden. Diese Kalorien stammen aus Kohlehydraten und sind in der Leber gespeichert. Nach dem Aufbrauchen dieser ersten Reserven schöpft der Organismus die anderen aus (Eiweiße und Fette). Sie finden sich in den Muskeln und im subkutanen Fettgewebe.

Man kann der Einfachheit halber annehmen, daß der Mensch je nach Gewicht und Körpergröße pro Stunde zwischen 50 und 100 Kalorien benötigt bzw. sein täglicher Kalorienbedarf zwischen 1200 und 2400 Kalorien in 24 Stunden liegt, je nach Körpergewicht und Tätigkeit.

2. Der tägliche Bedarf an Kalorien

Die tägliche Kalorienzufuhr muß folgendermaßen gegliedert sein:

15% Eiweiß bzw. 70 g Eiweiß,
40% Fette bzw. 100 g Fett,
45% Kohlehydrate bzw. 250 g Kohlehydrate.

Die Aufteilung der Kalorien auf die drei Mahlzeiten am Tage kann folgendermaßen aussehen:

20 oder 25% zum Frühstück,
40% zum Mittagessen,
35 bis 40% zum Abendessen.

3. Die tägliche Flüssigkeitszufuhr muß der Wasserabgabe die Waage halten

1 bis 1,5 l Wasser im Urin,
0,1 l Wasser in den Fäkalien,
0,5 l Wasser bei der Atmung (Wasserdampf),
0,4 l Wasser durch die Haut (Perspiration und Transpiration, die auf mehrere Liter ansteigen kann).

Insgesamt also 2,4 bis 2,5 l Wasser. Das jeden Tag ausgeschiedene Wasser muß unbedingt ersetzt werden.

Die verschiedenen Formen des Fastens

1. Das totale 24stündige Fasten

Bei dieser Art des Fastens nimmt die betreffende Person nur Wasser zu sich. Es heißt auch »hydrische Nüchternheit«.
Diese erste Nüchternheitsphase führt zu einer Erschöpfung der

Kohlehydratreserven in der Leber; gegen Ende des Tages werden die Muskelreserven mobilisiert, um an die Stelle der erschöpften Leber zu treten. Das Gehirn benötigt in 24 Stunden 130 bis 150 g Glukose; diese Energie kann, wenn sich der Organismus im Zustand totaler bzw. hydrischer 24stündiger Nüchternheit befindet, nur aus der Leber kommen. Nach 24stündiger Nüchternheit dieser Art hat der Organismus seine »Notreserven« erschöpft.

2. Das partielle Fasten

Es wurde 1944 in den USA 24 Wochen lang an 32 Versuchspersonen, die sich freiwillig zur Verfügung gestellt hatten, untersucht (Experiment von Minnesota). Das Experiment bestand darin, die tägliche Kalorienzufuhr auf die Hälfte zu reduzieren, während die Flüssigkeitszufuhr normal blieb (in: *Human Starvation*, Bd. I und II, Minnesota Press, 1950). Dann untersuchten die Wissenschaftler mit größter Genauigkeit, was mit den verschiedenen Reserven des Organismus geschah.

Wenn diese Art des Fastens über einen längeren Zeitraum hinweg durchgeführt wird, ist es gesundheitsschädlich.

3. Das andauernde totale Fasten

Nach den ersten 24 Stunden dauert die sekundäre Phase 4 bis 5 Tage. Wenn einmal die Zuckerreserven in der Leber erschöpft sind, greift der Organismus zunächst die Eiweißreserven in Organen wie Leber, Milz und Darm und dann die Eiweißreserven der Muskeln an.

Am 6. bis 7. Tag nach Beginn des Fastens setzt die tertiäre Nüchternheitsphase ein. Sie dauert 5 bis 6 Wochen, bis die Erschöpfung der Eiweißvorräte eintritt.

Die Endphase des Fastens tritt um den 60. Tag des totalen Fastens (bei Flüssigkeitszufuhr) ein. Sie führt zum Tod infolge Auszehrung und Ateminsuffizienz als Folge der Atrophie und Herabsetzung der Funktion der Atemmuskeln. Es ist die maximale Überlebensdauer bei einem derartigen Fasten.

Was bedeutet das wöchentliche 24stündige Fasten bei Brot und Wasser?

1. Eine Veränderung unserer Ernährungsgewohnheiten

Nimmt man an einem Tag in der Woche als einzige Nahrung nur Brot und Wasser zu sich, so bedeutet dies eine gewisse Veränderung unserer modernen Ernährungsgewohnheiten. In der Tat ist es erwiesen, daß

Männer wie Frauen in unserer Zeit täglich zu viele Kalorien in Form von Kohlehydraten und Fetten zu sich nehmen und auch zuviel (besonders im Fleisch enthaltenes) Eiweiß.

– Der individuelle Konsum von tierischen Fetten ist zu hoch, er macht mehr als 40% unserer Nahrung aus.

– Der Konsum von schnellverdaulichen Kohlehydraten ist stark gestiegen; der Konsum von (Rüben- und Rohr-)Zucker stieg von 20 kg pro Person im Jahr 1920 auf 35 kg pro Person im Jahr 1975 (das bedeutet 100 g täglich pro Person). In einer ausgewogenen Ernährung sollten 50 g Zucker täglich nicht überschritten werden. Zwar hat der Konsum von reinem Zucker abgenommen, doch sind die in Nahrungsmitteln enthaltenen Zuckermengen größer geworden (Konditoreiwaren, Eis, industrielle Desserts usw.).

– Der Konsum zuckerhaltiger Getränke ist zu hoch. In Frankreich hat der Verbrauch von 1960 bis 1980 um 100% zugenommen. Diese Getränke enthalten bedeutende Mengen von leicht verdaulichen Kohlehydraten und also auch Kalorien.

– Der Brotkonsum hat in den letzten 40 Jahren um 50% abgenommen. Er lag bei durchschnittlich 500 g pro Person und Tag und sank im Jahr 1980 auf 150 g. Entgegen der allgemeinen Meinung macht Brot nicht dick, wenn man keine Butter oder andere Fette darauf streicht.

2. Bei Brot und Wasser

Wenn man 24 Stunden lang nur Brot und Wasser zu sich nimmt, wird die Kalorienzufuhr mit Sicherheit auf durchschnittlich 1000 Kalorien reduziert. Denn:

50 g Brot = 25 g Kohlehydrate = 100 cal
500 g Brot = 250 g Kohlehydrate = 1000 cal

Wenn man Brot ißt, nimmt man auch etwas Eiweiß, sehr wenig Fett und die lebenswichtigen Mineralstoffe zu sich. Im Vollkornbrot ist davon etwas mehr enthalten als im üblichen hellen Brot.

	Gesamt-kalorien	Eiweiß g	Kohle-hydrate g	Fette g	Calcium mg	Natrium mg	Magnesium mg	Phosphor mg
Helles Brot	255	7	55	0,8	20	500	30	50
Voll-korn-brot	239	8	47,5	1,2	50	650	90	200

Zusammensetzung der beiden gebräuchlichsten Brotsorten pro 100 g

Das Brot verbleibt 2 bis 3 Stunden im Magen, Wasser dagegen im allgemeinen weniger als eine Stunde.

Die Nahrungsaufnahme muß an diesen Fasttagen gut über den Tag verteilt sein; die 1000 Kalorien müssen auf die Stunden, in denen man aktiv ist, aufgeteilt werden.

Brotkonsum: Wenn man arbeitet, sind 500 g vernünftig. Es kann auch mehr sein, wenn dieses Fasten körperlich schlecht vertragen wird.

Wasserkonsum: Er soll im Verhältnis zum normalen Konsum nicht reduziert, sondern eher erhöht werden. Es ist notwendig, darauf zu achten, da man häufig dazu neigt, die Wasseraufnahme zu reduzieren. Mindestens 1,5 l sind notwendig, um gute Diurese und überhaupt einen ausgeglichenen Wasserhaushalt sicherzustellen. Die Wasserzufuhr ist über den ganzen Tag zu verteilen.

3. Konsequenzen des ausschließlichen Fastens bei Wasser und Brot

Wenn dieses Fasten vernünftig praktiziert wird, entsprechend dem oben Gesagten, und wenn keine Kontraindikationen vorliegen, wird es gut vertragen; die betreffende Person kann Hunger verspüren, wird aber ohne weiteres unterscheiden können zwischen:

- Hunger, der durch den Anblick oder den Geruch appetitanregender Speisen geweckt wird ... Dann muß man es fertigbringen, wegzugehen und den Anblick zu meiden;
- echtem Hunger, der an Nervosität, benommenem oder schwerem Kopf usw. zu erkennen ist. Dieser Hunger darf unverzüglich durch die Aufnahme von Brot und Wasser neutralisiert werden, denn der Fastende soll ja keine Heldentaten zu vollbringen suchen.

Das Fasten kann nach sich ziehen:

- eine Hypoglykämie, d. h. ein zunehmendes Absinken des Blutzuckerspiegels (unter 1 g/l, was die normale Höhe ist).

Anzeichen der Hypoglykämie sind Kopfschmerzen, Angespanntheit, Gereiztheit, schlechte Laune oder nagendes Hungergefühl. Mehr Brot essen kann Abhilfe schaffen; wenn die Symptome anhalten, ist es geraten, Obst zu essen. Obst führt einfache Zucker zu, die vom Verdauungsapparat schnell aufgenommen werden und den abgesunkenen Blutzuckerspiegel neutralisieren.

Durstgefühl ist die Mahnung, daß man nicht genügend Wasser getrunken hat. Im Winter ist es empfehlenswert, heißes Wasser zu trinken, vor allem zum Frühstück; im Sommer sollte man bei großer Hitze und starkem Schwitzen entsprechend mehr Wasser trinken.

Das Fasten bei Brot und Wasser kann Verstopfung hervorrufen, wenn man nicht genügend Wasser trinkt. (Bei Vollkornbrot ist die Gefahr noch größer. Bei ausreichender Wasserzufuhr wird die Passage durch den Verdauungsapparat dank der im Brot enthaltenen Fasern erleichtert, bei zuwenig Wasser dagegen erschwert.) Wer unter Verstopfung leidet, dem kann Obst in zweifacher Hinsicht helfen: durch die darin enthaltene Flüssigkeit und durch die (unverdaulichen) Fasern.

Dieses zeitweilige Fasten, bei dem der Organismus auf seine Reserven zurückgreift, bringt keine Nachteile mit sich, sondern begünstigt eine gesunde Ausscheidung der Überschüsse.

Die Kontraindikationen für das Fasten bei Brot und Wasser

1. Beim gesunden Menschen

Intensiv arbeitende Personen sollten daran denken, daß die Kalorienration an dem für diese Art Fasten gewählten Tag um mindestens die Hälfte bis zwei Drittel reduziert ist. Daher ist von dieser Art Fasten abzuraten:

- einem Bergsteiger, wenn er eine große Tour vor sich hat;
- einer Mutter während der Schwangerschaft oder Stillzeit;
- einem Holzfäller, der eine besonders schwere Arbeit vor sich hat;
- einem Techniker, wenn er an diesem Tag eine besonders heikle oder gefährliche Situation zu meistern hat;
- einem Fernlastfahrer, der eine 24stündige Fahrt vor sich hat.

2. Beim kranken Menschen

- Allen stationären Kranken und Rekonvaleszenten muß das Fasten bei Brot und Wasser untersagt werden.
- Bei chronisch Kranken (außer den in unserem Jahrhundert häufigen Streßerkrankungen), die an Krebs oder sogenannten System- oder Kollagenerkrankungen des Verdauungsapparates leiden, ist dieser Typ des Fastens kontraindiziert.

Indikationen für das Fasten bei Brot und Wasser

- Dieses Fasten ist in jedem Alter jenseits der Pubertät möglich, für Knaben wie für Mädchen.
- Für ältere Personen ist es ratsam, den Arzt zu fragen.
- Für Diabetiker, Hochdruckpatienten, Fettleibige, Herzkranke und Personen, die eine besondere Diät einhalten müssen, ist das Fasten bei Brot und Wasser nach ärztlichem Gutachten möglich.

AUSZÜGE AUS DEM BERICHT
über die Messung der mit dem Gebet verbundenen spirituellen Energie, die in Medjugorje vom 15. bis 19. März 1985 von Boguslav Lipinski aus Boston vorgenommen wurde.

Aufnahmegerät

Das Gerät, das für die Aufzeichnung der spirituellen Energie *(Spiritual Energy)* verwendet wurde, war ursprünglich für die Schirme ionisierender Strahlungen bestimmt (Kernenergie: Elektroskop Modell BT 400 Biotech Kanada). Die Maßeinheit ist mR/h (Millirad pro Stunde) und die logarithmische Skala geht von 0 bis 1 Million mR/h. Die normalen Ablesungen des Substrats liegen gewöhnlich zwischen 0 und 15 mR/h.

Ergebnis und Schlußfolgerung

Die Messungen wurden in Medjugorje während fünf aufeinanderfolgender Tage vom 15. bis 19. März 1985 durchgeführt, und zwar an verschiedenen Orten, wechselnden Zeiten und Tagen. Die größte Intensität wurde am Freitag, dem 15. März, gemessen: 100.000 mR/h. Die stärkste Schwankung in der Intensität wurde am Samstag, dem 17. März, während der Erscheinung in der Grobla-Kapelle angezeigt.

1. Die während bestimmter Gebete aufgezeichneten Stärken sind extrem hoch. Dies sowie ihr relativ rasches Verschwinden zeigen an, daß es sich nicht um Energie nuklearen Ursprungs handeln kann. So würden z. B. 100.000 mR/h, die am 15. März registriert wurden, bedeuten, daß die Menschen im Inneren der Kirche einer ionisierenden Strahlung von 100 rad/Stunde ausgesetzt gewesen wären. Die maximal zulässige Dosis beträgt jedoch 0,1 rad/Tag. Folglich hätten diese Leute, die häufig die Messe besuchen, an den Nachwirkungen der Strahlung zugrunde gehen müssen – was nicht der Fall war. Man muß daraus schließen, daß diese Energie spirituellen Ursprungs ist.
2. Diese spirituelle Energie scheint nicht von der Anzahl der Menschen, die miteinander beten, abzuhängen, sondern eher von der Intensität und Qualität des Gebetes.
3. Die Erscheinungen sind nicht mit einer meßbaren (?) Veränderung der spirituellen Energie gekoppelt.
4. Es wäre denkbar, daß die Intensität der spirituellen Energie mit dem Fasten *(fasting)* gekoppelt ist, wie es die am Freitag, dem 15. März, verzeichnete höchste Ablesung angibt.
5. Die spirituelle Energie scheint sich über eine gewisse Entfernung zu erstrecken (1 km), löst sich aber relativ schnell auf (5–30 Minuten).

Fragen, die eine spätere Studie zu beantworten hätte:

1. Ist die spirituelle Energie eine heilende oder schützende Kraft? (So hat es z. B. am 18. März während eines heftigen Gewitters in den umliegenden Bergen im Gebiet von Medjugorje kein einziges Mal geblitzt.)
2. Was ist die spirituelle Energie physikalisch?
3. Kann die spirituelle Energie auch mit einem Gerät anderen Typs (Jaeger-Miller-Zähler) festgestellt werden?
4. Wird die spirituelle Energie während des Gebetes auch anderswo als in Medjugorje emittiert (z. B. in den USA)?

Es folgt eine Tabelle mit 50 Meßergebnissen aus Medjugorje: Im Haus Buntić (wo Lipinski wohnte) liegen sie zwischen 100 und 1000 mR. In der Pfarrkirche sind es am 19. März um 11 Uhr lediglich 20 mR, doch steigt die Stärke am 18. März um 17.15 Uhr auf 1000, um 18 Uhr auf 10.000 und um 19 Uhr auf 20.000 mR an; in der Erscheinungskapelle sind es am Freitag, dem 15. März, zur Stunde des Gebets 100.000 mR (die höchste gemessene Zahl). Zum Vergleich: Bei Hockeyspielen und in Kirchen in den USA zeigte derselbe Apparat nur 20 bis 70 mR an.

Professor Lipinski ist Spezialist für bioelektrische Phänomene und führt in Boston Forschungen über Herzgefäßerkrankungen durch. Er studiert die Strahlungen im Hinblick auf das Einsteinsche Prinzip von der Einheit der Energie (Elektromagnetismus, Kernenergie, Schwerkraft usw.) und versucht herauszufinden, warum ein Gerät, das die physikalische Energie registriert, auf geistige Phänomene reagiert, die an bestimmte Orte und ans Gebet gebunden sind, und warum er in Medjugorje noch nie dagewesene Ergebnisse gemessen hat. Er hat noch keine Antwort auf diese Fragen.

III.
Die Heilungen

1. DER GEGENWÄRTIGE STAND DER FRAGE

Es ist zu früh, eine Bilanz der Heilungen von Medjugorje vorzulegen.
Wir haben sie in unserem ersten Buch[1] erwähnt. Auch haben wir
damals die von P. Rupčić eilig zusammengestellten 56 Fälle dem
Präsidenten des Ärztebüros von Lourdes, Dr. Mangiapan, vorgelegt,
der auf dem Hintergrund seiner einschlägigen Erfahrungen eine erste
Sichtung vornahm. Er unterschied

– nicht zwischen echten und unechten Heilungen, da dies voreilig
  gewesen wäre;
– sondern zwischen Heilungen, die keinerlei Chance hatten, zu einer
  Protokollierung gemäß den bestehenden Normen zu führen, und
  solchen, die Beachtung verdienten: nämlich organischen Erkrankungen, die mittels einer genau definierten oder augenscheinlich
  definierbaren Diagnose identifiziert sind.

Wir haben auch die zwei Aspekte seiner Schlußfolgerung[2] angeführt:

– Die Auflistung dieser Heilungen hat lediglich Hinweischarakter. Sie
  gestattet keinerlei Schlußfolgerung.
– Doch sind viele von ihnen von Interesse und haben Aussicht,
  anerkannt zu werden. Sie erfordern daher eine Untersuchung im
  Hinblick auf ihre Protokollierung.

Dr. Mangiapan hat die beiden Aspekte dieser Schlußfolgerung im
Bulletin der AMIL (Internationale Ärztevereinigung von Lourdes)
weiterentwickelt.[3] Er bringt dort zuerst die negative Seite. Die von
P. Rupčić zusammengestellten 56 Heilungen sind

»sehr gedrängte Berichte, die einzig auf den Aussagen der Beteiligten selbst basieren. Nie sind sie durch eine objektive medizinische
Untersuchung attestiert worden ... Die Dauer der Heilung wird nur
selten erwähnt ..., ebensowenig die Behandlung angegeben, noch

---

1 *La Vierge apparaît-elle à Medjugorje?*, deutsch: *Das Geschehen von Medjugorje*,
  Graz–Wien–Köln ²1985.
2 Ebd., S. 169 bzw. 181 (in der deutschen Ausgabe).
3 *Association Médicale Internationale de Lourdes*, April 1984.

138

die Diagnose und Prognose begründet . . . Zusammenfassend ist zu sagen, daß nach den Normen des Ärztebüros diese ganze Sammlung praktisch überhaupt keinen Wert hat . . . und als solche kein gewichtiges Argument zugunsten eines Erscheinungsortes liefern kann.«

In seiner »nicht offiziellen« Anklageschrift über die Erscheinungen von Medjugorje zitierte Bischof Žanić einzig und allein diesen letzten Satz als ein »völlig negatives Urteil des Dr. Mangiapan über sämtliche Heilungen von Medjugorje«. Er folgte damit wieder seiner üblichen Methode, nämlich ausschließlich negative Elemente festzuhalten und die positiven zu ignorieren. Bei allem Respekt vor seiner Person und vor seinem Amt verpflichtet uns die Wahrheit doch festzustellen, daß Dr. Mangiapan sich gleich nach diesen negativen Sätzen auch über die positiven Aspekte[4] geäußert hat:

»Die relativ hohe Anzahl von (angeführten) Heilungen kann dem an die Seite gestellt werden, was Dr. de Saint-Maclou (mein Vorgänger) ›das Wunder der Zahl‹ in den Anfängen von Lourdes genannt hat. Neun Beobachtungen würden eine eingehendere Untersuchung verdienen:
– die vier Fälle von Erkrankungen von Kindern (die Spezialität von Dr. Mangiapan);
– die Tumorfälle (vor allem einer von ihnen);
– der Fall von Niereninfektion, der mittels Dialyse behandelt worden war.
Neun von 56 angeführten Fällen verdienen Interesse: ein stattlicher Prozentsatz, wie ich dem Autor (R. Laurentin) schrieb, vorausgesetzt, er erweist sich auf der Basis einer objektiveren Untersuchung als fundiert.«

Die durch die Polemik von Bischof Žanić aufgeworfenen Fragen haben wir auch schon an anderer Stelle gestellt:
– Warum wiederholt Bischof Žanić, daß keine Akten über Heilungen vorlägen, während ihm doch derartige Akten, angefangen von Dr. Stopar, übergeben worden sind?
– Warum wurde von den Ärzten der Bischöflichen Kommission keine Untersuchung über die Kranken eingeleitet, die geheilt worden sind und für ihre oft unerwartete Heilung Dank sagen?
– Warum ist in der Anklageschrift des Bischofs nur von den Leuten die Rede, die zum Gebet nach Medjugorje gekommen und in der Folge gestorben sind?
– Warum spricht er nicht auch von denen, die dem Tod nahe waren und sich heute bester Gesundheit erfreuen?

---

4 Ebd., Nr. 205–206, S. 14–15.

2. DIE HEILUNGEN DAUERN AN

Die Frage wird von den italienischen Ärzten der Universität Mailand und anderen aufmerksam verfolgt. Es wurde ein Akt mit 130 Belegen über die Heilung von Diana Basile, von der noch die Rede sein wird, zusammengestellt; an einigen weiteren wird gearbeitet.

Ich selbst möchte hinzufügen, daß ich bei meinen Reisen da und dort durch Zufall auch anderen Personen begegnet bin, die entweder durch einen Besuch in Medjugorje oder infolge von Gebeten, die auf ihre Bitte hin an diesem Ort gesprochen wurden, geheilt worden sind. Ich habe Marija Brumec, die lange Zeit im Spital von Marburg war, bei der Erscheinungskirche gesehen. Sie hatte lange an den Folgen eines Kompressionsbruchs des elften Wirbelkörpers gelitten und seit 8. Juni 1982 ein Korsett getragen. Nach vergeblichen Behandlungen, die nur eine vorübergehende Linderung brachten, wurde Marija Brumec am 8. August 1983 plötzlich geheilt. Die letzten Röntgenaufnahmen ihrer Wirbelsäule lassen keine Verletzung mehr erkennen.

3. HEILUNGEN UND IHRE PROTOKOLLIERUNG

Es ist keineswegs ausgemacht, daß sämtliche »angeführten« (wie es in Lourdes heutzutage heißt) Heilungen Einbildung sind, wie es die aus dem Bischöflichen Ordinariat Mostar kommenden Dokumente einfach annehmen.

Sagen wir jedoch nicht voreilig, daß diese Heilungen bewiesen und daher wunderbar sind. Um zu einem derartigen Urteil zu gelangen, braucht es heutzutage zwischen 6 und 13 Jahren: So lange hat in den vergangenen 20 Jahren die Anerkennung der vier letzten Wunder in Lourdes gedauert.

Es ist keineswegs auszuschließen, daß im Lauf der nächsten 14 Jahre, die uns noch vom Jahr 2000 trennen – die Erscheinungen von Medjugorje werden dann an der Schwelle zu ihrem 20. Jahrestag (2001) stehen –, in Medjugorje ebenso viele Heilungen anerkannt werden könnten.

In der Kirche ist die Diskussion zwischen Mystiker und Lehrer, zwischen Gläubigem und Richter oft schwierig. Oft läßt die kritische Zurückhaltung des Richters die lebendige Wirklichkeit des Volkes Gottes, die ein Echo des Evangeliums ist, vergessen.

Zu einer besseren Unterscheidung der Heilungen von Medjugorje erscheint es uns zweckmäßig, an die folgende Tatsache zu erinnern: Die Anerkennungsverfahren, wie sie unter Benedikt XIV. eingeführt und zu

Beginn unseres Jahrhunderts vervollständigt wurden, entstammen in doppelter Hinsicht einem bestimmten Zeitgeist:

– Medizinisch: Sie wurden zur Zeit des Szientismus ausgearbeitet, in der man einen gleichsam mathematischen Beweis für das Wunder haben wollte. »Wenn auch nur ein einziges Wunder dieser Art bestätigt wird, ist es aus mit dem Szientismus«, lautete die Parole. Doch die dieser Apologetik und dem Szientismus gemeinsame Illusion ist heutzutage überholt. Die Wissenschaft ist bescheidener geworden und arbeitet eher mit Wahrscheinlichkeiten. Sie hat ihr Bewußtsein geschärft für die Grenzen, an die sie in dieser Ungewißheit stößt.

– Der Theologie ist in stärkerem Maße bewußt geworden, in welchem Mysterium und Halbdunkel wir in unserem Leben an die Transzendenz rühren, wozu auch Wunder gehören.

Das Wunder ist keineswegs Magie. Für die wissenschaftliche Untersuchung ist es gleichsam eine verwirrende Grenze, über die man stolpert, und es geht nicht ab ohne unvermeidliche Konflikte zwischen diesem tastenden Suchen, das kritisch ist und bleiben muß, und der Danksagung des Kranken, der geheilt ist und für den alles wieder einfach geworden ist – im Leib und im befreiten Geist.

4. DIE HEILUNG VON DIANA BASILE

Eine Heilung ist nicht nur ein Protokoll, sondern ein Ereignis, das das Leben eines Menschen prägt. So wollen wir als Beispiel einfach berichten, wie Frau Diana Basile geheilt wurde. Es geschah am 23. Mai 1984 in Medjugorje.

Diana Basile ist Mutter von drei Kindern und litt seit 1972 an

– einer völligen Erblindung des rechten Auges (retrobulbäre Sehnerventzündung);
– zahlreichen motorischen Störungen, durch die sie an den oberen und unteren Extremitäten gelähmt war;
– totaler Urin-Inkontinenz, die eine perineale Dermatose zur Folge hatte.

Die Diagnose der Universitätsklinik Mailand lautete auf Multiple Sklerose.

Der Bischof wendet – mit Recht – ein, daß die Diagnose der Multiplen Sklerose erst durch Autopsie, also *post mortem*, völlig gesichert werden kann. Immerhin aber hatte Professor Thiébaut, der mit mir mehr als einmal über dieses Problem gesprochen hat, in Lourdes zwei Heilungen bei Multipler Sklerose anerkennen lassen, und zwar:

- Thea Angele (Deutschland), geheilt am 20. Mai 1950, anerkannt am 28. Juni 1961;
- Frater Leo Schwager (Schweiz), geheilt am 30. April 1952, anerkannt am 28. Dezember 1960.

Aufgrund der Krankheitsgeschichte und der Gesamtheit der Untersuchungen war er zu der ernsthaften Überzeugung gelangt – und die internationale Kommission teilte diese Überzeugung –, daß die Diagnose feststand. Wenn man heute radikaler sein will, nur weil die »Diagnose der Multiplen Sklerose« als eine medizinische »Herausforderung« gilt, so müßte man konsequenterweise auch die beiden in Lourdes anerkannten Heilungen streichen und von den 64 Heilungen, die in 127 Jahren anerkannt wurden, abziehen. Daran denkt jedoch niemand.

Die Diagnose bei Diana Basile ist von Professor Spaziante, einem Nichtgläubigen, eindeutig ausgesprochen worden. Sie basiert auf den durch Elektromyographien evozierten Potentialen (Messung der Reaktionszeit mit Hilfe von in den Muskel eingeführten Nadeln) und der Analyse des pathologischen Zustands.

Wir wollen das Urteil über diesen Akt beachtlichen Ausmaßes (er umfaßt heute mit 130 Dokumenten weit mehr als der erste in Mostar deponierte Akt) nicht vorwegnehmen. Es scheint aber doch klar, daß man diesen Fall nicht einfach a priori vom Tisch wischen kann. So ist zu wünschen, daß die Bischöfliche Kommission ihn einer objektiven Prüfung unterzieht, unterstützt von den Kapazitäten, die diesen Fall behandelt und den Akt zusammengestellt haben.

Der nun folgende Bericht will lediglich in konkreter Form aufzeigen, daß die Heilungen in Medjugorje ein Problem darstellen, an dem man nicht vorbeikommt. Der Bericht will auch an einer »frohen Botschaft« teilhaben lassen, die wunderbar ist für die Frau, die sie erlebt hat, für ihren Mann (der bis dahin ungläubig war) und für ihre Kinder. Eine Familie, die nun glücklich ist, verharrt in Danksagung. Ich bin ihnen in Mailand begegnet. Das Glück dieser Frau und Mutter, die nach zwölfjährigem Siechtum wieder lebt, kann uns ebensowenig gleichgültig lassen wie die Heilung des Blindgeborenen. Um wieviel besser kann ich ihn seither verstehen! Zwingen uns denn die Prozeduren und das Mißtrauen offizieller kirchlicher Stellen dazu, die Haltung der Gesetzeslehrer zu übernehmen, die die Danksagung in Miesmacherei umgemünzt haben?

- Gib Gott die Ehre, wir wissen, daß dieser Mensch (Jesus, der ihn geheilt hat) ein Sünder ist!

– Gib Gott die Ehre, wir wissen, daß diese Erscheinungen Halluzinationen sind!

Die Protokollierung einer Heilung nimmt viel Zeit in Anspruch: 4 bis 12 Jahre vielleicht, wenn es gelingt, einen Akt zusammenzustellen. Strenges Stillschweigen ist geboten bis zu diesem eher unwahrscheinlichen Ausgang.

– Protokollierungen sind wie ein Grab, aus dem die Heiligen mumifiziert wieder hervorkommen. »Ihr laßt uns ja nur mehr die Kadaver der Wunder sehen«, sagte einmal ein Journalist über Lourdes.

Die »Gesetzeslehrer« der modernen Medizin standen der Heilung von Diana Basile weit aufgeschlossener gegenüber als die Gesetzeslehrer im Neuen Testament der Heilung des Blindgeborenen, und ihr Staunen fußt ja gerade auf ihrer Wissenschaft. Könnte doch die kirchliche Obrigkeit dieselbe Aufgeschlossenheit an den Tag legen, die ja kritisches Bewußtsein nicht ausschließt, sondern gerade impliziert! Könnte sie doch das Ereignis der Gnade, dessen Konturen die Ärzte abhorchen, im Glauben wahrnehmen!
Noch einmal sei gesagt, daß wir, wenn wir diesen Fall zur Sprache bringen, von der eben erst begonnenen technischen Untersuchung absehen, ebenso sehen wir davon ab, wie das Urteil des Bischofs von Mostar ausfallen wird. Der Fall wird sicherlich noch lange kontrovers sein, doch verdient er es, bekannt zu werden, denn er ist gut dokumentiert. Diana spricht wie der Blindgeborene (bei Joh 9,24):

– Ich weiß nur eines: Ich war blind und kann nun sehen, sagt er, als er geheilt ist, bei Joh 9,25.
– Ich war an einem Auge blind, seit 12 Jahren gelähmt, sagt Diana Basile, und mit einem Schlag habe ich in Medjugorje meine Gesundheit wiedererlangt, und besser als zuvor. Mein blindes Auge hat 100% seines Sehvermögens zurückgewonnen, und mein bisher besseres Auge hat nur 90%.

Es folgen nun einige Dokumente über diese Heilung, die ein jeder in seinem Herzen und seinem Gewissen beurteilen möge. Sie stammen aus dem an der Universität Mailand geführten ärztlichen Dossier.

5. ZUSAMMENFASSENDER BERICHT
DES KLINISCHEN FORTBILDUNGSINSTITUTES
DER UNIVERSITÄT MAILAND

Basile Diana, 43 Jahre alt, geboren in Plataci (Cosenza) am 25. Oktober 1940. Wohnort: Mailand, Via Graziano Imperatore 41. Beruf: Verwaltungssekretärin, Angestellte am Klinischen Fortbildungsinstitut in Mailand (Traumatologisches Zentrum), Via Bignami 1. Frau Basile ist verheiratet und Mutter von drei Kindern.

Krankheitsgeschichte

Die ersten Krankheitssymptome zeigten sich 1972: Dysgraphie der rechten Hand, Zittern (Unfähigkeit zu schreiben und zu essen) und völlige Erblindung des rechten Auges (retrobulbäre Entzündung des Sehnervs).

Im November 1972 begibt sie sich ins Zentrum für Multiple Sklerose, das von Prof. Cazzullo geleitet wird. Er bestätigt die Diagnose auf Multiple Sklerose.

Die Krankheit macht eine Beurlaubung für 18 Monate notwendig.

Am 24. September 1973 erfolgt eine Visite von Dr. Riva (Neurologe am Traumatologischen Zentrum) und Prof. Retta (Internist am selben Institut). Beide sprechen sich für eine Aufgabe jeglicher Berufstätigkeit wegen Invalidität aus.

Doch auf die inständige Bitte der Patientin hin wird sie trotz ihrer Behinderung für eine eingeschränkte Tätigkeit wieder in den Dienst eingegliedert. Sie wird deshalb von der Abteilung für Radiologie ins Sekretariat versetzt (wo sie sich auf kleine Aufgaben beschränken kann; sie kann nicht einmal den einen Arm abbiegen). Die Patientin hat Schwierigkeiten beim Gehen und gelangt nur mit Mühe an ihren Arbeitsplatz (gestörter Gang infolge von fehlendem Synchronismus in den Beinen, keine Beugung des rechten Knies). Die rechte Hand und der rechte Arm sind für jegliche Arbeit praktisch nicht zu gebrauchen.

Die Patientin benützt die rechte obere Extremität nur gestreckt als Stütze, und vermutlich wurde aus diesem Grund die Hypertrophie der Muskulatur dieses Gliedes nicht verifiziert.[5]

Die schwere Urin-Inkontinenz, die seit 1972 festgestellt worden war, ist nun total. Sie provoziert perineale Dermatosen (Entzündungen).

Die Patientin war vorher bis 1976 mit einem Hormon behandelt worden: dem ACTH, das die Sekretion der Nebennieren anregt.

---

5 Im Klartext heißt das, daß die Ärzte der dringenden und unnachgiebigen Bitte Dianas, ihre Arbeit wieder aufzunehmen, nachgaben und deshalb dieser Schwäche nicht weiter nachgingen. Die Protokollierung wird dadurch erschwert werden.

Nach einer Reise nach Lourdes im Jahr 1976 wurde trotz Andauerns der Amaurose des rechten Auges eine Besserung in der Motorik festgestellt. Diese Besserung ließ das Aussetzen jeglicher Behandlung seit August 1983 zu.

Nach dem Sommer 1983 hatte sich der allgemeine Zustand der Patientin rapid verschlechtert (totale Urin-Inkontinenz, Verlust des Gleichgewichts und der motorischen Kontrolle, Zittern usw.). Im Januar 1984 verschlechtert sich der psycho-physische Zustand der Patientin (schwere depressive Krise). Dr. Caputo (Gallarate) besucht sie zu Hause. Er bestätigt die eingetretene Verschlechterung und rät zu einer eventuellen Behandlung mit hyperbarem Sauerstoff, die jedoch nie durchgeführt wurde.

In der Folge wurde Frau Basile von einem Arbeitskollegen (Herrn Natalino Borghi, Krankenpfleger in der Ambulanz des Traumatologischen Zentrums) zu einer Wallfahrt nach Medjugorje (Jugoslawien) eingeladen, die von einem Geistlichen, Don Giulio Giacometti, aus der Pfarre S. Nazaro in Mailand organisiert worden war. Dieser hatte schon vor der Reise angekündigt, daß es niemandem gestattet sein würde, zum Zeitpunkt der Erscheinungen die Sakristei der Kirche von Medjugorje zu betreten.

Die Heilung

Frau Basile berichtet: »*Am 23. Mai 1984 befand ich mich am Fuß der Stufen nahe dem Altar der Kirche von Medjugorje. Frau Novella Baratta aus Bologna (Via Calzolerie 1) half mir, die Stufen hinaufzusteigen, indem sie mich unter dem Arm faßte. Als ich oben war, wollte ich nicht mehr weiter in die Sakristei. Ich erinnere mich noch, daß ein französisch sprechender Herr zu mir sagte, ich sollte diesen Platz nicht verlassen. In diesem Moment ging die Tür auf, und ich ging in die Sakristei hinein. Hinter der Tür kniete ich nieder. Dann kamen die Sehenden herein. Als die jungen Leute sich hinknieten, als würden sie von einer Kraft gestoßen, hörte ich ein starkes Geräusch, dann kann ich mich an nichts mehr erinnern (weder an Gebete noch an Beobachtungen). Ich erinnere mich nur an eine unbeschreibliche Freude und daß ich (wie in einem Film) einige Episoden aus meinem Leben wieder vor mir sah, die ich vollkommen vergessen hatte (z. B. daß ich Patin war bei der Taufe eines Kindes, dessen Eltern jetzt woanders wohnen und an die ich mich gar nicht mehr erinnern konnte).*
Am Ende der Erscheinung folgte ich den Sehenden, die sich zum Hochaltar der Kirche von Medjugorje begaben. Ich ging gerade wie alle anderen und kniete ganz normal nieder, aber ich bemerkte es nicht. Frau Novella aus Bologna kam mir weinend entgegen und sagte: Heute

habe ich zwei Gnaden empfangen, nämlich daß ich dich begleitet und bei P. Tomislav gebeichtet habe.

Der Herr aus Frankreich, der ungefähr 30 Jahre alt war (vielleicht war es ein Priester, denn er trug ein Kollar), war sehr bewegt und umarmte mich auf der Stelle.

Herr Stefano Fumagalli, Textilsachverständiger am Gerichtshof von Mailand (Via Zuretti 12), der im selben Autobus wie ich gereist war, kam zu mir und sagte: Sie sind ein anderer Mensch. Ich habe innerlich um ein Zeichen gebeten, und jetzt kommt es von Ihnen!«

Die anderen Pilger, die im selben Autobus wie Frau Basile gereist waren, begriffen sofort, daß etwas geschehen war. Sie umarmten Frau Basile auf der Stelle und waren sichtlich bewegt.

Am Abend bei der Rückkehr ins Hotel in Ljubuški stellte Frau Basile fest, daß sie wieder vollkommen kontinent und die Dermatose verschwunden war. Das Sehvermögen des rechten Auges war wieder normal (seit 1972 erblindetes Auge).

Am folgenden Tag (24. Mai 1984) legte Frau Basile als Zeichen der Danksagung den Weg von Ljubuški nach Medjugorje (ca. 10 km) zusammen mit dem Krankenpfleger, Herrn Borghi, barfuß zurück (ohne jegliche Verletzung); am selben Tag (Donnerstag) bestieg sie auch den Hügel mit den drei Kreuzen (Crnica, den Ort der ersten Erscheinungen).

Die Physiotherapeutin vom Centro Maggiolina (Via Timavo) in Mailand, Frau Caia, hatte den Fall von Frau Basile verfolgt. Als sie sie nach der Rückkehr aus Jugoslawien wiedersah, weinte sie vor lauter Rührung.

Frau Basile sagte:»Alles, was geschah, hat in mir eine Quelle der Freude aufbrechen lassen. Es ist schwierig, das mit Worten zu erklären. Wenn ich jemand fände, der dieselbe Krankheit hat, wie ich sie vorher hatte, würde ich weinen, denn es ist schwierig, jemandem klarzumachen, daß man innerlich wahr sein muß. Wir bestehen nicht nur aus Fleisch, wir sind von Gott, wir gehören zu Gott. Es ist schwer, uns selbst mehr zu akzeptieren als die Krankheit. Die Multiple Sklerose hat mich mit 30 Jahren heimgesucht, im blühendsten Alter, mit zwei kleinen Kindern. Ich war innerlich völlig leer.

Ich würde zu einem anderen, der dieselbe Krankheit hat, sagen: Geh nach Medjugorje! Ich hatte keine Hoffnung, aber ich sagte mir: Wenn Gott es so will, dann will ich mich so annehmen. Aber Gott muß doch an meine Kinder denken. Die anderen mußten alles für mich machen, was ich selbst hätte machen sollen. Ich litt darunter.

Bei mir zu Hause sind alle glücklich, meine Kinder und auch mein Mann, der praktisch Atheist war. Trotzdem hat er gesagt: Wir müssen hingehen, um zu danken.«

Heute, am 5. Juli 1984, wurde Frau Diana Basile von den Ophthalmologen des Klinischen Fortbildungsinstitutes in Mailand untersucht. Der Sehtest für das rechte Auge, das erblindet war, bestätigt ein normales Sehvermögen von 100%, während die Sehfähigkeit des gesunden Auges nur bei 90% liegt.

Diese Bescheinigung wurde ausgestellt in Mailand am 5. Juli 1984 durch die unterzeichneten Ärzte

Dr. L. Frigerio   Dr. G. Pifarotti
Dr. A. Maggioni   Dr. D. Maggioni

IV.
Elemente für eine Untersuchung
der Lichtphänomene

Die Lichtphänomene, die in Medjugorje aufgetreten sind, haben bei der raschen Entwicklung der Wallfahrt durchaus eine Rolle gespielt. Ohne sie wäre die Menschenmenge nicht zu erklären, die schon am dritten Tag zu Tausenden zusammenströmte, weil sie von ungewöhnlichen Lichterscheinungen angezogen wurde. Es ist gewiß schwierig, derartige Phänomene gelten zu lassen oder gar zu erklären, aber es ist auch nicht einfacher, sie beiseite zu schieben. Eine erste Zusammenstellung mit Beispielen von Zeugenaussagen findet sich in unserem Buch *Das Geschehen von Medjugorje*.[1]

1. WAS GIBT ANLASS, SKEPTISCH ZU SEIN?

Die Lichtphänomene sind verwirrend durch ihre Vielfalt:

– Phänomene rund um das Kreuz: eine mehr oder weniger deutliche Säule oder eine leuchtende Silhouette der Jungfrau, die das Kreuz verdeckt oder, nach Aussage mancher Zeugen, daneben erscheint. Es besteht dabei nicht notwendig ein Widerspruch, da sich diese Phänomene nicht auf denselben Tag beziehen. Es ist dies die häufigste Art, beobachtet am 22. und 26. Oktober, 19. Dezember 1981, dann am 24. Juni, 2., 7. (Film von Herrn Desrippes), 16. und 17. August, 15. September 1984 (vermutliches Datum, zu dem ein anderer italienischer Film gedreht worden ist; er wurde dem Bischof vorgeführt, doch habe ich ihn selbst noch nicht gesehen).
– Ähnliche Phänomene in Richtung Crnica (dem Hügel der Erscheinungen), namentlich am 15. September 1981.[2]
– Gleichartiges Phänomen (seltener und weniger gut bezeugt) rund um die Kirche (14. September 1983).
– Sonnenphänomene, die denen von Fatima vergleichbar sind:[3] beob-

---

1 Graz–Wien–Köln ²1985, S. 176ff.
2 Ebd., S. 176f.
3 Das »Sonnenwunder«, in Fatima etwas ganz Neues (13. Oktober 1917), hat Fortsetzungen gefunden, namentlich in Tre Fontane. Vgl. Salvatore Nofri, *I segni nel sole. I prodigi del 12 aprile 1980 e del 12 aprile 1982 alle Tre Fontane a Roma*, Roma, Ed. Propaganda mariana, ohne Datum (1984?).

achtet am 2. und 3. August 1981;[4] 16. bis 19. August 1984;[5] dann vor allem am 25. November, 15 Uhr, und 27. Dezember, 14.45 Uhr: 3 Aufnahmen davon wurden im *L'Informateur*[6] veröffentlicht. Frau Tambascia filmte am 16. Juli 1984 auf Super-8 ein Sonnenphänomen, über das ich noch Informationen erwarte.

- Schließlich ein Feuer ohne Verbrennung an der Stelle, wo am 28. Oktober 1981 die Flamme wahrgenommen worden war, und vielleicht noch zwei oder drei weitere Male.

Über all das liegen nur gelegentliche Zeugenaussagen vor. Es trug niemand dafür Sorge, sie regelmäßig zu verzeichnen. Wenn man diese Phänomene eines Tages studieren will, wird diese ungenaue Dokumentation Schwierigkeiten bereiten, und es ist bedauerlich, daß die Verantwortlichen nie an Ort und Stelle einen Dokumentator und Archivar eingesetzt haben, um alles zu notieren und zu registrieren. Die Schwierigkeit liegt darin, daß die Obrigkeit vorrangig damit beschäftigt ist, die Tatsachen zu vertuschen, und daß die Seelsorger das geistliche Problem und die unmittelbaren, drängenden Erfordernisse einer Seelsorge bewältigen müssen, die beinahe undurchführbar geworden ist.

Aus der Pfarrchronik vom 19. Dezember 1981 habe ich notiert:

»In den vergangenen Tagen war auf dem Križevac ein weißes Licht zu sehen: eine weiße Gestalt unter dem Kreuz; danach wurde das Kreuz weiß. Heute um 11.30 Uhr ist das Phänomen deutlicher: Das Kreuz verwandelte sich zunächst in ein kleines weißes Denkmal, dann bekam es das Aussehen einer kleinen weißen Statue: wie eine Silhouette, mit geöffneten Armen, die sich in verschiedene Richtungen drehte und zuletzt ein T bildete: ein Kreuz. Wir sind ziemlich viele, die dieses Zeichen an verschiedenen Orten wahrgenommen haben.«

Wenn auch der Eifer, mit dem manche Pilger nach diesen Phänomenen Ausschau halten, skeptisch macht, so kann man doch das Zeugnis präziser und ausgeglichener Leute nicht einfach übergehen. Sie waren Augenzeugen und haben Bilder photographiert oder gefilmt, die Fragen stellen und einer Erklärung bedürfen.

Gewiß ist Leichtgläubigkeit in solchen Dingen unsinnig, doch wurden die unüberprüft vorgenommenen Schlagworte, mit denen sie *a priori* beiseite geschoben werden sollten – kollektive Halluzinationen, Auto-

---

4 S. Kraljević, Les apparitions de Medjugorje, Paris 1984, S. 98.
5 Augenzeugenbericht, der mir von E. Wint aus Köln am 25. August 1984 übersandt wurde.
6 Montréal, 4. Februar 1985, S. 17.

oder Heterosuggestionen, ionisierende oder elektrische Phänomene usw. –, bis jetzt eigentlich nur vorgebracht, um das eigene Unwissen zu verdecken. Hier wie anderswo erfordert die wissenschaftliche Untersuchung eine genaue Überprüfung der Fakten und eine Verifizierung der Erklärungsversuche, gleich, ob man die Hypothesen nun im natürlichen Bereich oder, wenn das nicht gelingt, im übernatürlichen Bereich sucht, oder aber im Bereich der »unbekannten Ursachen« (wobei dieser Ausdruck eine Etikette bleibt, solange das Unbekannte nicht erklärt ist). Die vorliegenden Bemerkungen bezwecken nichts anderes, als einige signifikante Fakten vorzulegen, die uns sporadisch zu Ohren gekommen sind, und sie qualifizierten Forschern (auf dem Gebiet der kosmischen Lichtphänomene oder der Psychologie) ans Herz zu legen.

2. AN ORT UND STELLE AUFGENOMMENE FILME

Das charakteristischste Phänomen – nämlich das Phänomen rund um das Kreuz von Križevac – ist mit Kameras aufgenommen worden:

1. Nello und Angela Pontorieri aus Neapel filmten 1984 zwei sehr verschiedene Szenenfolgen.
   – Am 25. Juni wurde die im Gebet verharrende Menge zwischen Mitternacht und 2 Uhr früh durch einen großen Stern in Staunen versetzt, der über dem Hügel von Križevac erschien und wieder verschwand. Bei Augenzeugen ruft der Film, der davon gedreht wurde, durchaus die Erinnerung an das, was sie gesehen haben, wach. Aber es liegt nicht auf der Hand, daß dieser schnell verschwindende Lichtfleck auf nächtlichem Hintergrund auch ein schlüssiges Fachgutachten gestattet.
   – Am 4. August 1984 filmten sie zwischen 7.30 und 8 Uhr den Hügel von Križevac ohne das Kreuz. Doch der Bischof bestreitet, daß es sich um denselben Hügel handelt. Wir vermerken das Faktum hier, weil die beiden Zeugen es schon am 25. Juni beobachtet hatten, ohne es zu filmen. Es ist besser, diese Angaben festzuhalten, für den Fall, daß sich das Phänomen wiederholen sollte und dann unter besseren Bedingungen gefilmt werden kann. Jean-Louis Martin, der diesen Phänomenen keine Bedeutung beimißt, erzählte mir, er hätte sechsmal ein kurzzeitiges Verschwinden der Arme des Kreuzes beobachten können.
2. Piero Sestini aus Florenz filmte am Nachmittag des 9. September ein ähnliches Phänomen, bei dem das Kreuz erscheint und verschwindet. Auch das gehört in den Akt für eine spätere Untersuchung. Bis dahin ist alle erdenkliche Zurückhaltung geboten.

3. Herr Louis Desrippes aus Bordeaux, der sich am 7. August gegen 6 Uhr in Medjugorje rund um die Kirche aufhielt, gewahrte zu seiner Überraschung eine Lichterscheinung auf dem Hügel von Križevac. Das Kreuz verschwand immer mehr im Licht. Dort, wo der Sockel des Kreuzes war, erschien eine matte Kugel und oberhalb dieser Kugel eine weibliche Silhouette, sehr klein (in Anbetracht der Entfernung) und wenig deutlich. Doch konnte er eine Armbewegung erkennen und so etwas wie ein Gesicht. Er ging seine Kamera holen, die er in der Kirche gelassen hatte, und filmte während ca. 2 Minuten das Ende des Phänomens, das insgesamt ungefähr eine halbe Stunde gedauert hatte.

Louis Desrippes fragte sich natürlich, ob der Film wohl eine Spur von diesem unwirklichen Phänomen bewahrt hätte. Das war der Fall, und so konnte ich den Streifen zusammen mit ihm und einigen anderen Personen mehrere Male betrachten. Der Film hat das Phänomen aufgenommen, als es bereits in vollem Gange war, und zeigt unglücklicherweise nicht den Anfang. Doch sieht man sehr gut den dunklen und matten Ball und darüber die kleine blinkende Silhouette. Das Blinken machte auf mich eher den Eindruck einer Drehbewegung. Herr Desrippes möchte darin eher die Armbewegung wiedererkennen, die er wahrgenommen hatte, als er das Phänomen direkt beobachtete. Schließlich verschwindet die Kugel, und gleichzeitig erscheinen auf beiden Seiten der lichterfüllten Silhouette, die ebenfalls verschwindet, die Arme des Kreuzes wieder. Das Kreuz erscheint wieder so klar wie gewöhnlich. Man wird dieses unvermutete Phänomen schwerlich leugnen können: Es wurde in ehrlicher Absicht aufgenommen, wobei der Aufnehmende selbst überrascht war. Es wäre interessant, es Fachleuten auf dem Gebiet meteorologischer Erscheinungen vorzulegen, um zu hören, ob sie dafür eine natürliche Erklärung finden oder nicht.

Manche Augenzeugen waren überrascht von der Ähnlichkeit mit der Wunderbaren Medaille: die Jungfrau des Lichts auf der Erdkugel. Dieses klassische Bild könnte die Botschaft von Medjugorje sehr gut zusammenfassen: die Jungfrau des Lichts, die dieser Welt zu Hilfe kommt, indem sie sie zu Gebet und Bekehrung auffordert.

3. AUF DEM WEG ZU EINER METHODISCHEN UNTERSUCHUNG

Um einen Weg für die Forschung abzustecken und festzustellen, welche Spezialisten diese Dokumente untersuchen könnten, kann man eine Erklärung *a priori* von drei Seiten her versuchen:

- Man kann das Ganze psychologisch erklären durch die Subjektivität (ausgeschlossen für die Erklärung der photographischen und filmischen Dokumente).
- Oder es handelt sich um physikalische Phänomene kosmischer Art: geomagnetisch, ionisch oder sogar piezoelektrisch (Reibungswirkungen) oder tektonisch. Die Verschiedenartigkeit und Unregelmäßigkeit dieser Erscheinungen machen es uns unmöglich, die Route genauer abzustecken.
- Oder es sind Phänomene übernatürlicher Art; dann müßte man ihre eventuellen natürlichen Grundlagen feststellen und den Sinn.

Aus der Sicht des Glaubens sollten wir diese letzte Hypothese nicht von vornherein ausschließen, denn die Lichtphänomene haben durchaus ihren Platz in der Bibel, und zwar in vielfältigerer und verwirrenderer Gestalt als in Medjugorje: brennende Fackeln, die nachts zwischen den von Abraham dargebrachten Opfertieren hindurchfuhren, der brennende Dornbusch und zahlreiche Lichterscheinungen bei den Propheten, Verklärung usw. Allzuleicht verweist man diese Dinge *a priori* in den Bereich literarischer Klischees. Ebenso jene »Zeichen am Himmel«, die Christus für die Endzeit angekündigt hat. Ist es denn völlig ausgeschlossen, daß alle diese Worte eine realistische Bedeutung haben könnten?

Die Augenzeugen der Sonnenphänomene haben sie mit Fatima in Verbindung gebracht, wo das Sonnenwunder vom 13. Oktober 1917 von einer zahlreichen Menschenmenge beobachtet wurde, unter der sich auch Nichtgläubige befanden.

Kann Gott auch heute noch durch das Licht zu den Menschen sprechen? Wir haben noch keine Möglichkeit, diese Frage zu beantworten. Dazu wären Analysen aus den verschiedensten Disziplinen erforderlich: eine kritische Sichtung der Augenzeugenberichte, Vergleiche der Tatbestände von Medjugorje mit den bekannten natürlichen Lichtphänomenen, die immer schon die Aufmerksamkeit der Menschen auf sich gezogen haben (Regenbogen, Nordlicht), und mit den in der Kirchengeschichte bezeugten Lichtphänomenen.

Noch einmal: Dieses Kapitel erhebt nicht den Anspruch, eine wissenschaftliche Untersuchung zu sein. Vielmehr würde es eine solche Untersuchung gerne in Gang bringen, denn es wäre ein vergebliches Unterfangen, diese Phänomene mit Hilfe primitiver Schlagworte aus der Welt schaffen zu wollen; wenn sie eliminiert werden können, dann muß das präzise und fundiert geschehen. Und wenn man sie gelten lassen muß, so wäre es gut, sie erklärend einzukreisen, etwa so, wie wir das beobachtbare und zugleich verwirrende Phänomen der Ekstase eingekreist haben.

Anhang

DIE FORSCHUNGEN VON DR. L. STOPAR

Der Psychiater und Parapsychologe Dr. Ludvik Stopar ist der erste Arzt, der die Sehenden von Medjugorje während der Ekstase systematisch untersucht hat. Er studierte allgemeine Medizin in Graz, Psychiatrie und Hypnotherapie in Berlin, Parapsychologie in Freiburg i. Br. und war dann 15 Jahre lang Direktor der Poliklinik in Marburg (Jugoslawien).

Bericht an das Bischöfliche Ordinariat in Mostar
(Dezember 1984)

1. Gegenstand

Ort: 79456 Medjugorje, bei Mostar.

Gegenstand: Die parapsychologischen Ereignisse, die sich seit dem 24. oder 25. Juni 1981 abspielen, als Maria zum ersten Mal sechs Visionären: Kindern zwischen 11 und 18 Jahren, erschien. Seither sind die Visionen täglich. Sie finden gegen 18 Uhr statt. Die Kinder sehen, hören und reden mit Maria, die ihnen Empfehlungen und Ratschläge gibt und auf ihre Fragen antwortet. Die Dauer der Visionen liegt zwischen 3 und 10 Minuten.

Zweck: Protokollierung der Fakten und Bestätigung des außergewöhnlichen Charakters dieser Phänomene durch die kirchliche Kommission von Mostar.

2. Erklärung

Was ist Parapsychologie? Es ist eine neue Wissenschaft, die sich mit den Phänomenen befaßt, die über das normale Innenleben hinausgehen: Paraphysik (Metaphysik) und Wissenschaft von den anormalen Phänomenen der materiellen Welt (Materialisierungen, Bilokationen, Levitationen, Psychokinesen usw.).

Aufgabe dieser Interdiszipline ist es, diese Arten von Phänomenen zu prüfen, zu analysieren und zu bewerten, ihre Ursachen zu entdecken, sie in ihre spezifischen Kategorien einzuordnen und so eine tiefere Kenntnis dieser noch wenig bekannten Erscheinungen in der Schöpfung und im Menschen selbst zu erlangen.

Die Klassifizierung: Die animistischen (psycho-physischen), transzendentalen (spiritualistischen) und die parapsychologisch-paraphysikalischen Phänomene hängen großteils von den philosophischen Auffassungen des Parapsychologen selbst ab. Ein Parapsychologe, der Materialist ist, würde die genannten Phänomene anders behandeln und klassifizieren als ein Atheist. Ebenso würde der Monist sie wiederum auf seine Weise behandeln. Ich selbst zähle mich zu den theistischen Parapsychologen, die die Transzendenz anerkennen.

Das Recht und die Pflicht der Parapsychologie-Paraphysik ist es, diese Phänomene überall dort, wo sie auftreten, zu untersuchen, die christliche Mystik eingeschlossen. Doch in diesem letzteren Fall steht ihre Bewertung im wesentlichen den charismatischen Mystikern zu, die die Gabe der Unterscheidung besitzen.

Die psychosomatische Korrelation

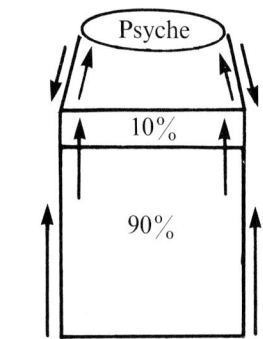

Das Absolute

Prinzip des Guten   Prinzip des Bösen
Gott   Luzifer

In der psychosomatischen Korrelation empfängt die Psyche einen Einfluß von Gott oder von Luzifer. Bei der Suche nach dem Ursprung und der Grundlage derartiger Phänomene wurde festgestellt, daß 10% ihren Ursprung im Bewußten haben oder davon beeinflußt sind und 90% im tiefen Unbewußten beginnen.

Die 10% Bewußtes sind eingebunden in Vernunft, Bildung, (korrigierten) Intellekt, Umwelt und ein Produkt der Faktoren Zeit, Rasse, Kultur, Religion, Moralauffassungen usw.

154

Die 90% Unbewußtes umfassen Intuition, Inspiration, Instinkt, Botschaften (innere Stimme), animalisches Leben usw.

3. Anwendung

Die sechs Visionäre von Medjugorje sagen aus, daß sie Maria objektiv und dreidimensional in ihrem Leib sehen: Es sind Erscheinungen, bei denen der Sehende das Gefühl hat, die lebendige Person vor sich zu haben. Es handelt sich um objektive sinnliche Empfindungen, die, wie bereits oben gesagt, schon seit ca. 20 Monaten andauern und jeden Tag gegen 18 Uhr eintreten.

Psychosomatischer Zustand der Visionäre

Die neuro-psychiatrischen, medizinisch-psychologischen und somatologischen Tests haben gezeigt, daß die erwähnten Kinder absolut normal sind. Im Hinblick auf ihr Alter, ihre Herkunft, ihre Intelligenz und ihre Bildung sind ihre Reaktionen normal, und sie zeigen keinerlei psycho-pathologisches Symptom.

4. Methode

Objektivierung

Der beste Detektor, um eine etwaige Manipulation aufzudecken, ist die medizinische Hypnose. Durch Hervorrufen des Trance-Zustandes habe ich die 10% Bewußtsein abgetrennt, die manipuliert sein könnten. Meine Fragen wurden von den 90% Unterbewußtsein beantwortet, die ein Erlebtes, das nicht real ist, nicht reproduzieren können, und zwar durch die objektiven Reaktionen, die sich während 20 Monaten in den zerebralen Engrammen fixiert und determiniert haben.

Zusammenfassung

Einen vorläufigen Schluß zu ziehen, der auf Angaben beruht, die nicht von Grund auf bewiesen sind, wäre ein juridischer Lapsus, vor allem dann, wenn es sich um parapsychologische Phänomene handelt.

5. Konklusion

Ich stelle den Antrag, daß eine Kommission der Kirche von der Obrigkeit in Mostar das Mandat erhält, einen kanonischen Prozeß zu eröffnen, in dessen Verlauf objektiv geprüft und rigoros festgestellt werden muß, daß diese Phänomene theistisch-parapsychologischen und transzendenten Ursprungs sind und nicht das Ergebnis menschlicher Manipulation.

Digitus Dei

Dr. Stopar Ludvik
Theistischer Parapsyhologe

Med. Univ. Dr. STOPAR LUDVIK
NEURO - PSYHIATRIA - PSYHOTHERAPIA
PARAPSYHOLOGIA - THEISTICA
MARIBOR, Limbuška c 13

Marburg, Dezember 1982

Interview mit Dr. L. Stopar (1982 und 1983)
(Interviewer: R. Laurentin)

Warum sind Sie nach Medjugorje gekommen?

Die parapsychologischen Phänomene sind mein Fach. Ich mußte mich doch dafür interessieren, noch dazu, wo sie in meinem eigenen Land stattfanden.

Wann haben Sie sich nach Medjugorje begeben?

Viermal: im Mai 1982, November 1982, Juni 1983 und November 1983, fünf bis zehn Tage jedes Mal.

Ich hatte von Ihrem in deutscher Sprache redigierten Memorandum vor bald einem Jahr Kenntnis erhalten. Es war mir unter dem Siegel des Geheimnisses vorgelegt worden, doch ist es heute bekannt, und Sie haben ein Resümee davon in einer brasilianischen Zeitschrift veröffentlicht. Sie schließen dort damit, daß Sie die 90% Unbewußtes der Sehenden von den 10% Bewußtsein losgelöst haben und so ihre Aufrichtigkeit verifizieren konnten. Nach welcher Methode und bei wem haben Sie das gemacht?

Durch Hypnose, und zwar bei Marija Pavlović, die mir am intelligentesten, am entwickeltsten und am signifikantesten für einen Test zu sein schien.

Wie gehen Sie vor? Macht es die Faszination des Blicks?

Nein, ich habe die telepathische Hypnose angewendet, entsprechend den an der Berliner Fakultät angewandten Methoden. Ich habe zu

Marija nur gesagt: »Setzen Sie sich, entspannen Sie sich, lassen Sie sich gehen, Sie werden einschlafen.« Sie hat eingewilligt.

Haben Sie durch einen Blick oder einen Kontakt nachgeholfen?

Weder Blick noch Kontakt. Sie hat die Augen geschlossen. Einmal eingeschlafen, atmet sie wie beim Schlafen. Während der zwei vorhergehenden Tage hatte ich mir von ihr im bewußten Zustand über die Erscheinungen erzählen lassen. Nun bat ich sie, es noch einmal unter Hypnose zu tun. Sie tat es ungefähr eine Stunde lang. Im Zustand der Hypnose spielte nur das Unbewußte mit. Die 10% klares Bewußtsein waren eingeschlafen. Nun, es gab keinen Unterschied zwischen der bewußten und der automatischen Kenntnis, der Bericht war derselbe.

Wollen Sie damit sagen, daß sie genau denselben Bericht, auch in denselben Worten, gegeben hat?

Nein, natürlich nicht, sie hat andere Worte verwendet, aber der Sinn war derselbe.

Gab es sonst irgendwelche Unterschiede?

In der bewußten Erzählung hat Marija die ihr von der Erscheinung anvertrauten Geheimnisse streng für sich behalten. Im hypnotischen Schlaf hat sie sie gesagt.

Aber das ist doch eine Nötigung des Gewissens! Dann sind ja die Geheimnisse kein Geheimnis mehr.

Sie können sich auf meine Verschwiegenheit verlassen, ich kenne meine Berufspflichten. Das Geheimnis bleibt für mich ebenso geheim wie für Marija. Selbst Ihnen werde ich es nicht sagen. Das ist ebenso strikt wie das Beichtgeheimnis!

Als ich Marija über diese Hypnose befragte, war ich überrascht, daß sie sich nicht an das zu erinnern scheint, was sie Ihnen gesagt hat.

Ja, sicher. Das ist ganz normal. Marija hat sich am Ende der Hypnose sogar entschuldigt: »Entschuldigen Sie, Herr Doktor, ich verstehe nicht, was passiert ist, ich bin unterm Reden eingeschlafen!«

Über eines war ich erstaunt. Auf die Frage: »Hat Sie der Doktor um Erlaubnis gefragt?« antwortete sie mir: »Nein!«

Wenn ich sie darum gefragt hätte, hätte sie zweifellos nein gesagt. In der Therapie fragt man nicht um Erlaubnis.

*

157

Macht man sich überhaupt klar, welchen Schwierigkeiten die Sehenden in Medjugorje tagtäglich ausgesetzt sind? Sie sind zur Zielscheibe geworden, und ihre Situation ist sehr gefährdet. Wenn sie sie meistern wollen, müssen sie über ein durch nichts zu erschütterndes psychisches Gleichgewicht verfügen (trotz der starken Sensibilität mancher unter ihnen) und über einen Halt, der ohne Zweifel aus der Tiefe kommt.

»Ich habe Dr. Stopar in der Sakristei getroffen. Ich dachte, er wäre ein Priester, und so habe ich ein Gespräch mit ihm angefangen«, sagte mir Marija.

Die Hypnose birgt Risiken in sich. Dr. Stopar hat sich bemüht, sie zu vermeiden. Ein anderer könnte darüber stolpern.

Die Sehenden sind schon auf dem Gebiet der Tests häufiger Gegenstand von Überraschungen oder Angriffen, als es den Anschein hat. Wir haben gesehen, wie Nikola Bulat Vicka mit einer dicken Nadel zweimal in den Rücken gestochen hat und einen Blutfleck verursachte, der bis zur Bluse durchging. Auch er hatte nicht um Erlaubnis gefragt; in den Aufzeichnungen von P. Rupčić heißt es, daß keine ausreichenden aseptischen Vorkehrungen getroffen worden seien. Soll damit nur betont werden, daß N. Bulat die Nadel in der Hand hatte, zumindest bei seinem Eintreten in die Kirche, und daß er durch die Bluse durchstach? Ich weiß es nicht. Und wenn die Versäumnisse noch gröber gewesen wären, wer hätte ihn daran hindern können?

Am 14. Januar 1985 wollte J. L. M. testen, wie sich die Sehenden bei einer Aggression verhielten, und streckte während der Ekstase die Hand mit zwei gespreizten Fingern heftig ganz nahe gegen Vickas Augen. Zuvor hatte er versucht, die Ärzte von Montpellier für einen ähnlichen Test mit einem Messer zu gewinnen, und es schien ihrer mangelnden Objektivität zuzuschreiben, daß sie diesen völlig unangebrachten Test ablehnten.

Am Ende der Ekstase sagte J. L. M. zu P. Slavko vor mehreren Zeugen sinngemäß folgendes: »Hast du gesehen, was ich gemacht habe? Ein Experiment. Es ist ganz wichtig, denn es widerspricht allen medizinischen Experimenten, die gemacht worden sind. Alle diese Experimente sind nämlich von Ärzten gemacht worden, die schon an die Erscheinungen glaubten, bevor sie sie getestet haben. Vicka hat reagiert. Sie reagiert auf äußere Reize. Sie behält den Selbsterhaltungstrieb, entgegen allen Behauptungen.«

Ich war erstaunt über seine Reaktion, so wie sie mir berichtet wurde, denn es ist ja bekannt, daß die Ekstase nicht eine totale Loslösung von der Außenwelt und auch nicht immer gleich ist, wie wir gesehen haben. Gerade aus diesem Grund wollte auch Dr. Stopar diesen Zustand nicht einmal als Ekstase bezeichnen. Die Ekstase ist, wie gesagt, eine teilweise

Loslösung, in der die Sehenden nützliche Reflexe beibehalten, wobei das Ausmaß je nach den Umständen verschieden sein kann.

Der Test von J. L. M. wurde simultan auf zwei Videokassetten aufgenommen (eine stand rechts von Vicka, die andere gegenüber). Ich habe mir jede zehnmal auf einem einfachen Wiedergabegerät angesehen, und ich habe vergeblich einen Abwehrreflex gesucht: kein Protest, keine Unterbrechung der regelmäßigen Lippenbewegung bei dem Gespräch, das Vicka gerade mit der Jungfrau führte, sie verzog nicht einmal das Gesicht. Ob sie mit den Augen geblinzelt hat, wie es normal wäre? Es ist wahrscheinlich, doch müßte man, um es mit Sicherheit sagen zu können, den Film auf einer großen Leinwand genauestens betrachten.

In seiner Unterredung mit Slavko argumentierte J. L. M. mit einem Präzedenzfall:»Ein Arzt der Bischöflichen Kommission hat Vicka gestochen, und sie hat reagiert.«

Hier ist zu korrigieren: Nicht ein *Arzt*, sondern ein *Priester* führte den Stech-Test durch. Er hatte persönlich das Gefühl einer»Reaktion«, aus dem einfachen Grund, weil sich Vicka nach dem Stoß in einer funktionalen Bewegung, die auf der Kassette deutlich zu sehen ist, wieder aufrichtete. Doch auf dieser Videokassette, die von gegenüber aufgenommen ist und die ich so und so oft mit Prof. Joyeux geprüft habe, ist keine Bewegung, kein Zucken in Vickas Gesicht zu erkennen. Nicht einer ihrer Muskeln bewegt sich. Und Nikola Bulat, mit dem ich gesprochen habe, räumte ein, daß er Vickas Gesicht nicht hatte sehen können, da er hinter ihr stand (und er hatte die Videokassette nicht gesehen).

Hat J. L. M. in Vicka eine Reaktion hineinprojiziert, die analog ist zu der Heftigkeit seiner eigenen Geste? Schwerlich wird einer, der so etwas tut, dabei die Sicht des neutralen Beobachters beibehalten können. Es wäre besser gewesen, die Aggression von jemand anderem durchführen zu lassen. Dies sei gesagt, ohne daß wir diesem unbedeutenden Zwischenfall, von dem in Medjugorje viel gesprochen wurde, zu großes Gewicht beimessen wollen: Zu unserer Dokumentation trägt er nichts bei. Wir haben die Geschichte hier nur erwähnt, um zu zeigen, wie sehr die Sehenden Aggressionen und Diagnosen ausgesetzt sind, die eine echte Prüfung für sie sind. Hoffentlich denkt man daran, sie in Zukunft zu schützen.

*

Doch zurück zu unserem Interview mit Dr. Stopar:

Was sind Ihre Beobachtungen und Ihre Schlußfolgerungen über die Ekstase?

Was mich betrifft, so würde ich nicht von Ekstase reden, denn es findet' keine totale Loslösung von der Außenwelt statt, sondern es bleiben normale Reaktionen erhalten.

Ist aber nicht doch eine Loslösung gegeben? Die Sehenden sind doch z. B. gegenüber Blitzlichtern unempfindlich?

Das stimmt. Einmal habe ich mich sogar zwischen Marija Pavlović und die Erscheinung gestellt. Sie schien dadurch nicht gestört zu werden und hat mich nicht weggeschoben. Am Ende der Erscheinung sagte ich zu ihr: »Du hast sie doch nicht gesehen! Ich stand ja dazwischen.« Sie antwortete mir: »Ah, deswegen habe ich sie in einem leichten Dunstschleier gesehen« (der gewichtige Doktor war für sie nur mehr eine Wolke).

Ich würde das Ekstase nennen, weil ja die normalen Wahrnehmungen zugunsten von Wahrnehmungen, die außerhalb unserer Welt liegen, ausgelöscht sind. Das heißt, wir sehen nicht, was sie sehen, und sie sehen nicht, was wir sehen. Haben Sie einen Namen für diesen Zustand?

Ja, die Wahrnehmung der äußeren Welt ist herabgesetzt. Ebenso die Sensibilität. Aber ich habe keinen technischen Ausdruck, um diesen Zustand zu bezeichnen.

Mir scheint es evident, daß sich auf ihrer Netzhaut kein Bild der Jungfrau findet, weil die Anwesenden ja nichts sehen.

Ich habe es nicht nachgeprüft, aber es scheint auch mir evident. Ich kann Ihnen lediglich sagen, daß die Pupille erweitert ist. Andererseits bestehen die Sehenden auf der Wirklichkeit der Erscheinung. Sie sehen sie dreidimensional. Sie können sie berühren. Während der Ekstase wurde Vicka von einem Arzt gebeten, die Silhouette der Jungfrau abzutasten. Sie nahm seine Hand und führte sie rundherum, dann nach hinten, wodurch sie die dritte Dimension aufzeigte.

Ja, die Erscheinung ist für sie real, realer als eine gewöhnliche Person. Welcher Art kann dann also für sie der auslösende Reiz für diese Wahrnehmung sein?

Dafür habe ich keine medizinische Erklärung. Der Reiz ist ganz offensichtlich innerlicher.

Das Dilemma »subjektiv« oder »objektiv«, das durch Simplifizierung entsteht, wird dadurch nicht beseitigt. In meinem Buch versuchte ich zu erklären, wie ein Wesen, das nicht zu unserem Kosmos gehört, sich auf andere Weise »objektiv« manifestieren kann. Haben Sie andere Beobachtungen gemacht?

Ich habe die Lippenbewegung der Sehenden während der Ekstase beobachtet. Sie reden zusammenhängend, aber man hört nichts. Als ich sie fragte:»Wie schaltet ihr eure Stimme aus?«, waren sie erstaunt:»Wir reden doch ganz normal.«

Dr. Stopar schien der Meinung zu sein, daß nur *ein* Gespräch geführt wird. Doch bin ich jetzt sicher, daß manchmal mehrere Sehende zugleich sprechen und simultan verschiedene Gespräche führen. Ich habe ihm zahlreiche Photos gezeigt, die das beweisen.

Bei der Durchsicht der datierten Photographien habe ich den Eindruck gewonnen, daß die Sehenden in der Ekstase zunehmend entspannter, natürlicher und offener wurden. Sie waren während der ersten Zeit erregter und auch angespannter.

Ja, anfangs mußten sie sich erst anpassen. Jetzt fühlen sie sich wohler in der Ekstase, und es ist ihnen wie selbstverständlich. Ohne Zweifel haben Sie wie ich beobachtet, daß die Jungfrau oft mit ihnen betet. Sie betet das *Vaterunser,* aber nie das *Ave Maria.* Es ist überraschend, wie die sechs, wenn ihre Stimme wieder hörbar wird, in vollkommener Gleichzeitigkeit beginnen:»im Himmel«. Die ersten Worte:»Vater unser«, hat die Jungfrau gesagt, erklären sie nach der Ekstase.

Hatten Sie während Ihrer Untersuchungen Schwierigkeiten mit der Polizei?

Nein, meine wissenschaftliche Freiheit zu forschen wurde respektiert. Vielleicht hofften sie, ich würde in der ganzen Sache einen wunden Punkt finden. Ich wurde nur im Hotel ausgefragt:»Wohin gehen Sie, was machen Sie?«

Gibt es bei den verschiedenen Parapsychologen unterschiedliche Reaktionen auf diese Phänomene im religiösen Bereich?

Es gibt drei Möglichkeiten der Annäherung: die erste ist die atheistische; die zweite die christliche; die dritte fußt auf der Hypothese unbekannter Kräfte. Ich interessiere mich zwar auch für die unbekannten Kräfte, aber mein Zugang ist der theologische, und ich hatte das Gefühl, in Medjugorje eine übernatürliche Wirklichkeit mit Händen greifen zu können.

DIE HYPOTHESE VOM TEUFEL
UND EINIGE ANDERE HYPOTHESEN

Und wenn es nun der Teufel wäre?

Diese Hypothese wurde von drei Priestern vorgebracht, von denen einer damit an die Öffentlichkeit gegangen ist, die beiden anderen aber klugerweise ihrer Untersuchung privaten Charakter bewahrt haben. Doch waren sie so freundlich, sie verschiedenen Oberen und auch mir mitzuteilen.

Satan im Gewand eines Engels des Lichts

Soll man daran Anstoß nehmen? werden manche fragen.

Nein, denn »der Satan tarnt sich als Engel des Lichts«, wie der Apostel Paulus sagt (2 Kor 11,14), und zwei Jahrtausende christlicher Tradition bezeugen es. Auch Bernadette hatte diese Hypothese nach der ersten Erscheinung ins Auge gefaßt. Sie wurde in ihrer Familie ganz unbefangen geäußert, und so bewaffnete sie sich mit einer Flasche Weihwasser und besprengte bei der zweiten Erscheinung damit die Muttergottes. Die Sehenden von Medjugorje taten dasselbe und wurden durch ein ähnliches Lächeln beruhigt.

Die Heiligen, denen besondere sinnenhafte Gnaden geschenkt wurden, sowie ihre Seelenführer blieben mißtrauisch gegenüber diesen außergewöhnlichen Phänomenen, die in einer grauen Zone angesiedelt sind, Einbildung und Versuchungen unterworfen. Es war ganz richtig, diese Hypothese in Erwägung zu ziehen.

Wir wollen gegen ihre Verfechter keine Polemik eröffnen. Es hieße die Leidenschaften schüren und die ungesunde Konzentration auf den Geist der Finsternis verstärken. Besser ist es, die Sache mit Humor und im Bewußtsein der Überlegenheit zu betrachten, wie die hl. Therese von Lisieux, als sie im Keller ihres Hauses den Teufel verfolgte, der vor ihr auf der Flucht war und sich hinter den Fässern versteckte. Ich werde die Anonymität der drei (voneinander unabhängigen) Protagonisten der Hypothese vom Teufel umso sorgfältiger wahren, als die Polemik die Gegner verwundet und die Diskussion absinken läßt oder verengt. Dabei respektiere ich die Intelligenz und das ehrliche Bemühen derer, die diese These systematisch entwickelt haben, und ich bewundere manchmal den Scharfsinn, mit dem sie die kleinsten Details herausgearbeitet haben. Was ihnen dabei fehlt, ist jedoch die direkte Kenntnis der Fakten: der Sehenden, der Ekstase, des Gemeindelebens und der bewundernswerten Bewegung zu Umkehr und Buße. Die zahllosen (schriftlichen und mündlichen) Zeugnisse darüber sind die wichtigsten Elemente in dieser Debatte nach dem Wort des Evangeliums:»Man erkennt den Baum an seinen Früchten.« Es ist völlig illusorisch, Medjugorje aus zweiter Hand zu studieren, ohne jegliche Kritik der Quellen und in reiner Dialektik.

Eine weitere Schwachstelle bei diesen sehr intelligenten Studien ist ihr systematischer und häufig polemischer Charakter. Das führt dazu, daß im geringsten Detail, im geringsten Vergleich Anzeichen der Finsternis und der Hölle gesucht werden, die vor der Realität der Fakten keinen Bestand haben. Ich will damit nicht sagen, daß es in Medjugorje nicht auch Irrtümer und Schwächen gegeben hätte, und ich fürchte ständig, daß diese Schwächen noch schlimmer werden. Denn die Situation ist angespannt, und die Pfarre wird von der bischöflichen Obrigkeit nicht etwa hilfreich unterstützt, sondern im Gegenteil immer wieder in unmögliche Situationen gebracht, die das Risiko von Irrtümern oder Abwegen vervielfachen. Unter diesen Umständen ist es zu bewundern, daß bis jetzt alles gemäßigt oder korrigiert worden ist.

Und schließlich stützt sich die dialektische Methode, die angewendet wird, um in Medjugorje den Teufel zu entdecken, auf den Vergleich von bunt zusammengewürfelten Werken, und die leitende Idee dabei ist, auch die geringsten Details heranzuziehen und nach dem roten Faden der vorgefaßten Hypothese zusammenzustellen. Das Ganze ist zu bewundern, aber doch häufig konstruiert.

Wenn es heißt: R. Laurentin führt die und die Tatsache oder das und das Wort nicht an; warum verheimlicht er das (aus welcher unaufrichtigen oder ausweichenden Haltung heraus)?, so ist der Grund dafür gewöhnlich der, daß ich es nicht festgehalten habe, weil es nicht fundiert war oder aber ganz und gar nebensächlich. Ich konnte in einem Buch von 210 Seiten nur das Wesentliche festhalten, sonst hätte es 1000 oder 2000 Seiten haben müssen, proportional zu den mehr als 1000 Erscheinungen. Die Unterscheidung der Geister geht über den direkten Kontakt mit den Personen und den Ereignissen, und eben deshalb bin ich so viele Male in Medjugorje gewesen.

Die Einwände

Um nicht im Abstrakten zu diskutieren, wollen wir die Haupteinwände durchbesprechen:

1. Einer der Verfechter der Hypothese vom Teufel stößt sich an der Weihwasserprobe, die durch den Präzedenzfall von Lourdes demonstrative Glaubwürdigkeit genießt, und er stellt die Frage: Woher kam dieses Weihwasser? War es ordnungsgemäß und durch die Kirche geweiht worden? Er gibt ehrlicherweise zu, daß er auf diese Frage keine Antwort hat.

Da ich im Unterschied zu diesem unerschrockenen Diabolisten kein systematischer Geist bin und auch nicht vom Wunsch beseelt, irgend etwas zu beweisen, will ich ihm ein Detail liefern, das er zu seinen Gunsten verwenden mag.

Das Weihwasser, das Marinko mitgebracht hatte, stammte nicht aus dem Weihwasserbecken in der Kirche, sondern aus Vickas Haus, die seine Nachbarin ist. (Marinko ist der Beschützer der Kinder; ein wunderbar gesunder und heiligmäßiger Mann, unermüdlich gastfreundlich, Vater einer bewundernswerten Familie und ein ausgezeichneter Techniker.) Vicka berichtet diesbezüglich:

»Bei uns hat man noch die Gewohnheit, das Haus innen und außen mit Weihwasser zu besprengen, wie man es nach der Tradition in meiner Kindheit gemacht hat, und dieses Wasser wurde gemacht (nach einer alten Tradition, die auf die Zeit der Verfolgungen durch die Muselmanen zurückgeht), indem man geweihtes Salz ins Wasser streute und das Glaubensbekenntnis betete.«

Hatte ein solches Wasser die Macht, den Dämon zu vertreiben? wird man nun sagen. Ist das nicht ein unrechtmäßiges Weihwasser? Nein, es ist ganz einfach die lokale Tradition, die von den Priestern zugelassen ist und gepflegt wird (und im übrigen mehr und mehr verlorengeht). Die Gläubigen holen nicht das Weihwasser in der Kirche, sondern sie verlangen (von den Geistlichen) »geweihtes Salz«. Es handelt sich also nicht um eine einfache Segnung von Laien, sondern es ist durchaus Weihwasser, das nach der Tradition der örtlichen Kirche geweiht ist, unter betender Teilnahme der Laien (sie beten das Glaubensbekenntnis), was für diese volkstümliche Form in der Herzegowina spricht. Darauf einen Verdacht aufzubauen wäre grundlos.

2. Ein gewichtigeres Argument: Wie wir gesehen haben, betet die Jungfrau während der Erscheinung täglich mit den Kindern das *Vaterunser* und das *Ehre sei dem Vater*. Daß sie nicht, wie es in Lourdes der Fall war, das *Ave Maria* betet, ist ein positives Indiz. Doch die Diabolisten halten entgegen: Wenn die Jungfrau sagt: »Vergib uns

unsere Schuld... Führe uns nicht in Versuchung, sondern erlöse uns vom Bösen«, dann betet sie wie eine Sünderin. Diese Erscheinungen beflecken die Unbefleckte. Das Verderbenbringende und Teuflische liegt hier offen zutage.

Zuallererst ist dazu zu bemerken, daß Christus selbst das *Vaterunser* gesprochen hat, um es seine Jünger zu lehren. Es ist ganz und gar nicht ausgeschlossen, daß er es mit ihnen, für sie, in ihrem Namen noch öfter gebetet hat.

Andererseits ist es nicht ausgeschlossen, daß die Jungfrau in Lourdes das *Vaterunser* gebetet haben könnte. Ältere Zeugnisse beteuern, daß *sie die Lippen nicht bewegte*, wenn sie den Rosenkranz betete. Estrade (und nur er) sagt spät (1878), daß sie jedenfalls das *Ehre sei dem Vater* gebetet hätte. Für das *Vaterunser* macht er weder positive noch negative Angaben.

In Medjugorje betet Maria mit den Sehenden das *Vaterunser*, um sie zu lehren, dieses Gebet richtig zu beten. Wenn sie den ersten Teil des *Vaterunsers* in ihrem eigenen Namen und, ohne weiter zu unterscheiden, im Namen der ganzen Kirche sagt, so sagt sie den zweiten Teil im Namen derer, die noch auf Erden leben. Was sie für sich selbst nicht mehr erbitten muß, erbittet sie für uns und für die Kirche, mit der sie – als ihr Urbild und erstes Mitglied – identifiziert ist:»Führe *uns* nicht in Versuchung, erlöse *uns* vom Bösen«; ebenso, was für sie gegenstandslos ist:»Vergib *uns* unsere Schuld!«Nirgends ist gesagt, daß die Jungfrau in der Urgemeinde geschwiegen hätte, wenn dort diese Worte aus dem von Jesus gelehrten Gebet gesprochen wurden. Sie hat es mit und in dieser Gemeinschaft zweifellos zur Gänze gebetet und sich in das *Uns* der heiligen Kirche, die aus sündigen Gliedern besteht, eingeschlossen; und es bekam vor Gott und für sie selbst einen Sinn, gemäß einer Wahrheit, über die sie sich gewiß nicht Rechenschaft gab. Es wäre müßig, daran herumzudeuten, wie sie (intuitiv und nicht reflex) die Worte dieses Gebets *par excellence* wohl aufgefaßt haben mag. Dieser überraschende Einwand gemahnt an die Methode der Schriftgelehrten, die Jesus »in seinen Reden zu fangen« suchten.

In Medjugorje sehen die Sehenden, die ich befragt habe, darin überhaupt kein Problem.»Die Muttergottes sagt es *für uns alle*«, antwortete Jakov. Mit anderen Worten: in unserem Namen. Und Christus selbst, der »sich für uns zur Sünde gemacht hat« (nach dem paradoxen Ausdruck des hl. Paulus in 2 Kor 5,21, den man nicht wörtlich zu übersetzen wagt), betet für die heilige Kirche, die aus Sündern besteht. Er betet im Namen der Sünder, für die er gestorben ist und die trotzdem sein Leib sind und als mystischer Leib mit ihm eins sind. Wir sollten die Solidarität Christi und der Heiligen mit den Sündern, die sich bekehren sollen, nicht zu klein sehen.

3. In der Antwort Vickas auf die folgende Frage von Tomislav Vlasić meinte man, einen »verderbenbringenden« Irrtum zu entdecken:

– Erfährst du die Jungfrau als Spenderin von Gnaden oder als Fürbitterin bei Gott?
– Als Fürbitterin bei Gott, antwortete Vicka.

Die Immakulata, die Mutter Gottes, unsere Mutter, unsere Mittlerin und Miterlöserin auf die ausschließliche Rolle der Betenden, auf derselben Stufe wie alle Gläubigen, zu reduzieren – ist das nicht eine ärgerniserregende und teuflische Verkürzung? Nein, ich würde mich eher über die Fragestellung wundern, so wie man früher die Kinder fragte: »Hast du deinen Papa oder deine Mama lieber?« (Die Kinder verstanden dieser Frage sehr gut auszuweichen.) Die Frage von Tomislav Vlasić wollte nichts ausschließen, sondern sie fragte nach dem Hauptwesenszug. Und daß der hervorragendste Wesenszug der Jungfrau die Anbetung und ihre totale Bezogenheit auf Gott ist, ist ja wohl eine Evidenz, und sie wird in Vickas Antwort anerkannt. Das schließt ganz und gar nicht aus, daß sie uns mit Gott und in Gott zu Hilfe kommt. Es wird sogar noch klarer, wenn man den grundlegenden und vorrangigen Akzent – die Bezogenheit auf Gott – hervorhebt.

4. Auch im entgegengesetzten Sinn ist Medjugorje in Verdacht geraten: nämlich in den Verdacht der Marienanbetung, ausgehend von dem Weihegebet an Maria, das Jelena am 19. April 1983 inspiriert wurde:

Durch deine Güte, deine Liebe und deine Gnade rette mich!
Ich möchte dein sein, ich liebe dich unendlich.

Dagegen wird eingewendet, daß man »Rette mich« nur zu Christus sagen könne. Und nur zu Christus und zu Gott könne man sagen: »Deine Gnade«. Dieser Vorwurf ist also das gerade Gegenteil des vorhergehenden: Marias Platz als Geschöpf und als Anbetende scheint vergessen. Nun ist sie auf einmal eine Gottheit! Und auch hier soll der Teufel im Spiel sein, aufgrund eines Irrtums, der dem vorhergehenden diametral entgegengesetzt ist. Ich glaube ja nicht, daß Jelenas Formulierungen gerade die glücklichsten sind, und mir wäre es lieber, wenn diese Formulierungen nuancierter und ausdrücklicher auf Christus bezogen wären. Doch ist der Bezug zu Christus nicht wirklich vergessen, sondern bei Jelena manchmal ganz explizit.

Im selben Gebet sagt sie zu Maria:

Ich bitte dich, daß du mir die Gnade schenkst, barmherzig gegen dich zu sein.

Mehr als ein Theologe hat diesen etwas seltsamen Ausdruck stirnrunzelnd zur Kenntnis genommen. Wie sollte ein Kind barmherzig gegen die Jungfrau sein, ihr gewissermaßen verzeihen? Jelenas Worte werden verständlich auf dem Hintergrund ihres inneren Dialogs mit der Jungfrau. In ihrem geistlichen Eifer stellte sie ihr manchmal zu weit gehende Fragen und wollte z. B. wie die Sehenden die Geheimnisse erfahren. Die Jungfrau antwortete ihr:

Verzeih mir, aber das kann ich dir nicht geben, weil es nicht der Wille Gottes ist.

In den letzten Worten dieser Antwort zeigt sich ganz explizit der absolute Primat Gottes. Und die ersten Worte:»Verzeih mir«, die von bewundernswerter Höflichkeit sind, warnen Jelena davor, gekränkt zu sein wie manche Christen, wenn Gott ihnen eine Gnade, um die sie ihn inständig bitten, nicht zuteil werden läßt.

5. Ebenfalls als Zielscheibe dient ein kurzes Wort der Muttergottes von Medjugorje über den Ökumenismus. Es wird von denen aufs Korn genommen, die dem Konzil seinen Ökumenismus vorwerfen und Medjugorje, daß es in die Fußstapfen des Konzils tritt.

»In Gott gibt es keine Spaltung und keine Religion. Die Spaltungen stammen von euch, die ihr in der Welt seid. Der einzige Mittler ist Jesus Christus. Es gibt Spaltungen, weil sich die Gläubigen voneinander getrennt haben. Ihr sollt nicht auf die Person sehen.«

Man sah es als Indifferentismus an und untermauerte diese Meinung mit jenem anderen Wort, das mir keineswegs so festzustehen scheint: »Gott lenkt alle Konfessionen so wie ein König seine Untertanen mit Hilfe seiner Minister« (wobei mit den»Ministern« nach dem schlecht hergestellten Kontext eher die Engel gemeint sein könnten als die Minister, d. h. die Amtsträger jeder Religion). Alle Religionen hätten folglich den gleichen Rang, wird gemutmaßt.
In Wirklichkeit wird in derselben Botschaft genau das Gegenteil präzisiert:

»Es ist nicht gleichgültig, ob ihr dieser oder jener Religion angehört. Der Geist ist nicht in gleicher Weise in jeder Kirche.«

Einer der Sehenden bekam an jenem Tag sogar eine Erklärung mit ausgesprochen katholischem und apologetischem Akzent:

»Du siehst doch, daß sich alle Erscheinungen in der katholischen Kirche abspielen; das muß dir doch etwas sagen.«

Die Schwierigkeiten werden hier erst geschaffen, indem man die Botschaft von ihrem Grundtenor und aus ihrem Zusammenhang loslöst. Der höchst bedeutungsvolle, vitale Kontext ist die Botschaft der Versöhnung. In den Balkanländern herrschen alle erdenklichen Spaltungen, und die Menschen dort leben in unerträglichen Spannungen; gerade für die Christen (die von jahrhundertelanger Verfolgung gezeichnet und von einem atheistischen Regime unterdrückt sind) ist die Aufforderung des Evangeliums, seine Feinde zu lieben – d. h. also die, gegen die man (spontan oder traditionell) Feindschaft und Bitterkeit hegt –, neu und voller Bedeutung. Viele Kroaten wurden in Bosnien-Herzegowina von den Muselmanen zum Islam bekehrt. Zwischen den beiden Gruppen herrschen Feindseligkeit und Verachtung. Ähnlich feindselig stehen sich die katholischen Kroaten und die orthodoxen Serben gegenüber. Die Botschaft der Jungfrau ist eine Aufforderung zu uneingeschränkter Liebe, jenseits aller Auseinandersetzungen, die in der Tradition festgeschrieben sind.

>»Liebt eure Brüder, die muselmanischen Kroaten, die orthodoxen Serben und die Kommunisten, die euch verfolgen. Habt Achtung vor dem Menschen!«

Ich sehe darin nicht etwas Teuflisches, sondern ein reines Echo des Evangeliums. Machen wir es nicht den Schriftgelehrten mit ihrer gelehrten und brillanten Intelligenz nach, die die freimütigen Äußerungen Christi mit einem Eifer anklagten, der beinahe vollkommen war, wären nicht die Fehler dieser Gruppe von Nikodemus und Josef von Arimathäa so eindrucksvoll überwunden worden.

Die Tatsache, daß Muselmanen und Orthodoxe nach Medjugorje kommen, um zu beten, und daß sie dort gut aufgenommen werden, ist ein Schritt vorwärts in Richtung der Versöhnung, die die Botschaft vorantreiben will. Das können nur diejenigen mit Argwohn betrachten, die wollen, daß das Christentum durch religiösen oder politischen Krieg triumphiert und nicht durch Gott und durch die Liebe, wie es im Evangelium festgeschrieben ist.

In diesem Kontext müssen auch die anderen inkriminierten Äußerungen gesehen werden:

>»Achtet die Muselmanen und die orthodoxen Serben. Ihr seid keine Christen, wenn ihr sie nicht achtet.«

>»Achtet die Religion eines jeden und bewahrt die eure, für euch selbst und für eure Kinder.«

>»Die Jungfrau hat gesagt, daß wir vor Gott alle gleich sind«, bekräftigt Mirjana. »Sie hat gesagt, daß alle Menschen vor Gott gleich sind, und nicht, daß alle Religionen gleich sind. Als *Menschen* sind wir gleich.«

Kurzum, diese (und andere, subtilere) Einwände gründen sich auf die annäherungsweise und selten wörtliche Formulierung, in der die Sehenden die Worte der Muttergottes wiedergeben, und auf die tendenziöse und böswillige Interpretation dieser Formulierungen. Die christliche Regel verlangt in einem derartigen Fall jedoch, daß jedes Wort im Rahmen des Ganzen verstanden wird und daß die sprachlichen Ausrutscher durch den allgemeinen Kontext geklärt werden. Der doktrinäre Kontext von Medjugorje aber ist untadelig. Das hat auch Erzbischof Franić erklärt, der Präsident der Kommission über die Glaubenslehre des jugoslawischen Episkopats, ein Mann, der als Traditionalist gilt und beim Konzil zur Minderheit gehörte, ein enger Freund von Kardinal Ottaviani. Jelenas zarte Zuneigung zur Jungfrau mag ihren Worten manchmal eine zu stark mariozentrische Richtung geben, jedoch besteht keinerlei Anlaß zu irgendeinem Verdacht, wenn man ihre wesenhafte und fundamentale Christusbezogenheit zur Kenntnis nimmt.

Ein Fallstrick

Es muß noch etwas gesagt werden. Entsprechend der Tradition und der Erfahrung der christlichen Mystiker haben die Sehenden auch die Fallstricke der Hoffart und des Dämons kennengelernt und überwunden.

Eines Tages sah Mirjana zur Stunde der Erscheinung das Licht, das ihr vorausgeht, im Licht aber erschien ihr im Gewand Mariens der Versucher und machte ihr schmeichelhafte Versprechungen irdischen Glücks, wenn sie auf ihn hörte. Aber sie ließ sich nicht fangen.

Wenn man in dieser unverhüllten und zurückgewiesenen Versuchung das Zeichen dafür sehen will, daß sämtliche Erscheinungen vom selben Schlag seien, so heißt das, daß man überhaupt nichts weiß von den Kämpfen und Fallstricken dieser Art, die die großen Mystiker in der gleichen Weise zu erkennen und zurückzuweisen verstanden.

Das Teuflische in Lourdes?

Die durch die geistvolle Zusammenstellung von nicht kontrollierten Texten entwickelte Hypothese vom Teufel zeugt von systematischem Geist. Und der ist in einem solchen Fall auch unerläßlich.

In Lourdes sind mehrere Priester in diese Schlinge gegangen. P. Nègre, ein gelehrter Jesuit, der wegen seiner Frömmigkeit geachtet war, machte Bernadette zu diesem Kapitel lange Vorhaltungen:

– Mein armes Kind, du willst eine Dame gesehen haben? Den Teufel hast du gesehen!

Bernadette wandte sich mir zu (berichtet die Augenzeugin Antoinette Tardhivail) und sagte:
– Der Teufel ist nicht so schön.
– Sag mir, mein Kind, aber die Füße hast du doch nicht gesehen? Die Füße des Teufels kann man nicht sehen!
– Doch, sie hatte nackte, sehr hübsche Füße.
Er behauptete steif und fest, daß das falsch sei. Sie aber blieb friedfertig und ruhig.
– Aber die Hände hast du nicht gesehen. Da war ein Schatten, der sie verbarg!
– Nein! Ich habe sie gesehen, und sie waren sehr hübsch.
Der Ton des Geistlichen ließ erkennen, daß die Vision falsch gewesen sein mußte. Er hielt eine lange Rede über die Mißgestalt des Teufels und weigerte sich zu glauben, daß Bernadette Füße und Hände gesehen hatte.[1]

Er hat in späteren Jahren zugegeben, daß er diese Diskussion mit Bernadette tatsächlich gehabt hatte, und zwar zwischen dem 20. Juli und dem 20. August 1858 im Hause von Madame Pailhasson. Seine Überzeugung beruhte auf folgendem Prinzip: Gott gestattet dem Dämon nicht, zur Gänze menschliche Gestalt anzunehmen. So versteckt der Teufel stets seine Hände und seine Füße (von denen man meint, sie seien von einem Tier und gespalten). Folglich suchte der Pater nach immer neuen Schattenzonen, um Satan, den er sich nun einmal in den Kopf gesetzt hatte, unterzubringen.
Und man findet ja auch immer irgendeine Schattenzone, um Satan unterzubringen. Das ist umso leichter, als Erscheinungen und Charismen, diese sinnenhaften Manifestationen Gottes im konkreten menschlichen Leben, mit manchen Unsicherheiten einhergehen. Diese konkreten Gnadenerweise wecken alle vitalen Kräfte, auch die Kräfte der Phantasie. Der Sehende kann daher lernen, manche unbekannten Reserven zu mobilisieren, und sie auch mißbrauchen. Dieser Mißbrauch kann vom Versucher angestachelt werden. Aus diesem Grund bedurften Sehende und Mystiker immer der Demut und brauchten einen Seelenführer. Umso bedauerlicher ist es, daß die Obrigkeit die Pfarre von Medjugorje Schwierigkeiten aussetzt, die das Gleichgewicht und die notwendige Vertiefung nicht gerade fördern. Unter diesen Umständen braucht es ein permanentes Wunder, damit sie nicht auf Abwege gerät.

---

1 Bericht von Antoinette Tardhivail, in: R. Laurentin, *Bernadette vous parle*, Paris 1972, Bd. 1, S. 179.

Um die Teufelsinterpretationen von Medjugorje besser taxieren zu können, habe ich die Gegenprobe versucht: Wollte man auf Lourdes, La Salette, Fatima dieselbe Methode anwenden – überall das Schlechtere suchen, Zweideutiges oder Unausgesprochenes für sich benützen –, dann wäre Lourdes noch verwundbarer gewesen als Medjugorje. Bernadettes Büßergesten – die Erde küssen, Gras essen – waren den Anhängern der Erscheinungen ein Ärgernis und brachten die Kommission in Verlegenheit:

– Du hast Gras gegessen wie die Tiere!, sagte man zu Bernadette. Diese schmutzige Geste ist der Muttergottes nicht würdig und der Menschenwürde nicht angemessen.
– Aber wir essen doch auch Salat, gab sie ganz unbefangen zur Antwort.

Am schlimmsten waren die Scharen von Visionären, die über die Grotte von Lourdes zwischen 11. April und 11. Juli 1868 wie eine Epidemie hereinbrachen, während Bernadette in Vergessenheit geriet. Sogar Estrade ließ sich anstecken und begeisterte sich für Joséphine Albario. Bei einer ihrer Pseudo-Ekstasen in der Grotte rief er aus: »Wer nicht daran glaubt, ist ein Lump!« (Notiz des Kommissars vom selben Tag.)
Die ersten vermeintlichen Sehenden, die im Unterschied zu Bernadette (sie hatte bis zu ihrem 14. Lebensjahr keinen Religionsunterricht gehabt) als fromme Mädchen und untadelige Kinder Mariens bekannt waren, wurden vom Abbé Peyramale viel freundlicher aufgenommen als seinerzeit Bernadette. Marie Courrech, die Magd des Bürgermeisters Lacadé, zog für kurze Zeit die Aufmerksamkeit der Kommission auf sich. Mons. Laurence kommt schließlich das Verdienst zu, diesen Knoten mit Hilfe einer bemerkenswerten Kommission entwirrt zu haben: Sie entdeckten die in Vergessenheit geratene Bernadette wieder und brachten es fertig, sogar die angesehensten Visionärinnen, die nach ihr gekommen waren, vergessen zu machen.
Wenn in Medjugorje mehr als 50 Visionäre so wie in Lourdes aufgetreten wären, wie groß wäre da der Triumph der Verfechter des Teuflischen in Medjugorje!
Der Bischof von Mostar sagt freilich nach wie vor, daß er in seiner Diözese 47 Sehende habe. Aber soviel ich weiß, tritt keiner von ihnen damit an die Öffentlichkeit, sondern die Geistlichen hatten nur im Beichtstuhl oder im seelsorglichen Gespräch diese oder jene Illusion zu zerstreuen. Es gab keine Vision in der Erscheinungskapelle oder zusammen mit den Sehenden, so wie seinerzeit in der Grotte von Lourdes.

Schlußfolgerung

Was ich an diesen düsteren Interpretationen von Medjugorje festhalten möchte, ist, daß auch die besten Erscheinungen sich nie als absolute Evidenz anbieten. Sogar die Kirche, die im Glauben unterweist und mit der absoluten Autorität Gottes Dogmen verkündet, nimmt nicht die gleiche Unfehlbarkeit in Anspruch, wenn sie bezüglich der Erscheinungen ihre Unterscheidung trifft und ihr Urteil fällt.

Das rührt daher, daß dieses sinnlich wahrnehmbare Übernatürliche, das als besondere Gnade, als Ergänzung und als Ansporn für den schwachen Glauben aufbricht, in einem gewissen Halbdunkel zuteil wird. Die privaten Offenbarungen sind niemals eine »Super-Offenbarung«, sondern immer nur ein bescheidenes Erinnern an die eine und einzige Offenbarung. Und dieser Ansporn findet in den sinnlichen Möglichkeiten der Empfänger sein Echo, entsprechend den Besonderheiten von Zeit, Ort und Individualität der Sehenden: »nach ihrem Maß« (*ad modum recipientis* nach dem alten Wort). Die Erscheinungen Christi oder der Jungfrau sind keineswegs die selige Schau, d. h. absolute Anschauung Gottes. Es ist eine bescheidene Kommunikation vermittels Zeichen, die den Grenzen und Fähigkeiten des Empfängers angepaßt sind. Noch einmal: Wenn wir von Zeichen reden, meinen wir damit nicht, die Erscheinungen seien ein künstliches Bild, sondern wir stellen damit lediglich fest, daß jede menschliche Erkenntnis auf dieser Ebene vermittels Zeichen geschieht und mit all der Relativität, die den an unserer Erkenntnis beteiligten Zeichen eigen ist: von den Farben oder Klängen, die durch genau definierte Serien von Schwingungen übertragen werden, zu den Begriffen, die unser Geist auf der Basis dieser Angaben erarbeitet, usw. Darin liegt die Beschränktheit jeder menschlichen Erkenntnis; sie ist immer komplex und relativ. Auch für die Erscheinungen gibt es hier keine Ausnahme. Das Gewand der Jungfrau (das in Fatima oder Lourdes anders ist als in Medjugorje) ist relativ, ebenso die Größe oder das mutmaßliche Alter. All das hat keine Bedeutung, denn ein verklärter Leib steht jenseits der Abfolge der Lebensalter. Die Erscheinung wird durch die daran beteiligten Zeichen nicht verdeckt, sondern manifestiert; die Zeichen schieben sich nicht dazwischen, sondern sie übermitteln sie; sie sind nicht trennende Illusion, sondern Transparenz. Wie jedes andere Zeichen haben sie keine andere Funktion, als die erscheinende Person erkennen zu lassen, selbst wenn sie einer eigenen Ordnung angehören.

Was in diesem unerfreulichen Dossier, in dem Kleinigkeiten herausgespießt und manchmal auch entstellt werden, festzuhalten ist, sind die Bescheidenheit und die Demut dieser Art von Kommunikation. Bei all ihrer Kraft und ihrer bewundernswerten Naivität – denn die Naivität ist eine manchmal geniale Begabung, beim Sehenden nicht anders als bei einem Maler – führen sich die Sehenden nicht als Magier oder Wahrsager auf, auch nicht, als hätten sie das Absolute für sich gepachtet, sondern als Nutznießer, als Empfänger: Ihnen wird eine echte Begegnung zuteil, die ihr Begreifen übersteigt, und sie haben ihr Licht und ihre Früchte für sich und die anderen zu verwalten. Sie sind von dem, was sie gesehen haben, felsenfest überzeugt und würden lieber ihr Leben darum geben, als es ableugnen. Aber sie sind sich auch ihrer Grenzen bewußt. Als Tomislav Vlasić Mirjana fragte:

»Du hast gesagt, daß diese Erscheinungen die letzten auf der Erde sein werden. Was willst du damit sagen? Die letzten für diese Epoche der Kirche oder daß es auf der Erde niemals mehr welche geben wird?«

da stellte sich Mirjana nicht als die berufene Dolmetscherin hin, sondern antwortete:

»Das weiß ich nicht. Sie hat gesagt, daß es die letzten Erscheinungen auf der Erde sind. Mehr verstehe ich nicht.«

Tomislav fragte noch einmal nach:

»Andere Sehende haben mir gesagt: die letzten Erscheinungen in dieser Epoche der Kirchengeschichte (und nicht bis zum Ende der Welt).«

Doch Mirjana beharrte:

»Ich weiß es nicht. Sie hat gesagt, daß sie nicht mehr auf der Erde erscheinen würde. Ich weiß nicht, ob das heißen soll: in dieser Epoche. Ich dachte nicht, daß ich sie darüber befragen müßte.«

Diese Botschaften verlangen also nach einer Interpretation: nach einer Hermeneutik oder Exegese, wie es heißt. Und wenn eine solche Ausdeutung schon für die Heilige Schrift (wie ja auch für jede menschliche Rede oder Botschaft) nötig ist, um wieviel mehr für diese Botschaften, die von diesen jungen Leuten treuherzig und ohne Umschweife mitgeteilt werden. Sie wiederholen nach bestem Wissen, was sie verstanden haben, und es ist ihnen wichtiger, es weiterzugeben und danach zu leben, als an den Worten herumzudeuten. Was sie empfangen, verstehen sie in der Dynamik ihres Lebens, das sie Gott geschenkt haben. Sie bemühen sich nicht um wortwörtliche Präzision und berichten die Worte der Jungfrau zumeist in indirekter Rede und in ihrer jugendlichen und ungeschminkten Ausdrucksweise. Man muß sich hüten, ihre Worte zu fixieren oder zu verabsolutieren, vor allem, wo es um Kontroversen geht. Dies war vor allem bei den zahlreichen

Befragungen (dreizehnmal) bezüglich der beiden Franziskaner aus Mostar der Fall, die Schwierigkeiten mit dem Bischof hatten.

Zum anderen ist diese Begegnung in weitem Maß ein Kontakt dieser jungen Leute mit ihrer Mutter: Mutter in zweifacher Hinsicht für zwei von ihnen, die Waisen sind. Der Kontakt einer Mutter mit ihrem Kind hat mit Literatur nichts zu tun. Es ist etwas ganz anderes. Auf menschlicher Ebene ist das Geplauder zwischen Mutter und Kind, bevor dieses die Erwachsenensprache erwirbt, eine der fundamentalsten Prägungen der frühen Erziehung. Doch man denkt nicht daran, so etwas in einem Buch festzuhalten, es sei denn in bedeutenden Familien, wo Archive geführt werden. Eine solche mit Lautmalereien durchsetzte Konversation würde bei mehreren Stunden täglich, und das ein oder zwei Jahre lang, sicherlich Zehntausende von Seiten füllen. Zudem würde sie inhaltsleer und dumm scheinen, denn es fehlen das Lächeln, der Gesichtsausdruck und die menschliche Wärme. Mit der Sprache der Liebenden ist es nicht anders. Trotzdem ist diese Kommunikation echt, sie formt und legt den Grund für manches andere!

Und welche Gesundheit, welche Heiligkeit entwickelt sich auch bei unseren jungen Leuten von Medjugorje durch diese täglichen Unterredungen! Es ist ganz und gar nicht nötig, sie aufzuschreiben, denn sie drehen sich – mit Nuancen und wechselnden Untertönen – immer wieder um die Botschaft von Gebet, Bekehrung und Liebe. Man kann sich darüber mokieren, wie eintönig die Unterhaltungen jeder Mutter mit ihrem Kind sind, wenn man sie von außen betrachtet:

– Wenn ich diese Dame seit zwei Jahren alle Tage sehen würde, dann würde mir das allmählich langweilig, sagte ein Theologe aus Zagreb zu den Sehenden.
– Mir auch, antwortete einer der Sehenden, wenn da nicht die Liebe wäre . . .

Jedesmal wieder sind die Früchte dieses in Liebe sich vollziehenden Austausches Gegenstand meiner Bewunderung, wenn ich sehe, mit welcher Bravour sie die unmöglichsten Situationen meistern, höflich, gut gelaunt, mit dem nötigen Geschick und einer unerschütterlichen Liebe. Neben ihnen komme ich mir vor Gott recht klein vor.

Ihre Gesundheit und ihre Heiligkeit tragen nach wie vor den Stempel der Demut, die ihnen die Muttergottes einschärft, und es ist dies gewiß nicht das geringste Zeichen für ihre Authentizität. Erkennen wir doch, ohne zu übertreiben und uns zu wiederholen, die Gabe Gottes!

Von gewissen Mitgliedern der Kommission (man hatte sie ja schon unter denjenigen Gegnern ausgewählt, die die meisten Einwände liefern konnten) wurde eine Zeitlang die Hypothese aufgestellt, daß diese Erscheinungen eine von der marxistischen Regierung gesteuerte Aktion seien, um die Kirche in Mißkredit zu bringen. Das sagte mir ein Bischof. Ich möchte den Namen des bischöflichen Experten für mich behalten, aber schon die Tatsache, daß eine solche Hypothese überhaupt Anhänger finden konnte, zeigt, zu welch exzessivem Erfindungsreichtum das kritische Bewußtsein fähig ist, wenn es anfängt zu vermuten anstatt festzustellen, abzuwerten anstatt zu werten, Systeme zu errichten anstatt zu unterscheiden. Wenn der Marxismus das Christentum in so reiner Form nachzuspielen verstünde, wäre er bekehrt, wie einst Kaiser Konstantin. Und wenn der Teufel so viele Menschen zum Glauben, zum Gebet, zur Umkehr, in den Beichtstuhl, zum Fasten, zur Verzeihung, zur Versöhnung führte, dann wäre auch der Teufel bekehrt.

Nehmen wir den Gegner ernst, gleich, ob es Atheisten sind oder der Satan. Schon die Schriftgelehrten hatten zu Jesus Christus gesagt:

»Er treibt die Teufel durch Beelzebul aus,
den Anführer der Teufel.«
(Mt 12,22–24; Mk 3,22; Lk 11,15)

»Du bist vom Teufel besessen.«
(Joh 8,48)

Schlußfolgerungen

Die in diesem Band dargestellten wissenschaftlichen Untersuchungen und Annäherungsversuche zeugen – auf ihrem Gebiet und in ihrem jeweiligen Stadium – vom Interesse und von der Ernsthaftigkeit des Geschehens von Medjugorje. Daß es im christlichen und im geistig-geistlichen Sinn ernst zu nehmen ist, beruht auf den kohärenten Grundlagen, die durch die wissenschaftlichen Untersuchungen deutlicher hervortreten oder aber, angeregt durch diese Untersuchungen, noch eingehender erforscht werden sollten. Wissenschaft ist Forschung. Wissenschaft ist nicht böswillige Kritik, sondern Quellenstudium, und die einmal geöffneten Akten dürfen nicht vorschnell wieder geschlossen werden. Trotzdem wollen wir eine erste zusammenfassende Bilanz dieser *in vivo* durchgeführten Studie des Geschehens von Medjugorje vorlegen.

1. Die Sehenden sind psychologisch gesehen gesund: weder Neurotiker noch Hysteriker. Ihre Ekstasen sind kein pathologisches Phänomen: weder eine Halluzination noch ein krankhafter Zwischenfall. Es handelt sich um ein funktionales Phänomen,[1] das die Voraussetzung bildet für eine qualitativ erstrangige Erfahrung: Sie ist kohärent, gesund und für die Sehenden menschlich wie geistlich förderlich. Die wissenschaftlichen Tests geben für diese Erfahrung keine Erklärung. Sie werden ihr nicht gerecht. Das Paradoxon einer Kommunikation mit einem objektiven Gegenüber und unabhängig von den gewöhnlichen sensorischen Bahnen kann von ihnen nur eingekreist werden. Die Evidenz der Sehenden wird von dieser Protokollierung nicht dementiert, sondern positiv umrissen. Diese jungen Leute erleben eine Begegnung, die sich in mancherlei Hinsicht als die einleuchtendste Erklärung des Phänomens anbietet, allerdings offensichtlich auf einer Ebene jenseits aller Wissenschaft. Die medizinische Untersuchung vermag ihre Überzeu-

---

1 In letzter Minute haben wir auf dem Videoband, das uns Herr Englebert Bild für Bild vorgeführt hat, noch einmal die Simultaneität der Bewegungen kontrolliert. Eine Überprüfung mehrerer Ekstasen (27., 28. Dezember und 20. März) ergab, daß die erste Bewegung der Lippen gleichzeitig ist (obwohl Jakovs Stimme, die sofort voll da ist, als erste hörbar ist, während die Stimme Marijas erst allmählich wieder erscheint). Beim Niederknien ist die Gleichzeitigkeit weniger deutlich, da Jakovs Reaktionszeit kürzer ist, die von Marija aber länger. Es müßte eine rechnerische Untersuchung gemacht werden.

gungen weder zu beweisen noch zu widerlegen, sondern sie verifiziert ihre Umrisse. Über die Tests hinaus sind die geistlichen Kriterien des Christentums – Ausgeglichenheit, Gebet, Liebe, Heiligkeit, Fortschritte der jungen Leute, geistliche Früchte in großem Maßstab – Anzeichen für eine echte Begegnung.

2. Das Fasten bei Brot und Wasser ein- oder zweimal die Woche, das Hunderttausende von Christen der Botschaft von Medjugorje entsprechend eingeführt haben, ist eine fruchtbringende Erfahrung. Medizinisch gesehen ist es gesund und vernünftig.

– Durch die leichtere Ernährung (dieses Fasten soll ja quantitativ gemäßigt sein) wird die Zerstörung der Überschüsse in unserem Körper aktiviert, wobei ein Tag Unterernährung für uns überernährte Menschen nicht das geringste Risiko einer Mangelerscheinung in sich birgt.

– Diese rein pflanzliche Ernährung ist ein Gegenmittel gegen die an Fleisch und tierischen Fetten überreiche Nahrung, die krebsfördernd ist, wie die jüngsten Arbeiten von Prof. H. Joyeux gezeigt haben. Eine Reduzierung dieses Übermaßes, die nur im Lauf mehrerer Jahrzehnte erreicht werden könnte, würde die Krebserkrankungen des Verdauungsapparates auf die Hälfte reduzieren. Das Fasten ist ein Schritt vorwärts in dieser Richtung.

Aus christlicher und geistlicher Sicht ist das Fasten vor allem das Zeichen, das Mittel und der Halt für eine Rückkehr zu Gott. Es belebt die Öffnung für das Wesentliche, das Gebet, den Hunger und Durst nach Gott und nach der Gerechtigkeit. In dieser Eigenschaft kann es ein Mittel der Versöhnung sein: mit Gott, mit sich selbst und mit den anderen. Diese fruchtbringende Erfahrung steht auf der Aktiv-Seite von Medjugorje. Dieses Buch soll dazu Hilfestellung geben. Es zeigt bestimmte Kontraindikationen auf und leitet zum rechten Gebrauch des Fastens an.

3. Ebenfalls ein Faktum sind die Heilungen von Medjugorje, auch wenn sie ungebührlich minimalisiert werden. Wenn wir sie mit den Heilungen von Lourdes oder Fatima in den Anfängen vergleichen, so sind ihre quantitativen und qualitativen Ausmaße keineswegs geringer. Und sie dauern an, wie wir gezeigt haben. Die kurze Nennung von Fakten, die unter den Scheffel gestellt werden, will hier lediglich zu einer Studie auffordern, die diesen Namen auch verdient. Die Bischöfliche Kommission von Mostar hat sie noch nicht in Angriff genommen. Die Mediziner der Universität Mailand haben dagegen einen bemerkenswerten Anfang gesetzt. Der Konflikt zwischen ihrer wissenschaftlichen Annäherung und der systematisch argwöhnischen Kritik, die die

Heilungen ohne Untersuchung zu verwerfen sucht, ist eigentlich eine Aufforderung, das zugrundeliegende Problem aufzuklären. Es würde die Frage auf eine neue Basis stellen.

Die Kriterien für die Anerkennung von Wundern, wie sie zu Beginn des Jahrhunderts in der Zeit des Szientismus aufgestellt worden sind, sind wissenschaftlich und theologisch ungeeignet, denn damals wurde vom Szientismus doktrinär behauptet, daß das Wunder absolut unmöglich sei. Angesichts dieser Behauptung suchte die christliche Apologetik gleichsam einen mathematischen Beweis des Wunders nach der Maxime: Ein einziges absolut sicher bewiesenes Wunder hebt den Szientismus aus den Angeln. Doch heute ist der Szientismus naiven Anspruchs tot, und der ebenso naive Anspruch auf absolute Beweise hat das Wunder in eine Sackgasse geführt. Denn obwohl die mit der Feststellung von Wundern befaßten Ärzte die relativierende Klausel:»unerklärlich *nach dem derzeitigen Stand der Wissenschaft*« eingeführt haben, sind in Lourdes elf Jahre verstrichen, in denen kein einziges Wunder anerkannt wurde (zwischen Mai 1965 und Mai 1976). Die beiden Ausnahmen, die danach gemacht wurden – V. Micheli (25. Mai 1976) und Serge Perrin (17. Juni 1978) –, erscheinen wie das Ende einer Serie, wenn man von der kleinen Delizia Cirolli absieht, deren Akt medizinisch anerkannt wurde und nun im Bischöflichen Ordinariat von Sizilien liegengeblieben ist. Wir nähern uns dem Tag, an dem die (protokollierten) Wunder gleichsam ausgestorben sein werden. Aber nicht deswegen, weil Christus nicht mehr heilen würde, sondern weil wir nicht mehr fähig sind, Wunder anzunehmen und anzuerkennen. Es wäre dringend nötig, diese Haltung und auch die Kriterien für die Anerkennung zu revidieren, wie ich es seit 15 Jahren immer wieder vorsichtig angemahnt habe, und zwar in Übereinstimmung mit mancher Beobachtung von Dr. Mangiapan, die einer solchen Revision den Weg weisen könnte.

Zwei Dinge sind dabei wünschenswert:

– Daß der Glaube an die Heilung wieder Eingang in die Kirche finden möge – sie nimmt im Wirken Christi breiten Raum ein, und er hat sie auch seinen Jüngern aufgetragen (Mt 10,8; Mk 16,18; Lk 10,9) – und ebenso die Danksagung (nach dem Vorbild des zehnten Aussätzigen). Die Protokollierung hat diese Danksagung manchmal zu verifizieren, in die richtigen Bahnen zu lenken und zu mäßigen, nicht aber systematisch zu unterdrücken und moroses Schweigen aufzuerlegen.

– Menschen, die durch die Begegnung mit dem Herrn geheilt worden sind, sind häufig sehr überrascht, daß sie von den (medizinischen oder religiösen) zuständigen Stellen oft recht unfreundlich aufgenommen werden, wenn sie diese frohe Botschaft in der Kirche verkünden. Es wird als unüberlegte Hast, als Unvorsichtigkeit und als eine Art Angriff auf die mit der Anerkennung der Wunder beauftragten Stellen aufgefaßt. Gewiß, schon Jesus hat denen, die er heilte, Stillschweigen aufgetragen. Aber sie hielten sich nicht daran, und sie werden vom Evangelium nicht dafür getadelt. Christus hatte seine besonderen taktischen Gründe, sein bedrohtes Wirken mit Schweigen zu umgeben, doch heute scheint die Notwendigkeit zu schweigen nicht mehr so groß. Erstrebenswerter scheint es, eine bessere Verbindung zu finden zwischen der Hoffnung und dem Geschenk Gottes, zwischen diesem Geschenk und der Feststellung, zwischen der Danksagung und der offiziellen Bestätigung. Zu einem Teil zeugt diese unfreundliche Haltung gegenüber den Heilungen, die Gott weiterhin wirkt, von einer Buchhaltermentalität, die dem Evangelium fremd ist und an die Haltung der Schriftgelehrten und Pharisäer gegenüber dem Blindgeborenen gemahnt.

Die Feststellung eines Wunders sollte nicht vor sich gehen wie die Suche nach einem absoluten und gleichsam mathematischen Beweis.

– Das entspricht weder dem Evangelium noch der Tradition der Kirche, noch der Art und Weise Gottes. Eine bemerkenswerte Tatsache ist folgende: Die Kirche, die auf dem Gebiet der Lehre und der Moral so oft verurteilt hat, tat dies nie auf dem Gebiet der Heilungen. Dabei haben die Heilungen im Lauf der Jahrhunderte nie aufgehört.

– Es entspricht auch nicht mehr den Forderungen der Wissenschaft. Die Wissenschaft arbeitet heutzutage mit Begriffen der Wahrscheinlichkeit. Deshalb sollte auch die Anerkennung von Heilungen in dieses Erwachsenenalter der Wissenschaft eintreten und die Kinderkrankheiten des Szientismus und der Apologetik von einst mutig überwinden.

4. Die Lichtphänomene von Medjugorje stellen ein heikles, schlecht abgegrenztes Problem dar, das mit Vorsicht angefaßt werden muß. Wir hüten uns, diesbezüglich irgendwelche Schlüsse zu ziehen. Aber es wäre leichtfertig und fruchtlos, wollte man sie dadurch aus der Welt schaffen, daß man sie, wie es bisher geschehen ist, einfach nicht zur Kenntnis nimmt oder sie von vornherein mit einem abwertenden oder pseudowissenschaftlichen Etikett versieht und von Illusion oder Halluzination bzw. von ionisierenden, geomagnetischen usw. Phänomenen spricht.
Sind »die Zeichen am Himmel«, von denen Christus spricht, nur Mythologie aus ferner Vergangenheit? Oder könnte ihnen in der

Endzeit, für die Christus sie angekündigt hat, nicht eine Wirklichkeit entsprechen? Sind solche Zeichen unbekannten materiellen oder aber transzendenten Ursprungs? Das sind offene Fragen, und es gibt keinen Grund, sie von vornherein abzuwürgen. Man kann sich ihrer ebensowenig leichtfertig entledigen wie sie in aller Eile erklären.

5. Was die Hypothese betrifft, der zufolge Medjugorje ein Werk des Teufels sein soll, wird sie im Anhang (S. 162 ff) kurz abgehandelt, denn trotz ihrer weiten Verbreitung in mehreren Sprachen ist sie ein Machwerk. Ihre Verfechter haben die Wirklichkeit nicht gesehen: die Sehenden, die Ekstasen, die Gemeinde und das geistliche Leben in der Gemeinde, die große Bewegung zu Fasten und Bekehrung usw. Auch die, für die das Konzil ein Werk des Teufels ist, sehen in der Übereinstimmung der Erscheinungen von Medjugorje mit dem Konzil ein Werk des Teufels. Und wer Fatima als kämpferischen Antikommunismus versteht, für den ist Medjugorje, das zur Versöhnung durch Feindesliebe aufruft, eine Demobilisierung, die vom Teufel ist. Die glänzende Dialektik, die für diese und einige andere vorgefaßte Meinungen eingesetzt wird, kann darüber nicht hinwegtäuschen. Wenn der Teufel wirklich das Gebet (einschließlich des Rosenkranzes), die Bekehrung, die Beichte im großen Maßstab, die Buße, das Fasten, die Versöhnung usw. propagiert, dann würde das doch heißen, daß er bekehrt ist. Machen wir uns doch nicht lächerlich!

Auf religiöser Ebene hat Medjugorje vielen Christen wieder bewußtgemacht, daß Gott, Christus und Maria reale und uns nahe Wesen sind, die mit uns in Kontakt stehen und unser Leben lenken, sowohl im individuellen als auch im gemeinschaftlichen Bereich, daß die wohltuende Begegnung mit ihnen imstande ist, den Menschen zu wandeln und zu verklären. Ekstasen, Heilungen und andere Gnaden von Medjugorje sind dafür beherzigenswerte Zeichen. Tag für Tag legen Bekehrungen und erschütternde Briefe an mich beredtes Zeugnis ab für dieses authentische Phänomen der Gnade.

Gerade dieses Wesentliche kann durch unsere wissenschaftlichen Untersuchungen nicht erhellt werden. Sie verifizieren zwar die medizinisch erfaßbaren physischen und psychischen Anstöße, sie zeigen ihre Kohärenz, aber sie erklären sie nicht. Sie können sie umreißen, aber sie stoßen an eine Grenze, die unsere Instrumente nicht erreichen. Die Sehenden erscheinen uns zwar als die auf ein und denselben Sender ausgerichteten *Empfänger*, doch dieser *Sender*, den sie als objektiv wahrnehmen, entzieht sich unserem Zugriff. Unsere wissenschaftlichen Untersuchungen können seine Existenz weder beweisen noch ausschließen, aber sie halten ihn für die plausibelste Erklärung für ein Phänomen, das anders unerklärlich bleibt und sich nicht auf Pathologisches reduzieren oder zurückführen läßt.

Wer für den religiösen Charakter der Erscheinungen empfänglich ist, beklagt vielleicht die Indiskretion dieser Untersuchungen, in denen das Sakrale zum Versuchsobjekt wird, und ist von manchen Bildern dieses Buches möglicherweise schockiert worden. Auch die erste Reaktion der Sehenden ging in diese Richtung. Aber sie haben schließlich eingesehen, daß diese Untersuchungen für sie und für die Gläubigen zwar überflüssig sein mögen, für Skeptiker guten Willens aber doch hilfreich sein können.

Die Untersuchungen stellten auch ein Risiko dar, denn wenn es sich um Betrug oder um ein pathologisches Phänomen gehandelt hätte, so wäre dies durch diese Tests unweigerlich an den Tag gekommen. Auf diesem Hintergrund erklärten sich die Sehenden bereit, die Jungfrau zu fragen, ob sie sich dafür zur Verfügung stellen dürften. Mit ihrer Einwilligung, d. h. mit der Einwilligung der Sehenden, gingen wir dann an diese noch nie dagewesenen Experimente. Sie waren erfolgreich, denn sie konnten Erklärungen, die die Bedeutung der Erscheinungen herunterspielen, ausschließen und durch bemerkenswerte Zusammenstellungen von Daten bestätigen, daß die einfache und unbefangene Erklärung, die die Sehenden geben, die wahrscheinlichste ist: eine ungeschuldete und unverdiente Begegnung mit der, von der sie geführt werden und die der Welt, die in Gefahr ist unterzugehen, eine eindrucksvolle Botschaft bringt.

Unsere wissenschaftliche Untersuchung ist bescheiden innerhalb der ihr zustehenden Grenzen geblieben, an der Schwelle zu jenem Halbdunkel, in dem Gott selbst sich als Wegzehrung ausliefert auf unseren Wegen in dieser Welt.

Discretio spirituum

Differentialdiagnostische Erwägungen über
publizierte Befundberichte

Dr. Gottfried Roth

Die bisher erschienenen medizinischen Berichte und Untersuchungen
bedürfen differentialdiagnostischer Erwägungen und einer kritischen
Zusammenschau, um die einzelnen Ergebnisse in einem größeren
Rahmen zu sehen und Fragen zu beantworten, die der ärztliche Leser
stellen könnte. Dieses Nachwort will versuchen, die notwendige Ausge-
wogenheit zwischen den Phänomenen und deren Interpretation deutlicher zu machen, um die Entscheidung hinsichtlich Echtheit oder
Unechtheit zu ermöglichen. Freilich können nur einzelne Schwer-
punkte berücksichtigt werden, nicht nur wegen des Umfanges, sondern
auch wegen der Besonderheit der inneren Problematik.
Im wesentlichen geht es um die verschiedenen Bewußtseinsveränderungen und deren Zuordnung zu echten oder unechten religiösen Gegebenheiten. Es geht ferner um das Problemfeld des normalen Elektroenze-
phalogramms (EEG), ferner um die hirnelektrischen Korrelate bei
Bewußtseinsveränderung, insbesondere im religiösen Bereich; schließlich soll das Phänomen der Schmerzlosigkeit analysiert werden; alles
wegen der notwendigen discretio spirituum, der kritischen Rückfüh-
rung der Phänomene auf ihre tatsächliche Verursachung.
In der klassischen Literatur der Mystik finden wir – bei Hildegard von
Bingen, Teresa von Ávila, Johannes vom Kreuz u. a. – mit großem
Fleiß und besonderer Behutsamkeit Bemühungen dokumentiert, zwischen echten und unechten religiösen Phänomenen zu unterscheiden.
Teresa von Ávila fragt, ob ein religiöses Phänomen von Gott kommt,
gottgewirkt ist (theogen), oder vom Teufel (diabologen) oder vom
Menschen (psychogen) kommt, oder aufgrund einer Geisteskrankheit
auftritt (pathogen). Diese Bemühungen, bei äußerlich ähnlichen Phänomenen nach der Ursache zu fragen, gehen auf Paulus zurück (1 Kor
12,10). Es handelt sich um die discretio spirituum; diese Unterschei-

Der Autor dieses kritischen Nachwortes, der Wiener Neurologe und Pastoralmediziner
Dozent Dr. Gottfried *Roth*, hat die Seher von Medjugorje im Januar 1986 – zusammen mit
weiteren führenden Fachwissenschaftlern – untersucht. In den folgenden Monaten haben
die Experten in mehreren Sitzungen die Ergebnisse ihrer Untersuchungen nochmals
eingehend erörtert. Gleichzeitig wurden auch die Ergebnisse früherer Untersuchungen
herangezogen und verglichen. Deshalb verdient der folgende Beitrag die besondere
Beachtung der Fachwelt und der interessierten Leser.

dung der Geister ist zu allen Zeiten lebendig geblieben, um zwischen echter Religiosität, Trug oder Irrtum unterscheiden zu können, bis in unsere Gegenwart, wenn echte Mystik von der sogenannten Drogenmystik und psychotischen Pseudomystik abgehoben wird. Es geht um die Antwort auf die Frage, ob ein beobachtbares religiöses Phänomen gottgewirkt ist oder nicht.

Auch die Erscheinungen von Medjugorje sind dieser Prüfung zu unterziehen, und wer die bisherige Literatur kennt, kann die Fragen einer discretio spirituum, einer religionspsychologischen oder religionspsychopathologischen Differentialdiagnose auffinden: Man untersuchte die Kinder und nunmehr Jugendlichen auf mögliche psychische Störungen, man fragte nach dem Einfluß des Teufels, nach Fremdsuggestion, nach besonderen (parapsychologischen) Begabungen, man sprach von kollektiver Halluzinose.

Für eine subtile Differentialdiagnose ist eine Reihe von außergewöhnlichen seelischen Vorgängen und Zuständen zu berücksichtigen. Einführend soll zunächst mit Sprache und Denkweise vertraut gemacht werden, wenn von Visionen gesprochen wird. Es ist sinnvoll, einem klassischen Autor der aszetischen und mystischen Theologie zu folgen: A. Tanquerey.

Die Visionen finden sich im Kapitel über die Privatoffenbarungen beschrieben:

1. Sinnfällige oder leibliche Visionen, bei denen die Sinne eine objektive Wirklichkeit wahrnehmen, die natürlicherweise dem Menschen unsichtbar ist.
2. Bildhafte Visionen, die von Gott im Feld des Einbildungsvermögens hervorgebracht werden.
3. Geistige Visionen, bei denen ohne sinnfällige Gestalten eine geistliche Wahrheit erfaßt wird.

Bei Karl Rahner finden wir eine gleichsinnige Einteilung: Die Theoretiker der Mystik kennen dreierlei Arten von Visionen: körperliche, einbildliche und geistige.

Mit besonderem Eifer fragen sich die Mystiker, ob ihre Visionen echt sind oder unecht, ob sie gottgewirkt sind oder auf diabolischen Einfluß zurückgeführt werden können, ob sie der natürlichen Begabung eines Menschen entspringen oder auf krankhaften Veränderungen beruhen. Tanquerey verlangt die Erforschung und Unterscheidung natürlicher Veranlagung und übernatürlicher Begabung.

Es muß festgestellt werden, ob es sich um Menschen mit seelischem Gleichgewicht handelt, mit gesundem Verstand und nüchternem Urteil, ob es sich um gebildete oder unwissende Menschen handelt, ob sie theologisch vorgebildet sind, ob es sich um phantasievolle oder emp-

findsame Menschen handelt, ob diese einen ruhigen oder leidenschaft-
lichen Charakter haben, ob ihr psychisches Verhalten durch Fasten
oder Krankheiten (insbesondere psychiatrisch relevante Erkrankungen) beeinträchtigt ist. Gerade bei letzteren muß man besonders
mißtrauisch sein. Es ist auch notwendig, den sittlichen Charakter zu
beurteilen, denn es könnte Erfundenes als wahr ausgegeben werden
(pseudologia phantastica), es könnte sich auch um absichtliche Täuschung und Betrug (Lüge) handeln.
Es muß ferner der Grad der Gläubigkeit, der Religiosität, der Tugend-
haftigkeit festgestellt und kritisch beurteilt werden (übernatürliche
Eigenschaften).
Unter Visionen werden außergewöhnliche gottgewirkte Vorkommnisse
verstanden (K. Rahner 1958, 18). Mystische Visionen sind jene,»die
sich in Ziel und Inhalt nur auf das persönliche religiöse Leben und die
Vervollkommnung des Visionärs selbst beziehen; prophetische Visionen sind solche, die darüber hinaus den Visionär veranlassen und
beauftragen, sich mit einer Botschaft belehrend, warnend, fordernd, die
Zukunft voraussagend an seine Umwelt, letztlich an seine Kirche zu
wenden« (K. Rahner 1958, 18f); für die Bestätigung der letzteren ist
»das eigentliche (physische oder moralische) Wunder im strengen Sinn«
notwendig (K. Rahner 1958, 81).
Als unecht können alle jene Visionen bezeichnet werden, die im
Widerspruch zu einer Glaubenswahrheit stehen, die den Gesetzen von
Sitte und Anstand widersprechen. Visionen, die anfangs Staunen und
Furcht auslösen, sind dann echt, wenn ihnen Freude und Sicherheit
folgen; unecht, wenn sie zu Verwirrung, Traurigkeit und Entmutigung
führen. Echte Visionen sind durch Demut, Gehorsam und Geduld
gekennzeichnet, unechte durch Hochmut, Ungehorsam und Vermes-
senheit.
Was die Visionen betrifft,»die keine eigentlichen mystischen Gnaden
der eingegossenen Beschauung haben, wird man praktisch selten irren,
wenn man solche Visionen (auch wenn sie nicht Betrug und Erlebnisse
geistig kranker Menschen sind) als parapsychologische, eidetische oder
sonstige halluzinatorische oder pseudohalluzinatorische Vorkommnisse auffaßt« (K. Rahner 1958, 81). Nach Ansicht von A. Poulain
sind selbst bei frommen und normalen Menschen etwa drei Viertel
der Visionen gutgemeinte, harmlose, aber wirkliche Täuschungen
(A. Poulain 1931, 336).
Es bedarf noch einer weiteren Begriffserklärung: Aufgrund der leib-
seelischen Wirksamkeit der Vision stellen die äußeren Sinne – die
Sinnesorgane – ihre Tätigkeit ganz oder teilweise ein, der Visionär gerät
in eine Ekstase (A. Mager 1945, 374), er nimmt Mitmenschen und
Umwelt nicht mehr wahr. Doch gibt es neben der mystischen und

charismatischen Ekstase auch pathologische und mediumistische (parapsychologische) Ekstasen (A. Mager 1945, 377), so daß wiederum eine Unterscheidung gefordert ist, die »Diagnose« der tatsächlichen Verursachung dieses äußerlich ähnlichen Zustandes; denn ein teilweises oder vollständiges Nichtwahrnehmen von Mitmenschen und Umwelt findet sich auch bei sogenannten hysterischen (psychoneurotischen) und schizophren-psychotischen Ausnahmezuständen.

Schon diese sehr geraffte Einführung macht deutlich, wie sehr eine psychiatrische, pastoralpsychiatrische oder religionspsycho(patho)logische Differentialdiagnose notwendig ist.

Im folgenden werden an einigen Schwerpunkten derartige Überlegungen angestellt.

Bewußtseinsveränderungen

Es besteht kein Zweifel, daß bei den Ekstasen der Jugendlichen von Medjugorje Bewußtseinsveränderungen bestehen. Die bisherige Diskussion allerdings reicht von der Behauptung, daß es sich um echte, um religiöse Ekstasen handelt, bis zur Behauptung einer kollektiven Halluzinose. Man könnte eine transkulturelle Psychiatrie heranziehen, um das mögliche Problemfeld in seinem Umfang zu erörtern. Bezogen auf die vorgegebene Frage nach der Echtheit der Visionen ist dies nicht unbedingt nötig; es sei nur darauf hingewiesen.

Ganz allgemein kann man psychiatrischerseits sagen, daß bei Bewußtseinsgestörten die Aufmerksamkeit verändert ist: sie ist auf Ungewöhnliches gerichtet, unbeständig. Der Gedankengang ist unzusammenhängend, die Wahrnehmung erschwert, Sinnesreize werden nicht mehr umfassend erkannt, einzelne vernachlässigt, andere überbewertet. Es kommt zu Trugwahrnehmungen traumhaften oder elementaren Charakters (Blitze, Licht). Die Emotionalität ist darniederliegend oder erregt. Wahnideen treten auf und können rasch wechseln, sie stehen im Zusammenhang mit Illusionen und Halluzinationen.

Es kann auch ratlose Hilflosigkeit im Vordergrund stehen; Erstarrung, Müdigkeit, Schläfrigkeit und Erregung können beobachtet werden.

Das innere Erleben der Bewußtseinsgestörten ist oftmals mit traumhaftem Erleben verglichen worden. »Oft kommen ekstatische Zustände vor. Darin können gewaltige Erlebnisse in religiösen Bildern vor sich gehen, Auferstehung, der Eintritt ins Himmelreich, das Einswerden mit Gott und das Begnadetwerden mit göttlichen Kräften« (M. Bleuler 1961, 204).

Vergleicht man die Schilderung der Bewußtseinsstörungen, wie eben kurz dargestellt, so läßt sich unschwer ein wesentlicher Unterschied feststellen: Zur Zeit der Vision sind die Jugendlichen von der Außenwelt, vom Kontakt mit den Mitmenschen distanziert, sie wirken ruhig,

185

gesammelt und konzentriert; sie sind nach den Visionen weder verschreckt noch verängstigt, auch nicht müde oder schläfrig.

Eine Reihe wohldefinierter zerebralorganischer Bewußtseinsstörungen einschließlich halluzinogener Ekstasen (im Sinne der Drogenmystik) scheidet a priori aus.

Es gibt nun eine Reihe psychogener Bewußtseinsverschiebungen, die sich (bisher) nicht mit hirnphysiologischen Veränderungen begründen lassen: Es gibt Dämmerzustände nach Katastrophen, in Haft oder Gefangenschaft, nach Vergewaltigungen, bei extremem Hunger oder Durst, in sauerstoffarmer Luft beim extremen Bergsteigen, es gibt – für uns von Interesse – hypnotisch induzierte Dämmerzustände.

Bewußtseinsveränderungen können verschiedene Gründe haben: Eine hirnelektrische Untersuchung vermag wiederholt eine gute Aufklärung zu liefern.

Während bei epileptischen Anfällen pathognomonische Wellenmuster im EEG gefunden werden, zeigen sich mannigfache Variationen bei epileptischen Dämmerzuständen, mitunter ganz uncharakteristische; es kann sich das EEG im Dämmerzustand sogar normalisieren (forcierte Normalisierung), gepaart mit psychotischen Reaktionen, was in einem Fall, bei welchem eine Pseudo-Besessenheit beobachtet werden konnte, zu folgenschweren Irrtümern führte.

Für unsere Fragestellung ist wichtig, daß man aus dem psychopathologischen Bild einer Bewußtseinsverschiebung im allgemeinen nicht den Grund erkennen kann. Es bedarf einer discretio spirituum, wie die klassischen Mystiker und die Autoren der klassischen Mystik fordern. Es gibt wohl klinische Hinweise, aber letztlich bedarf es geistlicher, spiritueller Kriterien, für die es eine lange und bewährte Tradition gibt.

Bei psychogenen Ausnahmezuständen ist das emotionelle Ausdrucksgeschehen oft zielführend oder läßt zumindest eine psychogene Ursache vermuten. Für den erfahrenen Kliniker werden die Verschrobenheit des Ausdrucks, der ambivalent wirkende Ausdruckshader und eine intellektuelle Schlagfertigkeit, ein Auserwähltheitsgetue eine schizophrene Psychose vermuten lassen, während gröbere Bewußtseinsschwankungen für eine organisch verursachte Bewußtseinsverschiebung sprechen. Es bleibt die Aufgabe, zwischen psychogenen, endogenpsychotischen und zerebral-organischen Ursachen eines psychopathologischen Zustandsbildes zu unterscheiden, weil nur in besonders ausgeprägten Formen eine richtige Diagnose möglich sein wird. Bei einem religiös außergewöhnlichen Phänomen sind zunächst psychiatrisch relevante Faktoren auszuschließen; im Falle der Psychogenese muß weitergefragt werden, ob allgemein normale Fähigkeiten oder außergewöhnliche Begabungen weltimmanenter (parapsychologischer) Herkunft oder transzendenter Wirkung vorliegen.

Es gilt, nach Objektivität, Ganzheit und Reifung zu forschen, um gegebenenfalls ein echtes religiöses Phänomen als solches bestimmen zu können.

Für den kundigen Beobachter der Bewußtseinsänderung in der Vision zeigt sich die plötzliche Änderung vom Wachzustand, wie er während des Betens besteht, in den Zustand der Abschaltung gegenüber der Außenwelt, gegenüber den (anwesenden) Mitmenschen und der Umwelt (früher Erscheinungsort am Berg, in der Kirche, jetzt im Pfarrhof bzw. im Privathaus). Dieser Vorgang wurde auch ophthalmologisch registriert.

In den Publikationen von C. Albrecht, dem wir eine subtile Psychologie des mystischen Bewußtseins verdanken, finden sich Beobachtungen beschrieben, mit deren Hilfe auch eine Einsicht in die Vorgänge bei den Jugendlichen von Medjugorje gewonnen werden kann.

Versenkung

Mit dem Begriff Versenkungsbewußtsein bezeichnen wir Bewußtseinszustände, welche durch den Vorgang der Versenkung determiniert sind und welche ein Bewußtseinsgefüge haben, das als eine Übergangserscheinung zwischen Wachbewußtsein und Versunkenheitsbewußtsein aufzufassen ist. Dem Versenkungsbewußtsein sind die folgenden spezifischen Funktionen zugeordnet: die Abblendung der Umwelt, die Ausgliederung, Auflösung und auflösende Meditation von komplexen Störungserlebnissen, die durch lösende Meditation von komplexen Störungserlebnissen, durch Umwandlung oder Umfügung bewirkte Einschmelzung und Einfügung aller Inhalte und Vorgänge in die einheitliche Grundgestimmtheit der Ruhe.

Versunkenheit

Die Versunkenheit ist ein voll integrierter, einheitlich und einfach gefügter, überklarer und entleerter Bewußtseinszustand, dessen Erlebnisstrom verlangsamt ist, dessen Grundgestimmtheit die Ruhe ist und dem als einzige Funktion eines nur noch passiv erlebenden Ichs die Innenschau zugeordnet ist. Das Versunkenheitsbewußtsein ist ein überklares Bewußtsein, das somnambule Bewußtsein ist ein getrübtes oder unterwaches Bewußtsein.

Die Versenkung ist ein Vorgang, der längere Zeit beansprucht; es wäre dies die Zeit des Betens vor der Vision. C. Albrecht hat drei Formen des Überganges vom Wachbewußtsein in die Versunkenheit beschrieben, jenen Zustand, von dem man vermuten kann, daß er dem Bewußtseinszustand während der Vision entspricht (C. Albrecht 1951, 117).

Es kann nun die Versunkenheit in einem fließenden Übergang unmerklich aus dem Wachbewußtsein entstehen. Die Versunkenheit kann sich spontan und ruckartig von selber »einschalten«, ohne daß vorher eine Determinierung des Bewußtseins gesetzt wurde. Die Versunkenheit kann aber auch durch einen hypnotischen Rapport »eingeschaltet« werden.

Aus eigener Anschauung und Beobachtung wäre der Erklärung der Vision im Sinne eines plötzlichen Eintretens der Versunkenheit der Vorzug zu geben. »Man kann ohne Selbstversenkung und ohne Fremdversenkung von der Versunkenheit überfallen werden« (C. Albrecht 1951, 113).

Im Hinblick auf die Visionen ist bei Albrecht der Begriff der Innenschau bedeutsam. »Die Innenschau als Funktion des Ichs fordert ein inhaltliches Erleben in der Versunkenheit, das hier zum Objekt wird, sei es, daß sie ihm zuschaut als einem selbsttätig Ablaufenden, sei es, daß sie es anschaut als ein Ankommendes« (C. Albrecht 1951,132). Einerseits ist damit ausgedrückt, daß derartiges Geschehen auf personaler Ebene abläuft (Seher – »überirdische Person«), andererseits aber, daß »alle psychischen Erlebnisweisen, alle Fähigkeiten der Persönlichkeit als sekundäre Einstellungen aktuell werden können« (C. Albrecht 1951, 141).

Das Ankommende ist im Verständnis Albrechts (1951, 150) eine als außerbewußt gedachte Ganzheit, welche in einer Erlebnisreihe zunehmend bewußt wird. Das Versunkenheitsgefüge ist zureichende Bedingung der Innenschau (1951, 205); in ihr erscheint ein Ankommendes (in verschiedenen Formen), das »ein Umfassendes genannt wird, wenn es von dem Versunkenen so erlebt wird, als ob es aus fremder Sphäre herkommendes, schlechthin letztlich unerkanntes Sein sei, auf dessen ganzheitlicher Einheit alle vergangenen, gegenwärtigen und zukünftigen Erlebnisgehalte in unverkennbarer Weise Bezug haben« (1951, 218).

Das Umfassende kann apersonal erscheinen oder aber als handelnde Person.

Wesentlich für unsere Erwägungen ist nun folgendes: »Das Ankommen eines personal Umfassenden ist eine Begegnung mit einem Du, das nicht nur eine sich auswirkende, sondern eine von sich aus handelnde Wesenheit ist, die als Person mit dem versunkenen Ich umgeht. Das Ich wird nicht nur betroffen, sondern es wird angeredet, aufgerufen, mit Verantwortung belastet, bewertet und geliebt« (1951, 241); das personal Umfassende wird »zum Urheber für alles, was in der Versunkenheit geschieht« (1951, 242).

Läge eine intropsychische Abspaltung vor, so ließe sich diese unschwer als Halluzination klassifizieren, die auf andere übertragen, induziert werden könnte; in diesem Sinne wäre von einer kollektiven Halluzination zu reden.

Inneres Hören (Auditionen) und inneres Sehen (Visionen) sind nicht ausschließlich an das personal Umfassende gebunden, folgerichtig ist die Unterscheidung zwischen apersonal Abgespaltenem und personal Bewirktem zu fordern. Ersteres kann als Besessenheit erlebt werden, als psychisch oder psychopathologisch entstandener Verlust der Meinhaftigkeit; insofern haben Mystiker und prüfende Instanzen zweifelsohne recht, wenn sie auch nach diabolischer Entstehung außergewöhnlicher religiöser Phänomene fragen, selbst dann, wenn deren Inhalte durchaus religiös und orthodox sind. Die Weisheit der Mystiker weiß um Täuschungen und Betrug des Bösen.

Die Ableitung eines normalen Alpha-EEGs beim Erwachsenen erlaubt nicht den Schluß, daß der hirnelektrisch Untersuchte völlig gesund sei. Für unsere Fragestellung ist festzuhalten, daß hysterische Ausnahmezustände keine elektroenzephalographischen Abweichungen von der Norm zeigen, wohl kann man bei Vorliegen eines normalen Alpha-EEGs hysterische von organischen (epileptischen) Anfällen unterscheiden. Die Mehrzahl der Neurotiker, der Psychoneurotiker zeigt ein normales Hirnwellenbild. In der Hypnose wird der Alpha-Rhythmus nicht wesentlich verändert.

Ein normales EEG wird also auch bei Hypnose, die hirnelektrisch einem passiven Wachzustand entspricht, gefunden und bei verschiedenen Neurosen, bei mangelhafter oder fehlender Bewältigung innerseelischer Konflikte.

Aber auch schwere Erkrankungen zeigen ein normales oder nur wenig und unspezifisch verändertes Hirnwellenbild; z. B. hat über die Hälfte der Patienten mit einem länger zurückliegenden hirnorganisch bedingten Anfallsleiden einen normalen EEG-Befund. Viele Kopfschmerzpatienten, auch solche mit schweren Migräneattacken, zeigen einen regelmäßigen Alpha-Rhythmus; ebenso zeigen psychogene Anfälle ein normales EEG oder bloß Norm-Varianten. Endogene Psychosen haben in der Regel ein normales EEG.

Bei einer Reihe wohldefinierter Erkrankungen findet sich erfahrungsgemäß ein normales EEG, so daß ebenfalls vom EEG her nicht der Schluß auf Gesundheit und psychische Normalität erlaubt ist.

Es gibt eine Literatur über EEG-Ableitungen bei verschiedenen außergewöhnlichen religiösen Phänomenen. Diese Ergebnisse sind für unsere Fragestellung ebenfalls interessant.

Bei Yoga-Übungen kann es zu Dekonzentration kommen, die man hirnelektrisch nicht von leichten Schlafstadien unterscheiden kann, es fehlt aber die Labilität, die beim physiologischen Schlaf beobachtet werden kann. Führen die Yoga-Übungen aber zu Konzentration und zu Ekstase, so findet sich eine reichliche Beta-Tätigkeit, während bei Zen-Übungen die Alpha-Wellen durch Augenöffnen nicht blockiert werden.

Außergewöhnliche religiöse Phänomene zeigen in der Mehrzahl der hirnelektrischen Untersuchungen ein ganz normales Hirnwellenbild. Kommt es jedoch zu stärkeren vegetativen Begleiterscheinungen, so findet eine Frequenzverlangsamung statt, und es treten Theta-Wellen auf.

Zusammenfassend läßt sich sagen, daß der Befund eines normalen EEGs vieldeutig ist. Ein normales EEG kann einem bestehenden Gesundheitszustand zugeordnet werden, findet sich aber auch bei zahlreichen oben angeführten außergewöhnlichen Zuständen oder krankhaften Zustandsbildern.

Das EEG bei Bewußtseinsänderungen, soweit sie für unser Thema bedeutsam sind: Das Wachbewußtsein bei Entspannung und innerer Ruhe ist mit einem normalen Alpha-EEG zu korrelieren, bei geistiger Tätigkeit, aber auch bei mangelnder Entspannung tritt an die Stelle des Alpha-EEGs ein Hirnwellenbild, das durch Beta-Wellen gekennzeichnet ist.

Bei überklarem Bewußtsein, dessen Grundgestimmtheit die Ruhe ist, wird ein Alpha-EEG anzunehmen sein, doch wurde auch bei Hypnose ein Alpha-EEG abgeleitet. Hirnelektrisch ist die Hypnose also kein Schlaf.

Für die differentialdiagnostischen Erwägungen ist es auch notwendig, das somnambule und hypnotische Bewußtsein näher zu bestimmen. Während das Versunkenheitsbewußtsein ein überklares Bewußtsein ist, ist das somnambule Bewußtsein ein ein getrübtes oder ein unterwaches Bewußtsein, dem die entscheidenden Merkmale der Überklarheit fehlen. Überklarheit ist von verminderter Klarheit zu unterscheiden, wenn das Wachbewußtsein nicht mehr zu beobachten ist. Das hypnotische Bewußtsein ist ein »Rahmenbewußtsein« und für den Hypnotiseur »verfügbar«, dem Fremdwillen unterworfen.

Schmerzlosigkeit

Die Verminderung der Schmerzwahrnehmung ist bekannt. Sowohl neurologische als auch psychiatrische Beobachtungen bestätigen, daß es zu einer Verminderung, ja sogar zu einer Auslöschung der Schmerzwahrnehmung kommen kann, aus mehreren Gründen, so daß eine Differentialdiagnose notwendig ist, um die tatsächliche Ursache zu finden.

Nach K. Jaspers (1948, 52) kommt die Unempfindlichkeit (Analgesie) oder herabgesetzte Empfindlichkeit gegen Schmerzreize (Hypalgesie) als lokale oder allgemeine vor; erstere ist meist organneurologisch, manchmal psychisch bedingt. Die allgemeine Herabsetzung oder Auslöschung der Schmerzempfindlichkeit ist hysterisch, hypnotisch, affektiv oder psychotisch bedingt. Man konnte bei schizophrenen Patienten experimentell nachweisen, daß sie eine erhöhte Schmerzschwelle besitzen, und diese Feststellung mit klinisch-psychiatrischen Beobachtungen in Einklang bringen (Wörz–Lendle 1980, 61). Man weiß, daß bei äußerster Aufmerksamkeit oder besonderer Zielstrebigkeit ein akuter Schmerz nicht gefühlt und wahrgenommen wird, die Warnfunktion des Schmerzes wird um eines höheren Zieles willen als bloß des Schutzes des eigenen Lebens nicht realisiert. Gerade aus der vergleichenden Religionsgeschichte gibt es gut dokumentierte Beispiele. Aber in einer konkreten Situation hat man dann doch die Frage gestellt, welcher Grund tatsächlich vorliegt, eine echte Ekstase oder ein hysterischer Ausnahmezustand, Hypnose oder Autosuggestion.

Das Phänomen der Schmerzlosigkeit ist also mehrdeutig, sowohl in psychologisch-psychiatrischer Sicht wie auch vom Standpunkt der Mystik aus. Man wird übergeordnete Kriterien anwenden müssen, um sagen zu können, in concreto liege ein religiöser Zustand vor, der einen Schmerz nicht wahrnehmen läßt, oder aber es handle sich um eine normalpsychologisch, parapsychologisch oder psychiatrisch-krankhaft bedingte Schmerzlosigkeit.

Konklusion

Fassen wir unsere differentialdiagnostischen Erwägungen zusammen, dann zeigt sich selbst bei nur wenigen Schwerpunkten eine nicht geringe Anzahl von Phänomenen, die »nach außen« phänomenologisch gleichartig erscheinen, so daß eine *discretio spirituum* notwendig erscheint. Es zeigt sich, daß verschiedene Ursachen möglich sind. Man befindet sich in guter Gesellschaft, wenn man sich an die Überlegungen der »klassischen« Mystik hält und deren Stellungnahmen aufmerksam nachliest.

Ekstasen und imaginative Visionen werden als Begleitphänomene des zentralen mystischen Vorganges gesehen. Mystiker verhalten sich imaginativen Visionen gegenüber gleichgültig, mitunter ablehnend (K. Rahner 1958, 67). Teresa von Ávila berichtet, sie habe nie körperliche, sondern nur einbildliche Visionen gehabt (K. Rahner 1958, 32), und A. Poulain schreibt, daß selbst bei frommen und normalen Menschen drei Viertel aller Visionen gutgemeinte, harmlose, aber wirkliche Täuschungen seien (A. Poulain 1931, 336).

Es ist bekannt, daß auf dem Felde der Wunderheilungen diejenigen von Lourdes besonders gut dokumentiert sind, daß aber oft zehn Jahre und mehr vergehen, bis seitens der bischöflichen Instanz eine positive Antwort kommt, nachdem zwei ärztliche Kommissionen nach jahrelanger Prüfung festgehalten haben, daß eine bestimmte Heilung medizinisch nicht erklärbar sei und extramedikalen Charakter habe.

Bei der Durchsicht der bisherigen Publikationen über Medjugorje findet sich unter den mitgeteilten Krankengeschichten eine gut verwertbare, die Heilungsgeschichte der Italienerin Basile. Nach den Richtlinien von Lourdes, die sich an jene von Papst Benedikt XIV. halten und die auch nach modernen Autoren nichts von ihrer Beweiskraft verloren haben, muß eine sehr schwere somatische Krankheit vorliegen, die innerhalb sehr kurzer Zeit vollständig geheilt wurde und für die eine genügend lange Beobachtungszeit gegeben ist.

Für die Echtheit ist zu prüfen, ob Objektivität, Ganzheit und religiöse Reifung (A. Willwoll) bei den Sehern gegeben sind; diese Kriterien würden für die Echtheit der Visionen sprechen. Es besteht geradezu die Pflicht zum Mißtrauen. Das einzige untrügliche Zeichen hatte Jesus Christus selbst gegeben: An ihren Früchten werdet ihr sie erkennen (Mt 7,20).

Für die Seher wird gefordert: Wahrhaftigkeit im Verstand, Ernst, Demut, Folgsamkeit, Diskretion. Für den Willen: Demut und Geduld. Aber weder Persönlichkeit noch Umstände, noch Folgen können die Echtheit der Erscheinung garantieren, notwendig sind demütige und ehrfürchtige Haltung dem Ereignis gegenüber, Unterwerfung unter das Wirken des Heiligen Geistes, Gehorsam gegenüber der Hierarchie der Kirche, Mäßigkeit und Selbstlosigkeit. Die höchste Sicherheit bietet die Gnade der mystischen Vereinigung zusammen mit den Visionen und nach denselben. Für die prophetische Vision wird außerdem noch ein Wunder verlangt.

Das Anliegen dieser differentialdiagnostischen Erwägungen besteht darin, dem kritischen Leser deutlich zu machen, daß die seit Jahrhunderten tradierte und bewährte discretio spirituum zum Nachweis der Echtheit außergewöhnlicher religiöser Phänomene nicht vernachlässigt wurde; daß gefragt wurde, ob die Visionen, die Botschaften, die extramedikalen Heilungen oder ob einzelne oder mehrere Phänomene auf andere als gottgewirkte Gründe zurückgeführt werden könnten, im Sinne und Auftrag der Kirche. Es wurde die prinzipielle Frage nach der Echtheit oder Unechtheit in zahlreiche einzelne Fragen aufgegliedert; allein dieses Vorgehen bringt mehr Klarheit als vordem gegeben. Viele Fragen blieben trotzdem unbeantwortet, und sie bedürfen weiterer Überlegungen, nicht zuletzt aufgrund künftiger ärztlicher und theologischer Dokumentation.

Literatur

A. Tanquerey: Grundriß der aszetischen und mystischen Theologie, Paris 1931.

K. Rahner: Visionen und Prophezeiungen, Freiburg i. Br. 1958.

A. Poulain: Grâces d'oraison, Paris 1931.

A. Mager: Mystik als seelische Wirklichkeit, Graz–Salzburg 1945.

M. Bleuler: Bewußtseinsstörungen in der Psychiatrie, in: Staub–Thölen: Bewußtseinsstörungen, Stuttgart 1961.

C. Albrecht: Psychologie des mystischen Bewußtseins, Bremen 1951.

K. Jaspers: Allgemeine Psychopathologie, Berlin–Heidelberg 1948.

R. Wörz – R. Lendle: Schmerz, Stuttgart–New York 1980.

A. Willwoll: Gedanken zu einer Psychologie der Aszese, in: Aszese und Mystik 11 (1936) 1–21.

J. B. Torello: Echte und falsche Erscheinungen, in: Arzt und Christ 29 (1983) 201–216.

R. Laurentin / L. Rupčić

Das Geschehen
von Medjugorje

3. Auflage
210 Seiten, 16 Bildseiten
kartoniert

F. Hummer / Chr. Jungwirth

Medjugorje

Berichte – Bilder – Dokumente

2. Auflage
80 Seiten, 83 Abbildungen
davon 61 in Farbe mit 12 doppelseitigen Großbildern
kartoniert

VERLAG STYRIA
Graz Wien Köln